FUNDAMENTAÇÃO DA CRÍTICA AO MÉTODO CIENTÍFICO APLICADO À PESQUISA CLÍNICA

FUNDAMENTAÇÃO DA CRÍTICA AO MÉTODO CIENTÍFICO APLICADO À PESQUISA CLÍNICA

Thiago Luis Scudeler

Fundamentação da crítica ao método científico aplicado à pesquisa clínica
Autor: Thiago Luis Scudeler

Produção editorial: PRESTO | Catia Soderi

Projeto gráfico: Rodrigo Fagundes

Diagramação: PRESTO | Catia Soderi
Edição de Arte: PRESTO | Gregory Guimarães
Fechamento: PRESTO | Catia Soderi

© 2023 Editora dos Editores

Todos os direitos reservados. Nenhuma parte deste livro poderá ser reproduzida, sejam quais forem os meios empregados, sem a permissão, por escrito, das editoras. Aos infratores aplicam-se as sanções previstas nos artigos 102, 104, 106 e 107 da Lei nº 9.610, de 19 de fevereiro de 1998.

ISBN: 978-85-85162-73-3

Editora dos Editores
São Paulo: Rua Marquês de Itu, 408 - sala 104 – Centro.
(11) 2538-3117
Rio de Janeiro: Rua Visconde de Pirajá, 547 - sala 1121 – Ipanema.
www.editoradoseditores.com.br

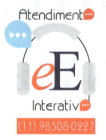

Impresso no Brasil
Printed in Brazil
1ª impressão – 2023

Este livro foi criteriosamente selecionado e aprovado por um Editor científico da área em que se inclui. A Editora dos Editores assume o compromisso de delegar a decisão da publicação de seus livros a professores e formadores de opinião com notório saber em suas respectivas áreas de atuação profissional e acadêmica, sem a interferência de seus controladores e gestores, cujo objetivo é lhe entregar o melhor conteúdo para sua formação e atualização profissional.

Desejamos-lhe uma boa leitura!

Dados Internacionais de Catalogação na Publicação (CIP)
(Câmara Brasileira do Livro, SP, Brasil)

Fundamentação da crítica ao método científico aplicado à pesquisa clínica. -- 1. ed. -- São Paulo : Editora dos Editores, 2023.

Bibliografia.

ISBN 978-85-85162-73-3

1. Conhecimento 2. Empirismo 3. Kant, Immanuel, 1724-1804 - Crítica e interpretação 4. Metodologia de pesquisa científica.

23-156981   CDD-001.42

Índices para catálogo sistemático:
1. Pesquisa científica : Metodologia 001.42

Aline Graziele Benitez - Bibliotecária - CRB-1/3129

Sobre o autor

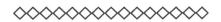

Dr. Thiago Luis Scudeler tem graduação em medicina pela Faculdade de Medicina da Universidade de São Paulo (2006), residência médica em Clínica Médica pelo Hospital das Clínicas da Faculdade de Medicina da Universidade de São Paulo - HCFMUSP (2007, 2008, 2009) e residência médica em Cardiologia pelo Instituto do Coração (InCor) do Hospital das Clínicas da Faculdade de Medicina da Universidade de São Paulo - HCFMUSP (2010 e 2011). Foi médico preceptor de cardiologia do InCor HCFMUSP (2012). É Doutor (2018) e Pós-doutor (2021) em Ciências - Programa de Cardiologia - pela Universidade de São Paulo (USP) e orientador do programa de pós-graduação em cardiologia pela FMUSP. É idealizador e editor do aplicativo Cardio Trials e autor do livro "Os 100 Trials que mudaram a história da Cardiologia". Atualmente é médico assistente do departamento de emergência do InCor e pesquisador do grupo MASS (Medicine, Angioplasty or Surgery Study).

Agradecimentos

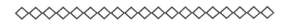

À minha esposa Camila por ter realizado nosso maior sonho, nossa filha Manuela e pelo apoio incondicional em todos os momentos, sobretudo, nos de incerteza. Agradeço a Deus por tê-la colocado em minha vida. Sem você, nenhuma conquista valeria a pena.

Aos meus pais Vitaliano e Helena, que me ensinaram os caminhos da ética e honestidade e dignamente mostraram-me a importância da família. A vocês que, muitas vezes, renunciaram a seus sonhos para que eu pudesse realizar os meus, partilho a alegria deste momento.

Às minhas queridas irmãs Renata e Flávia, amor incondicional, sempre. A distância não nos separa. Seus corações estão comigo e o meu com vocês.

Prefácio

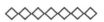

Verdadeiro passeio pela Epistemologia, flertando com o Iluminismo e se rebelando contra o Pragmatismo. No meio desse passeio, Thiago Scudeler, visitou as verdades e as meias verdades da Medicina Baseada em Evidências. Salientou ainda que essas verdades poderão ser efêmeras. Enfatizou que nem sempre as evidências são verdades. Exemplo conhecido é a evidência de que, a partir do Zênite, o sol nasce no oriente e se põe no ocidente. Porém, o sol não nasce e nem se põe. A Terra se move. Além disso, essa "evidência" só acontece duas vezes ao ano, nos equinócios. Assim, sugeriu fortemente que a medicina não deve basear-se em evidências, e sim em verdades. Visitou a fonte do conhecimento a partir da epistemologia. Conheceu resultados "científicos" obtidos pelo empirismo e os comparou com os resultados obtidos por meio de métodos. Concordou que resultados confiáveis são gerados por meio de um estudo crítico que aplica fundamentos e hipóteses plausíveis. Identificou erros e acertos de cada ferramenta do conhecimento. Analisou as principais formas de divulgar conhecimento baseado em uma "hierarquia" da pesquisa, pontuando as informações anedóticas, os simples relatos, os estudos randomizados, até as metanálises. Identificou que, em estudos multicêntricos e multinacionais com validade externa, foram aplicados tratamentos estatísticos "criativos", onde a mudança de uma vírgula mudava tudo. Nesse passeio, foi rigoroso com os conceitos já estabelecidos pela mão pesada da indústria, onde dados bioquímicos diferentes daqueles estabelecidos podem influenciar na morte prematura das pessoas. Salientou que doenças iguais têm manifestações diferentes em cada pessoa acometida. Admitiu que as doenças têm como característica a imponderabilidade do surgimento, da manifestação e da evolução em longo prazo. Essa assertiva vale também para o tratamento. Nesse cenário, colocou em dúvida a validade das diretrizes elaboradas pelas sociedades médicas. Por fim, conclamou os leitores, por meio dessa jornada, que o médico deve exercer a medicina objetivando cuidar dos enfermos e agradar a Deus. Não ao deus Mercúrio. Desta forma, todo tratamento médico, para ser proveitoso, deve ser, antes de tudo, essencialmente um apostolado moral orientado para o bem. E o médico, por premente exigência de sua área de atuação, precisa ser o primeiro a aplicar a si próprio uma ética elevada de vida, a fim de tornar-se um agente terapêutico eficaz a serviço da Lei Divina, ensejando assim, que os tratamentos irão evoluir para um aconselhamento de implicações éticas. Se a ciência médica não investir em uma solução dessa ordem para os problemas humanos, diante da Lei Divina inserida na consciência de cada um, todos seus intentos serão falazes, provisórios ou mesmo inúteis. Este foi o conteúdo da obra de Thiago Scudeler que desafia o leitor para o verdadeiro SAPERE AUDE.

Whady Hueb

A principal causa da pobreza na ciência é a riqueza imaginária. O principal objetivo da ciência não é abrir uma porta para a sabedoria infinita, mas estabelecer um limite para o erro infinito.

Bertolt Brecht, Galileo

Sumário

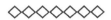

CAPÍTULO 1
A ORIGEM DO CONHECIMENTO 1

CAPÍTULO 2
O CONHECIMENTO E O MÉTODO CIENTÍFICOS 15

CAPÍTULO 3
EMPIRISMO E O MÉTODO CIENTÍFICO 21

CAPÍTULO 4
SAPERE AUDE E O ESCLARECIMENTO DE KANT 39

CAPÍTULO 5
O CRITICISMO DE KANT 43

CAPÍTULO 6
A MEDICINA BASEADA EM EVIDÊNCIAS 49

CAPÍTULO 7
O VALOR DO P: SIGNIFICÂNCIA ESTATÍSTICA VERSUS CLÍNICA 103

CAPÍTULO 8

MEDICINA BASEADA EM EVIDÊNCIAS VERSUS MEDICINA BASEADA EM CIÊNCIAS 147

CAPÍTULO 9

PRAGMATISMO NA MEDICINA 155

CAPÍTULO 10

O CRITICISMO NA MEDICINA MODERNA 161

CAPÍTULO 11

HIPERCOLESTEROLEMIA E ATEROSCLEROSE : A HIPÓTESE LIPÍDICA 165

CAPÍTULO 12

CRITÉRIOS DE HILL PARA CAUSALIDADE 221

CAPÍTULO 13

ANÁLISE CRÍTICA DAS DIRETRIZES MÉDICAS : A MEDICINA BASEADA (S)EM EVIDÊNCIAS? 249

CAPÍTULO 14

O FUTURO DA PESQUISA CLÍNICA 329

CAPÍTULO 15

CIÊNCIA EM TRANSE: A DESMORALIZAÇÃO DO MÉTODO CIENTÍFICO APLICADO NAS PESQUISAS RELACIONADAS AO NOVO CORONAVÍRUS 349

CAPÍTULO 1

A ORIGEM DO CONHECIMENTO

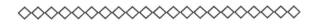

O conhecimento de qualquer coisa, uma vez que todas as coisas têm causas, não é adquirido ou completo, a menos que seja conhecido por suas causas.

Avicenna

CAPÍTULO 1

A ORIGEM DO
CONHECIMENTO

A palavra conhecimento provém do termo latino cognoscere, composto por "com", que quer dizer "junto" e "gnoscere", que quer dizer "conhecimento".

O conhecimento é a conscientização e compreensão de aspectos particulares da realidade. É a informação clara e lúcida obtida pelo processo da razão aplicada à realidade. O conhecimento surgiu da capacidade humana de pensar o mundo e de atribuir significado à realidade.

A abordagem tradicional estabelece que para se obter o conhecimento três condições são necessárias, de modo que o conhecimento pode ser definido como uma "crença verdadeira justificada" (Figura 1).

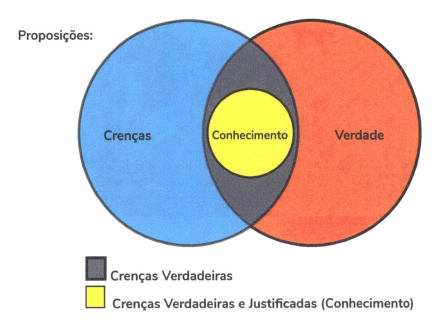

Figura 1 Definição de conhecimento: crença verdadeira justificada.

Verdade: para que algo conte como conhecimento, este deve ser verdadeiro. Como Aristóteles expressou: "O ser verdadeiro ou falso é, nas coisas, o estar reunido ou separado, de modo que diz a verdade (aletheúei) aquele que crê estar separado o que está separado e que crê estar reunido o que está reunido; falseia, porém, aquele que se mantém contrariamente às coisas" [1]. Observe a figura abaixo (Figura 2). Trata-se da Escola de Atenas (Scuola di Atene no original), do pintor renascentista italiano Rafael e representa a Academia de Atenas. Foi pintada entre 1509 e 1511 na Stanza della Segnatura sob encomenda do Vaticano. No centro da pintura estão os dois grandes filósofos do mundo clássico, Platão e Aristóteles. Platão, à esquerda, apontando para cima, representa a filosofia abstrata, teórica (conhecimento está no mundo das ideias). Aristóteles, à direita, indica com um gesto (mão espalmada para baixo) o que está logo ao seu redor; ele representa a filosofia natural e empírica (conhecimento está nos aspectos práticos). A obra representa a busca por novas verdades, elemento característico do período renascentista.

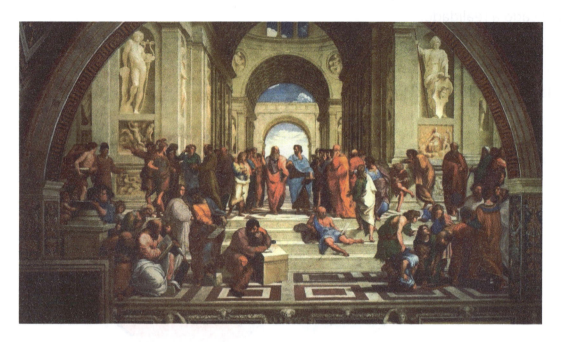

Figura 2 *Escola de Atenas (Scuola di Atene), de Rafael Sanzio. Afresco, Vaticano.*

Crença: porque não se pode conhecer algo em que não se acredita. A afirmação "eu conheço tal coisa, mas não acredito que tal coisa seja verdade" é contraditória.

Justificação: não se deve acreditar em algo por motivos não claramente justificáveis.

Todas as três condições são necessárias para que haja conhecimento. Consideradas isoladamente, nenhuma delas é suficiente.

O problema Gettier

Por muito tempo, o relato da crença verdadeira justificada foi amplamente aceito para capturar a natureza do conhecimento. No entanto, em 1963, Edmund Gettier publicou um artigo curto [2], mas amplamente influente, que moldou muitos trabalhos subsequentes em epistemologia. Gettier forneceu dois exemplos em que alguém tinha uma crença verdadeira e justificada, mas que nos parece que o indivíduo não tenha conhecimento, porque a sorte parece desempenhar um papel em sua crença que acabou sendo verdadeira.

Considere um exemplo. Suponha que o relógio no campus (que mantém a hora exata e esteja em boa manutenção) parou de funcionar às 23:56h da noite passada e ainda não foi reparado. No caminho para a aula do meio-dia, exatamente doze horas depois, olho para o relógio e acredito que são 11:56h. Minha crença é verdadeira, já que o tempo é realmente 11:56h. E minha crença é justificada, pois não tenho motivos para duvidar que o relógio não esteja funcionando e não posso ser responsabilizado por basear as crenças sobre a hora que o relógio diz. No entanto, parece evidente que eu não sei que são 11:56h. Afinal, se eu tivesse passado pelo relógio um pouco mais cedo ou mais tarde, teria acabado com uma crença falsa e não verdadeira.

Este exemplo e outros semelhantes, embora talvez exagerados, parecem mostrar que é possível que a crença verdadeira justificada deixe de constituir conhecimento. Dito de outra forma, a condição de justificativa foi feita para garantir que o conhecimento se baseasse em evidências sólidas, e não em sorte ou desinformação, mas exemplos do tipo Gettier parecem mostrar que a crença verdadeira justificada ainda pode envolver sorte e, portanto, não tem conhecimento. Esse problema é chamado de "o problema Gettier". Para resolver esse problema, devemos mostrar que todas as instâncias da crença verdadeira justificada constituem de fato conhecimento ou, alternativamente, refinar nossa análise do conhecimento.

E qual seria, então, a origem do conhecimento?

Com o objetivo primordial de se buscar uma resposta quanto a esta pergunta, desenvolveu-se a teoria do conhecimento, ou epistemologia.

Pode-se dizer que a epistemologia originou-se com Platão.

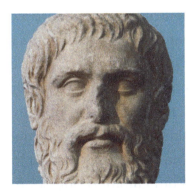

Platão (428 a.C. a 347 a.C.)

Segundo Platão, o conhecimento apresenta 4 componentes: crença (imaginação), opinião (percepção do mundo externo), raciocínio (conhecimento matemático) e intuição (conhecimento filosófico). Ele estabelece uma separação radical entre o conhecimento sensível (crença e opinião) e o conhecimento intelectual (raciocínio e intuição). Apenas este último alcança o ser e a verdade.

Para mostrar como se dá o conhecimento verdadeiro, Platão transmite a sua teoria do conhecimento, também chamada de teoria das ideias, em forma de mito, ou seja, através do uso de uma alegoria.

No livro "A República", Platão utiliza dois personagens para narrar o mito da caverna (Figura 3): Sócrates e Glauco. O primeiro conta a alegoria ao segundo [3].

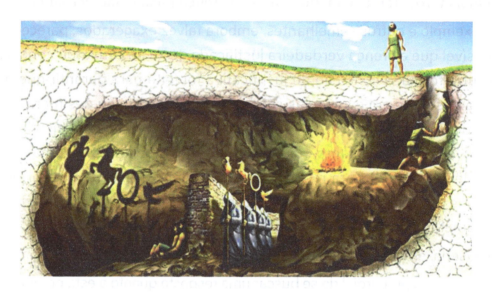

Figura 3 Representação gráfica do mito da caverna de Platão.

SÓCRATES: Agora imagine a nossa natureza, segundo o grau de educação que ela recebeu ou não, de acordo com o quadro que vou fazer. Imagine, pois, homens que vivem em uma morada subterrânea em forma de caverna. A entrada se abre para a luz em toda a largura da fachada. Os homens estão no interior desde a infância, acorrentados pelas pernas e pelo pescoço, de modo que não podem mudar de lugar nem voltar a cabeça para ver algo que não esteja diante deles. A luz lhes vem de um fogo que queima por trás deles, ao longe, no alto. Entre os prisioneiros e o fogo, há um caminho que sobe. Imagine que esse caminho é cortado por um pequeno muro, semelhante ao tapume que os exibidores de marionetes dispõem entre eles e o público, acima do qual manobram as marionetes e apresentam o espetáculo.

GLAUCO: Entendo

SÓCRATES: Então, ao longo desse pequeno muro, imagine homens que carregam todo o tipo de objetos fabricados, ultrapassando a altura do muro; estátuas de homens, figuras de animais, de pedra, madeira ou qualquer outro material. Provavelmente, entre os carregadores que desfilam ao longo do muro, alguns falam, outros se calam.

GLAUCO: Estranha descrição e estranhos prisioneiros!

SÓCRATES: Eles são semelhantes a nós. Primeiro, você pensa que, na situação deles, eles tenham visto algo mais do que as sombras de si mesmos e dos vizinhos que o fogo projeta na parede da caverna à sua frente?

GLAUCO: Como isso seria possível, se durante toda a vida eles estão condenados a ficar com a cabeça imóvel?

SÓCRATES: Não acontece o mesmo com os objetos que desfilam?

GLAUCO: É claro.

SÓCRATES: Então, se eles pudessem conversar, não acha que, nomeando as sombras que veem, pensariam em nomear seres reais?

GLAUCO: Evidentemente.

SÓCRATES: E se, além disso, houvesse um eco vindo da parede diante deles, quando um dos que passam ao longo do pequeno muro falasse, não acha que eles tomariam essa voz pela da sombra que desfila a sua frente?

GLAUCO: Sim, por Zeus.

SÓCRATES: Assim sendo, os homens que estão nessas condições não poderiam considerar nada como verdadeiro, a não ser as sombras dos objetos fabricados.

GLAUCO: Não poderia ser de outra forma.

SÓCRATES: Veja agora o que aconteceria se eles fossem libertados de suas correntes e curados de sua desrazão. Tudo não aconteceria naturalmente, como vou dizer? Se um desses homens fosse solto, forçado subitamente a levantar-se, a virar a cabeça, a andar, a olhar para o lado da luz, todos esses movimentos o fariam sofrer; ele ficaria ofuscado e não poderia distinguir os objetos, dos quais via apenas as sombras anteriormente. Na sua opinião, o que ele poderia responder se lhe dissessem que, antes, ele só via coisas sem consistência, que agora ele está mais perto da realidade, voltado para objetos mais reais, e que está vendo melhor? O que ele responderia se lhe designassem cada um dos objetos que desfilam, obrigando-o com perguntas, a dizer o que são? Não acha que ele ficaria embaraçado e que as sombras que ele via antes lhe pareceriam mais verdadeiras do que os objetos que lhe mostram agora?

GLAUCO: Certamente, elas lhe pareceriam mais verdadeiras.

SÓCRATES: E se o forçassem a olhar para a própria luz, não achas que os olhos lhe doeriam, que ele viraria as costas e voltaria para as coisas que pode olhar e que as consideraria verdadeiramente mais nítidas do que as coisas que lhe mostram?

GLAUCO: Sem dúvida alguma.

SÓCRATES: E se o tirarem de lá à força, se o fizessem subir o íngreme caminho montanhoso, se não o largassem até arrastá-lo para a luz do sol, ele não sofreria e se irritaria ao ser assim empurrado para fora? E, chegando à luz, com os olhos ofuscados pelo brilho, não seria capaz de ver nenhum desses objetos, que nós afirmamos agora serem verdadeiros.

GLAUCO: Ele não poderá vê-los, pelo menos nos primeiros momentos.

SÓCRATES: É preciso que ele se habitue, para que possa ver as coisas do alto. Primeiro, ele distinguirá mais facilmente as sombras, depois, as imagens dos homens e dos outros objetos refletidos na água, depois os próprios objetos. Em segundo lugar, durante a noite, ele poderá contemplar as constelações e o próprio céu, e voltar o olhar para a luz dos astros e da lua mais facilmente que durante o dia para o sol e para a luz do sol.

GLAUCO: Sem dúvida.

SÓCRATES: Finalmente, ele poderá contemplar o sol, não o seu reflexo nas águas ou em outra superfície lisa, mas o próprio sol, no lugar do sol, o sol tal como é.

GLAUCO: Certamente.

SÓCRATES: Depois disso, poderá raciocinar a respeito do sol, concluir que é ele que produz as estações e os anos, que governa tudo no mundo visível, e que é, de algum modo, a causa de tudo o que ele e seus companheiros viam na caverna.

GLAUCO: É indubitável que ele chegará a essa conclusão.

SÓCRATES: Nesse momento, se ele se lembrar de sua primeira morada, da ciência que ali se possuía e de seus antigos companheiros, não acha que ficaria feliz com a mudança e teria pena deles?

GLAUCO: Claro que sim.

SÓCRATES: Quanto às honras e aos louvores que eles se atribuem mutuamente outrora, quanto às recompensas concedidas àquele que fosse dotado de uma visão mais aguda para discernir a passagem das sombras na parede e de uma memória mais fiel para se lembrar com exatidão daquelas que precedem certas outras ou que lhes sucedem, as que vêm juntas, e que, por isso mesmo, era o mais hábil para conjeturar a que viria depois, acha que nosso homem teria inveja dele, que as honras e a confiança assim adquiridas entre os companheiros lhe dariam inveja? Ele não pensaria antes, como o herói de Homero, que mais vale "viver como escravo de um lavrador" e suportar qualquer provação do que voltar à visão ilusória da caverna e viver como se vive lá?

GLAUCO: Concordo com você. Ele aceitaria qualquer provação para não viver como se vive lá.

SÓCRATES: Reflita ainda nisto: suponha que esse homem volte à caverna e retome o seu antigo lugar. Desta vez, não seria pelas trevas que ele teria os olhos ofuscados, ao vir diretamente do sol?

GLAUCO: Naturalmente.

SÓCRATES: E se ele tivesse que emitir de novo um juízo sobre as sombras e entrar em competição com os prisioneiros que continuaram acorrentados, enquanto sua vista ainda está confusa, seus olhos ainda não se recompuseram, enquanto lhe deram um tempo curto demais para acostumar-se com a escuridão, ele não ficaria ridículo? Os prisioneiros não diriam que, depois de ter ido até o alto, voltou com a vista perdida, que não vale mesmo a pena subir até lá? E se alguém tentasse retirar os seus laços, fazê-los subir, você acredita que, se pudessem agarrá-lo e executá-lo, não o matariam?

GLAUCO: Sem dúvida alguma, eles o matariam.

SÓCRATES: E agora, meu caro Glauco, é preciso aplicar exatamente essa alegoria ao que dissemos anteriormente. Devemos assimilar o mundo que apreendemos pela vista à estrada na prisão, a luz do fogo que ilumina a caverna à ação do sol. Quanto à subida e à contemplação do que há no alto, considera que se trata da ascensão da alma até o lugar inteligível, e não te enganarás sobre minha esperança, já que desejas conhecê-la. Deus sabe se há alguma possibilidade de que ela seja fundada sobre a verdade. Em todo o caso eis o que me aparece tal como me aparece; nos últimos limites do mundo inteligível aparece-me a ideia do Bem, que se percebe com dificuldade, mas que não se pode ver sem concluir que ela é a causa de tudo o que há de reto e de belo. No mundo visível, ela gera a luz e o senhor da luz, no mundo inteligível ela própria é a soberana que dispensa a verdade e a inteligência. Acrescento que é preciso vê-la sequer comportar-se com sabedoria, seja na vida privada, seja na vida pública.

GLAUCO: Tanto quanto sou capaz de compreender-te, concordo contigo".

Segundo a metáfora, o processo para a obtenção do conhecimento abrange dois domínios: o domínio das coisas sensíveis e o domínio das ideias. Para o filósofo, a realidade está no mundo das ideias - um mundo real e verdadeiro - e a maioria da humanidade vive na condição de ignorância, no mundo das coisas sensíveis, que não são perfeitas e, por isso, não são objetos suficientemente bons para gerar conhecimento perfeito.

Em 2016, neurocientistas chegaram à mesma conclusão de Platão relativo à percepção humana [4].

É curioso como essa visão oferecida pelo mito da caverna pode ser tão atual. Todos nós seguimos um padrão de pensamento, e se ousarmos pensar de forma diferente, iniciam-se os julgamentos e as críticas. Criamos todas as nossas verdades absolutas sem parar para questioná-las, sem refletir se o mundo realmente é como imaginamos. Veremos mais adiante que este conceito precisa necessariamente ser quebrado quando estamos diante de uma ideia ou um modelo científico.

Aristóteles é outro nome importante da epistemologia. Este filósofo, por sua vez, distingue 7 formas de conhecimento, que variam de um menor para um maior grau de verdade [5]. São eles: sensação, percepção, imaginação, memória, linguagem, raciocínio e intuição. O conhecimento seria, então, formado a partir de informações coletadas nestes diferentes graus. Para Aristóteles, a única fonte do conhecimento é a experiência. A razão, para o empirismo, não possui ideias aprioriísticas. Todas resultam da apreensão da realidade pelo homem. O momento do conhecimento é o do contato do sujeito com o objeto. Ao contrário de Platão, Aristóteles defendia que a origem das ideias ocorre através da observação de objetos e que só após isso se poderia formular ideias dos mesmos.

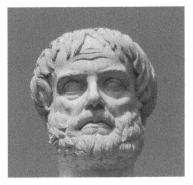

Aristóteles (384 a.C. a 322 a.C.)

Com a modernidade, diferentes filósofos e correntes de pensamento surgiram, caracterizadas por uma nítida separação entre fé e razão. A teoria do conhecimento volta-se para uma relação entre sujeito e objeto do conhecimento.

A epistemologia moderna normalmente é dividida nas seguintes correntes ideológicas, quanto a sua origem:

1. Empirismo
2. Racionalismo
3. Apriorismo

O empirismo defende que todo o conhecimento provém da experiência. Portanto, não há ideias ou conhecimentos inatos. Isto quer dizer que todo e qualquer tipo de conhecimento é fruto da experiência, do aprendizado, da execução das ideias. A indução é o princípio mais crucial para o empirismo e caracteriza-se pela crença de que poucas coisas podem ser conclusivas, especialmente sem experiência. Os maiores defensores desta corrente foram os filósofos ingleses Francis Bacon e John Locke.

Já o racionalismo é uma corrente de pensamento que busca a explicação dos fatos através do caráter racional e lógico. Diferentemente do empirismo, os racionalistas acreditam que os indivíduos têm conhecimentos inatos (ou seja, as ideias fundamentais já nascem conosco). Assim, para os racionalistas, o homem pode atingir o conhecimento através de 3 formas:

1. Pela razão, que usa a lógica para determinar uma conclusão;

2. Pela dedução, em que se aplica os princípios concretos para se chegar a uma conclusão;

3. Pelas ideias inatas, ou seja, através de verdades fundamentais ou experiências que trazemos de outras vidas (o que justificaria o fato de algumas pessoas possuírem mais talentos do que outras).

Os maiores defensores desta corrente foram Descartes, Spinoza e Leibniz.

O apriorismo, por sua vez, estabelece a ideia de que o processo do raciocínio se fundamenta em princípios anteriormente aceitos. Portanto, nosso conhecimento é moldado por elementos que existem independentemente da experiência, ou seja, são a priori. Estes elementos são de natureza formal, isto é, formas do conhecimento que recebem seu conteúdo da experiência. Assim, o material do conhecimento provém da experiência, já a forma pela qual este material será adquirido está no pensamento. O maior defensor desta corrente é o filósofo Immanuel Kant. Para Kant a experiência forneceria a matéria do conhecimento, enquanto a razão organizaria essa matéria de acordo com suas formas próprias, com as estruturas existentes a priori no pensamento.

A teoria do conhecimento de Kant, chamada de filosofia transcendental ou idealismo transcendental, teve como objetivo justificar a possibilidade do conhecimento, partindo da constatação de que nem o empirismo inglês, nem o racionalismo, explicavam-no satisfatoriamente [5]. Kant mostrou que, apesar de o conhecimento se fundamentar na experiência, esta nunca se dá de maneira neutra, pois a ela são impostas as formas a priori da sensibilidade e do entendimento, características da cognição humana. Como diz o filósofo: "Sem sensibilidade nenhum objeto nos seria dado, e sem entendimento nenhum seria pensado. Pensamentos sem conteúdo são vazios, intuições sem conceitos são cegas" [6]. Ou seja, os pensamentos, sem o conteúdo da experiência (dados através da sensibilidade na intuição), seriam vazios da realidade (racionalismo); por outro lado, a experiência dos objetos, sem os conceitos a priori, não teria nenhum sentido para nós (empirismo).

Atualmente podemos distinguir 4 tipos de conhecimento (Tabela 1):

- Conhecimento popular

- Conhecimento religioso

- Conhecimento filosófico
- Conhecimento científico

	Popular	Científico	Filosófico	Religioso
O que é	Esse tipo de conhecimento surge a partir da interação do ser humano com o ambiente que o rodeia.	Engloba informações e fatos que foram comprovados, tendo como base análises e testes científicos.	É o conhecimento que surge das reflexões que o homem faz sobre as questões imateriais e subjetivas.	Acredita que a fé religiosa possui a verdade absoluta e apresenta todas as explicações para os mistérios.
Valor	Valorativo, apoiando-se nas experiências pessoais.	Factual, lida com fatos e ocorrências.	Valorativo, pois lida com hipóteses que não podem ser observadas.	Valorativo, apoiando-se nas doutrinas sagradas.
Verificação	É verificável.	É verificável.	Não é verificável.	Não é verificável.
Exatidão	Falível e inexato.	Falível e aproximadamente exato.	Infalível e exato.	Infalível e exato.
Sistema	Assistemático, pois é organizado com base nas experiências de um sujeito, e não em um estudo para observar o fenômeno.	Sistemático, pois é um saber ordenado logicamente.	É sistemático, pois busca uma coerência com a realidade.	Conhecimento sistemático do mundo.

Tabela 1: *Tipos de conhecimento e suas características principais.*

Cada um deles, dentro de seu escopo, possui o mesmo objetivo: responder as nossas dúvidas e chegar à verdade dos fatos. Apesar do conhecimento científico ser o mais sistematizado, podemos afirmar que a ciência não é o único caminho que leva à verdade.

Focaremos, neste livro, apenas nos aspectos relacionados ao conhecimento científico.

REFERÊNCIAS

1. Aristóteles. Metafísica. Tradução de V.G.Yebra. Madrid: Gredos, 1998.

2. Gettier EL. Is Justified True Belief Knowledge? Analysis 1963;23:121-3.

2. Platão. A Alegoria da Caverna: A República, Livro VII, 514a-517c.

3. Tononi G, Boly M, Massimini M, Koch C. Integrated information theory: from consciousness to its physical substrate. Nature Reviews Neuroscience 2016;17:450-61.

4. Chauí M. Convite à Filosofia. Ed. Ática, São Paulo, 2000.

5. da Silveira FL. A Teoria do Conhecimento de Kant: O Idealismo Transcendental. Cad. Cat. Ens. Fís., v. 19, número especial: p. 28-51, 2002.

6. Kant I. Crítica da Razão Pura. Lisboa: Fundação Calouste Gulbenkian, 2001.

CAPÍTULO 2

O CONHECIMENTO E O MÉTODO CIENTÍFICOS

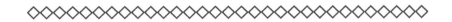

Muitos experimentos podem provar que estou certo, mas é preciso apenas um para provar que estou errado.

Albert Einstein

A soma de conhecimentos práticos que servem a um determinado fim permitiu o surgimento da ciência e, com ela, o conhecimento científico.

Segundo Galliano, o conhecimento científico é uma aquisição intencional, consciente e sistemática; é um processo que chegou ao máximo de seu desenvolvimento com a aplicação do método científico [1].

Ainda de acordo com Galliano, o conhecimento científico resulta de uma investigação metódica e sistemática da realidade. Ele transcende os fatos e os fenômenos em si mesmos, analisa-os para descobrir suas causas e concluir as leis gerais que os regem [1].

O conhecimento científico apresenta algumas características que lhe são peculiares [1]. São elas:

- Racionalismo: é constituído por conceitos, julgamentos e raciocínios, não por sensações, imagens, modelos de conduta;

- Objetividade: alcança a exatidão da realidade, segundo o nível dos meios de observação, investigação ou experimentação de sua época; verifica a adaptação das ideias (hipóteses) aos fatos, recorrendo para isso à observação e à experimentação;

- Atém-se aos fatos: seja qual for o objeto do estudo, os fatos são o ponto de partida e de chegada no processo de investigação;

- Transcende os fatos: ao analisar um fato, o conhecimento científico não apenas trata de explicá-lo, mas também busca descobrir suas relações com outros fatos e explicá-las;

- Analítico: capacidade de análise do fato. A ciência não aceita a pretensão de que uma síntese pode ser obtida sem a prévia realização da análise;

- Exatidão e clareza: ao contrário do conhecimento vulgar, que habitualmente é obscuro e pouco preciso;

- Comunicável: é propriedade de toda a humanidade e sua linguagem deve informar a todos aqueles seres humanos que tenham sido instruídos para entendê-la.

- Verificável: é válido quando passa pela prova da experiência ou da demonstração;

- Depende da investigação metódica: há planejamento e conhecimento prévio antes de efetuar toda investigação;

- Sistemático: é constituído de um sistema de ideias interligadas logicamente, sendo que essa inter-relação das ideias que compõem o corpo de uma teoria é orgânica;

- Explicativo: trata de explicar os fatos reais em termos de leis, e as leis da realidade em termos de princípios.

Sem dúvidas, o conhecimento científico e a revolução científica que se seguiu, proporcionaram mudanças históricas no pensamento e na crença, mudanças na organização social e institucional, que se desdobraram na Europa entre aproximadamente 1550-1700, começando com Nicolau Copérnico (1473-1543), que afirmou um cosmo heliocêntrico e terminou com Isaac Newton (1642-1727), que propôs leis universais e um universo mecânico.

Nitidamente, o que se objetivava era um esclarecimento de questões básicas e, com isso, sugerir outras, que eram menos óbvias. Mas, para isso, um conjunto de regras precisaria ser elaborado. Com o objetivo de desenvolver uma determinada experiência a fim de produzir um novo conhecimento foi desenvolvido o método científico.

Segundo Galliano, método é um conjunto de etapas, ordenadamente dispostas, a serem vencidas na investigação da verdade, no estudo de uma ciência ou para alcançar determinado fim, sendo que o método científico é um instrumento utilizado pela ciência na sondagem da realidade, mas um instrumento formado por um conjunto de procedimentos, mediante os quais os problemas científicos são formulados e as hipóteses científicas são examinadas [1].

Assim, metodizando a elaboração dos trabalhos ou submetendo à verificação dos dados, enunciados, hipóteses, princípios ou teorias, o método científico vale-se basicamente dos seguintes elementos:

1. Procedimento racional

2. Procedimento experimental

3. Técnicas de observação

4. Técnicas de raciocínio

5. Análise e síntese

Como veremos mais adiante, o método científico é herdeiro da tradição filosófica empirista que teve Francis Bacon como um dos seus mais notórios expoentes.

A partir deste conjunto de dados, o empirismo e o método científico se consolidaram como formas de fundamentação do conhecimento humano.

REFERÊNCIA

1. Galliano AG. O método científico: teoria e prática. São Paulo: Harbra, 1986.

CAPÍTULO 3

EMPIRISMO E O MÉTODO CIENTÍFICO

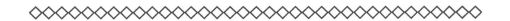

All our knowledge begins with the senses, proceeds then to the understanding, and ends with reason. There is nothing higher than reason.

Immanuel kant, Critique of Pure Reason

A palavra empírico origina-se do grego empeirikós e quer dizer experimentado, testado. Assim, na filosofia, empirismo é uma teoria do conhecimento que afirma que o conhecimento provém principalmente da experiência sensorial [1]. Todavia, na ciência, o empirismo enfatiza a evidência, estando a experiência na origem de todas as ideias. Portanto, o empirismo descarta outras formas não científicas (fé, intuição, senso comum) como um meio de geração de conhecimento.

Aristóteles, como vimos anteriormente, foi o pioneiro do método científico na Grécia antiga, juntamente com seu empirismo e seu trabalho em lógica. O método de Aristóteles era indutivo/dedutivo. Ele usou induções de observações para inferir princípios gerais e deduções desses princípios para verificar outras observações e mais ciclos de indução e dedução para continuar o avanço do conhecimento.

Poucos estudiosos ocidentais têm dado valor às contribuições dos muçulmanos às várias áreas do conhecimento, incluindo o método científico. Mencionaremos aqui 2 importantes nomes da ciência muçulmana. Ibn al Hathyam (965-1040) foi o primeiro cientista da história, que se tem notícia, a insistir para que tudo fosse comprovado através de um determinado método para descobrir novas informações – o método científico. A evidência experimental apoiou a maioria das proposições de seu livro sobre ótica (Livro da Óptica).

Outra notória personalidade muçulmana foi Avicena (980-1037), filósofo e cientista persa. Avicena criticou a indução aristotélica e defendeu um método de experimentação como forma de se fazer uma investigação científica.

Francis Bacon (1561-1626) foi um árduo defensor do empirismo e do método científico. Defendia que a obtenção dos fatos verdadeiros se dava através da observação e experimentação, regulada pelo raciocínio lógico. E afirmava que o "conhecimento é em si mesmo um poder" (Meditationes Sacrae, 1597). Importante salientar que, neste caso, Bacon não se refere a "poder" como vantagem pessoal ou política, mas como um meio de controle da natureza, em claro contraponto à ciência e a filosofia estéreis de sua época.

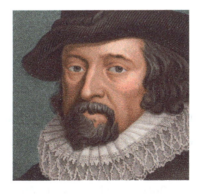

Francis Bacon (1561-1626)

Para Bacon, Aristóteles foi o símbolo dessa filosofia "estéril no que se refere à produção de obras vantajosas para a vida humana". O debate científico, preso à metafísica aristotélica e infestado de minúcias e sofismas, não produzia muita coisa, exceto motivos para mais debate. Em seu livro Novum Organum [2], Bacon mostra que o método experimental deve ocorrer de forma fundamentada em fatos, experimentos e amplas observações.

Diz o filósofo: "Só há e só pode haver duas vias para investigação e para a descoberta da verdade. Uma, que consiste no saltar-se das sensações e das coisas particulares aos axiomas mais gerais [...]. Esta é a que ora se segue. A outra, que recolhe os axiomas dos dados dos sentidos e particulares, ascendendo contínua e gradualmente até alcançar, em último lugar, os princípios de máxima generalidade. Este é o verdadeiro caminho, porém, ainda não instaurado" [3].

Prossegue o filósofo:

> "Tanto uma como a outra via partem dos sentidos e das coisas particulares e terminam nas formulações das mais elevadas generalidades. Mas é imenso aquilo em que discrepam. [...]. Aquela, desde o início, estabelece certas generalizações abstratas e inúteis; esta, eleva-se gradualmente àquelas coisas que são realmente as mais comuns na natureza" [4].

O método indutivo criado por Bacon objetivava combater os erros provocados pelos ídolos que, dentro da filosofia baconiana, significavam falsas noções e preconceitos. Os ídolos, segundo Bacon, podiam ser divididos em 4 gêneros:

• Ídolos da tribo

Ocorrem por conta das deficiências do próprio espírito humano e se revelam pela facilidade com que generalizamos os pensamentos com base nos casos favoráveis, omitindo os desfavoráveis.

• Ídolos da caverna

Resultam da própria educação e da pressão dos costumes. Segundo Bacon, cada pessoa possui sua própria caverna, que interpreta e distorce ao uso particular, à qual estão acostumados. Como na obra de Platão, cada um dos indivíduos possui a sua crença, sua verdade particular, tida como única e inquestionável. Portanto, os ídolos da caverna perturbam o conhecimento, uma vez que mantém o homem preso a preconceitos e singularidades.

- **Ídolos do foro**

    Vinculam-se à linguagem e decorrem do mau uso que dela fazemos. Para os teóricos matemáticos um modo de restaurar a ordem seria através das definições. Todavia, de acordo com a teoria baconiana, nem mesmo as definições poderiam remediar esse problema, uma vez que as próprias definições constam de palavras e as palavras geram mais palavras.

- **Ídolos do teatro**

    Têm sua causa nos falsos conceitos que são ideologias produzidas por conhecimentos filosóficos, teológicos, políticos e científicos, todos ilusórios. Os ídolos do teatro, para Bacon, eram os mais perigosos porque, em sua época, predominava o princípio da autoridade – os livros da antiguidade e os livros sagrados eram considerados a fonte de todo o saber.

    Todos esses ídolos se revelaram responsáveis pelos erros cometidos pela ciência ou pelos homens que dizem fazer ciência.

    Posteriormente, diversos pensadores abordaram a questão, dando importância ao conhecimento da experiência ao invés apenas do conhecimento teórico.

    Um dos principais defensores do empirismo foi o filósofo inglês John Locke (1632-1704). Locke defendeu em seu livro "Ensaio acerca do Entendimento Humano" (1690) que a experiência pelas quais vivenciamos forma as ideias em nossa mente. Diz ele na introdução de seu famoso livro: "só a experiência preenche o espírito com ideias" [5]. Importante, no entanto, que se diga que a experiência para Locke não são as experiências de vida. Experiência para ele são as nossas sensações (sentidos). Para John Locke, ao nascermos, somos como uma folha de papel em branco, ou seja, desprovidos de qualquer conhecimento inato. De acordo com Locke, as pessoas nascem sem conhecimento algum e todo o processo do conhecimento se estrutura com base em suas experiências vividas.

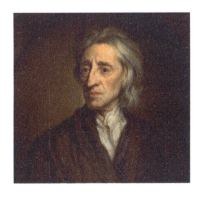

John Locke (1632-1704)

Depois de Locke, o empirismo britânico conheceu a reformulação feita pelo irlandês George Berkeley (1685-1753). Para ele, o que conhecemos do mundo não é realmente o que o mundo é. O mundo não é o que percebemos dele. Podemos perceber o mundo através dos sentidos, mas não o conhecemos de verdade.

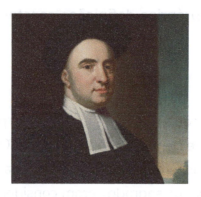

George Berkeley (1685-1753)

Outro importante filósofo empirista foi David Hume (1711-1776), natural de Edimburgo, Escócia. De acordo com Hume, todo o conhecimento tem origem na experiência, sendo os dados ou impressões sensíveis as suas unidades básicas. Hume defende que existem impressões e ideias que se distinguem quanto ao grau de força e vivacidade. Assim, as impressões são percepções vivas e mais fortes do que as ideias, que são percepções fracas ou menos vivas. Hume, como empirista, rejeita a existência das ideias inatas porque as ideias sucedem-se às impressões. "As impressões são as causas das nossas ideias e não as nossas ideias das nossas impressões" [6]. Todas as nossas ideias derivam de uma impressão sensível. Hume chegou a questionar inclusive um pressuposto fundamental de toda tradição científico-filosófica: o princípio da causalidade. É aqui que reside sua reflexão mais conhecida. A questão de Hume não é saber a eficácia da chamada "relação causa-efeito", mas compreender como esse conceito – existente desde os pré-socráticos – se tornou tão forte na mente humana.

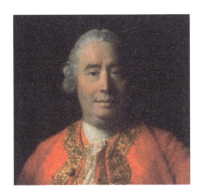

David Hume (1711-1776)

Contrariamente a Locke, Gottfried Wilhelm Leibniz (1646-1716) admitia haver algumas estruturas inatas geradoras do raciocínio, das ideias, assim, como polir e esculpir o mármore revela a estrutura das veias que já estavam lá, apenas escondidas. Leibniz usou essa analogia para mostrar que já nascemos com ideias inatas, mas elas precisam ser extraídas com a experiência. No prefácio do livro "Novos Ensaios sobre o Entendimento Humano", em resposta a Locke, ele diz:

> *"Por isso emprego de preferência a comparação com um bloco de mármore que tem veios... se há veios na pedra que desenham a figura de Hércules em lugar de qualquer outra, este bloco lhe estaria já disposto, e Hércules lhe seria de algum modo como inato, ainda que fosse sempre necessário certo trabalho para descobrir estes veios e destacá-los pelo polimento, eliminando o que impede sua aparição. Do mesmo modo as ideias e a verdade nos são inatas como inclinações, disposições, capacidades e faculdades naturais, e não como ações ou funções, se bem que estas faculdades vão sempre acompanhadas de algumas ações correspondentes imperceptíveis"* [7].

Essa explosão de ideias e pensadores que surgiram ao longo do século 17 foi fascinante, com grandes inovações no campo da ciência e do pensamento. Marcado pelo absolutismo monárquico (concentração de todos os poderes nas mãos do rei) e pela contrarreforma católica (reafirmação da doutrina católica em oposição ao crescimento do protestantismo), essa época viu nascer o método científico, a possibilidade de explicação mecânica e matemática do universo, que deu origem a todas as ciências modernas.

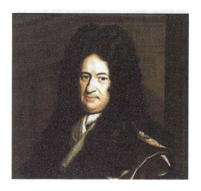
Gottfried Wilhelm Leibniz (1646-1716)

Em 1637, o filósofo francês René Descartes (1596-1650) publicou a sua obra mais famosa chamada "Discurso do Método". Nesta obra, Descartes lança as bases do pensamento que viria modificar toda a história da filosofia e da ciência. O método cartesiano consistia no ceticismo metodológico, ou seja, só se pode dizer que existe algo que possa ser provado. Como disse "(...) entendo um conjunto de regras certas e fáceis tais que, aquele que as cumprir corretamente, nunca tomará nada falso por verdadeiro; sem qualquer desperdício de esforço mental e aumentando o seu conhecimento passo a passo, chegará ao verdadeiro conhecimento ou entendimento de todas as coisas que não ultrapassam a sua capacidade" [8].

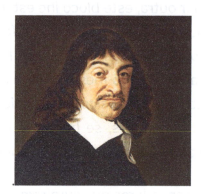
René Descartes (1596-1650)

Descartes descreve quatro regras para a construção do método. São elas:

1. Evidência: não se aceita nada como verdadeiro se não se apresenta à consciência como claro e distinto, sem qualquer margem para dúvidas;
2. Análise: dividir as partes em quantas forem possíveis para poder resolver de maneira clara;

3. Síntese: ordenar o pensamento e começar a solução pelos fatos mais simples;
4. Verificação: fazer uma revisão completa de tal forma que nada seja omitido.

A contribuição de Descartes, com sua nova metodologia, foi de extrema importância para a constante busca criteriosa do conhecimento verdadeiro a partir das ciências. Portanto, a partir de Descartes podemos afirmar que a ciência se separa da filosofia, e parte em busca de seu próprio caminho (método).

Mas não é apenas Descartes quem consolidou esta nova fase da metodologia científica. Ele contou com a ajuda de dois outros grandes nomes da astronomia e matemática: Nicolau Copérnico (1473-1543) e Galileo Galilei (1564-1642).

Nicolau Copérnico desenvolveu a teoria Heliocêntrica, publicada em seu livro, *De revolutionibus orbium coelestium* (Da revolução das esferas celestes), em que afirmava que o Sol era o centro do Universo e a Terra orbitava em torno dele, em contraposição à teoria Geocêntrica de Ptolomeu, que afirmava que a Terra era o centro do Universo e era ardentemente defendida pela igreja católica. No entanto, Copérnico era o que hoje chamaríamos de teórico.

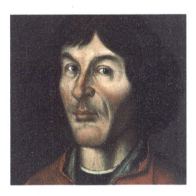

Nicolau Copérnico (1473-1543)

Galileo Galilei desenvolveu diversas teorias, como a lei dos corpos e o princípio da inércia e defendia, assim como Copérnico, o heliocentrismo. Galileo defendia o empirismo, o que constituía uma ruptura com o método aristotélico, mais abstrato, utilizado ainda nessa época. O método proposto por Galileo foi a indução experimental, pois é a partir da observação de casos particulares que se poderia chegar a uma lei geral. As etapas propostas foram: observação dos fenômenos; análise dos elementos consecutivos do fenômeno visando estabelecer relações entre os mesmos; indução de hipóteses; verificação das hipóteses formuladas utilizando um procedimento experimental; confirmação das hipóteses para se chegar a uma lei geral.

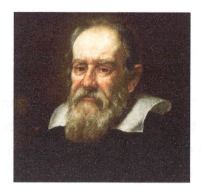

Galileo Galilei (1564-1642)

Para Lakatos, "da mesma forma que o conhecimento se desenvolveu, o método, a sistematização das atividades, também sofreu transformações. O pioneiro a tratar do assunto, no âmbito do conhecimento científico, foi Galileo, primeiro teórico do método experimental" [9].

Na época da morte de Galileo, o palco estava pronto para uma verdadeira revolução no pensamento científico. E muito disso se deveu a Isaac Newton (1642-1727). É seguro dizer que Newton marca o começo da ciência moderna. Em 1687, Newton publicou uma das obras mais influentes da história da ciência: *Philosophiae Naturalis Principia Mathematica* ou *Principia*. Nela, ele descreve a lei da gravitação universal e as três leis que fundamentaram a mecânica clássica. Foi aquele que deu vida ao sonho de Descartes, completando a Revolução Científica. Segundo Capra, "antes de Newton, duas tendências opostas orientavam a ciência seiscentista: o método empírico, indutivo, representado por Bacon, e o método racional, dedutivo, representado por Descartes. Newton, em seu *Principia*, introduziu a combinação apropriada de ambos os métodos, sublinhando que tanto os experimentos sem interpretação sistemática quanto a dedução a partir de princípios básicos sem evidência experimental não conduziriam a uma teoria confiável. Ultrapassando Bacon em sua experimentação sistemática e Descartes em sua análise matemática, Newton unificou as duas tendências e desenvolveu a metodologia em que a ciência natural passou a basear-se desde então" [10].

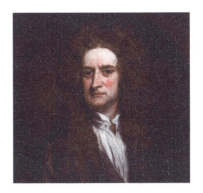

Issac Newton (1642-1727)

Assim, podemos afirmar que a ciência começou numa conjunção intelectual da pesquisa de 4 indivíduos particulares: Copérnico, Galileu, Descartes e Newton. Através desse conjunto particular de pessoas e seus trabalhos, pela primeira vez na história, todas as ideias componentes do método científico se uniram e operaram plenamente como uma teoria empiricamente fundamentada:

1. Um modelo científico que pode ser verificado por observação (Copérnico)
2. Análise teórica de dados experimentais e leis científicas generalizadas a partir do experimento (Galileo)
3. Matemática para expressar quantitativamente ideias teóricas (Descartes e Newton)
4. Derivação teórica de um modelo verificável experimentalmente (Newton)

Desta forma, estava montado o modelo de ciência que vigora até o presente momento, que foi um dos grandes responsáveis pelos avanços e pelas descobertas da humanidade.

3.1. Uma breve análise do método experimental

> *The man of science has learned to believe in justification, not by faith, but by verification.*
>
> *Thomas Huxley*

O método experimental envolve a experimentação e, por isso, alia embasamento teórico com conhecimento prático. Dessa forma, a relação entre observação e reflexão é constante. A observação científica é rigorosa, metódica e precisa. É, segundo critérios, orientada para determinado objeto e sua explicação.

O olhar do cientista é seletivo e direcionado e o que ele vê apresenta um significado lógico para ele, e não para os leigos.

Para avaliar a exequibilidade de um modelo experimental, temos que antes de tudo formular uma hipótese.

A palavra hipótese vem da palavra *Hypó*, "debaixo de, sob" e *thésis* "proposição". Assim, hipótese é o que está sob a tese, o que está suposto. Dessa forma, é uma explicação provisória para um fenômeno que deverá ser confirmado com a pesquisa.

Ela não surge ao acaso, mas depois de estudos prévios sobre o fenômeno. Por isso, mesmo que tenha um caráter espontâneo, a hipótese só é possível depois de uma observação minuciosa do fenômeno.

Ela pode surgir a partir da (o):

- Indução: generalização de casos diferentes e particulares (particular para o geral): observações repetidas de fenômenos associados levam a leis gerais;
- Raciocínio hipotético-dedutivo: quando se aplica a um caso particular com base em outros do mesmo tipo (geral para particular);
- Analogia: quando surge por comparações e relações de semelhança.

Até o século XX, a comunidade científica acreditava veementemente que o único método de obtenção confiável de conhecimento científico era a indução, como vimos anteriormente. A partir daí, três grandes filósofos manifestaram suas críticas ao método científico, até então majoritário. São eles: Karl Popper (1902-1994), Thomas Kuhn (1922-1996) e Paul Feyerabend (1924-1994).

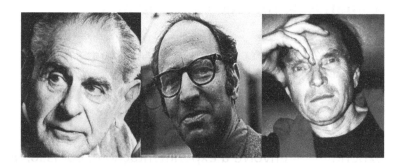

Karl Popper (1902-1994), Thomas Kuhn (1922-1996) e Paul Feyerabend (1924-1994)

Em 1934, Karl Popper publicou a obra The Logic of Scientific Discovery, onde rejeita o relato tradicional observacionalista-indutivista do método científico e propõe o falseamento empírico como critério para distinguir o trabalho científico do não-científico. Para Popper, o cientista deve estar mais preocupado com aqueles que refutam sua teoria do que com a justificação de seus resultados. Uma teoria é válida se ela resistiu a todos os testes de refutabilidade (ou falseamento). Tal método tem uma abordagem que busca a eliminação dos erros de uma hipótese. Uma hipótese científica, só pode ser considerada válida até o momento em que se provar que ela é falsa, a partir de outras observações, que sejam mais abrangentes ou exatas em relação à primeira. Parece loucura, mas é isso mesmo. Vamos analisar, por exemplo, as teorias da gravitação universal de Isaac Newton. Não há dúvidas de que são científicas, porque além de proporem equações simples que descrevem os modelos cósmicos gravitacionais, também é possível se fazer previsões acertadas com base nelas. E as teorias de Newton também são falseáveis. Albert Einstein demonstrou, com sua Teoria da Relatividade, que a mecânica newtoniana não era válida em velocidades próximas à da luz. Outro exemplo é o Geocentrismo, teoria vigente até o século XVI, quando foi refutada e entrou em vigor uma teoria mais bem fundamentada cientificamente, o Heliocentrismo que, por sua vez, também pode ser refutada. O que extraímos desse exemplo e que Popper quis nos mostrar é que é impossível avaliar empriricamente todas as consequências de uma teoria. Além disso, existe uma assimetria entre verificação e falsificação. Milhares de observações ou confirmações não tornam uma teoria certa, irrefutável. Se eu perguntar às pessoas o que aconteceria se jogarmos um pedaço de madeira na água, a maioria, se não todos, responderia que o pedaço de madeira boiaria na água. Mas se jogarmos um pedaço de pau d'arco ou ébano na água, ele afunda. Ou seja, bastou apenas uma evidência negativa para refutar toda a teoria, do ponto de vista lógico, de que toda madeira boia na água.

Dessa forma, Popper, averso ao método indutivo, propõe que o método científico seja o hipotético-dedutivo. No seu livro, Popper chama a nossa atenção para os problemas da justificação da indução:

> "É comum dizer-se "indutiva" uma inferência, caso ela conduza de enunciados singulares [...], tais como descrições dos resultados de observações ou experimentos, para enunciados universais, tais como hipóteses ou teorias. Ora, está longe de ser óbvio de um ponto de vista lógico, haver justificativa no inferir enunciados universais de enunciados singulares, independentemente

THIAGO LUIS SCUDELER | 33

de quão numerosos sejam estes; com efeito, qualquer conclusão colhida desse modo sempre pode revelar-se falsa; independentemente de quantos cisnes brancos possamos observar, isso não justifica a conclusão de que todos os cisnes são brancos" [11].

Suas formulações sobre o procedimento lógico ajudaram a controlar o uso excessivo de especulações indutivas e também ajudaram a fortalecer os fundamentos conceituais para os procedimentos atuais de revisão pelos pares – mecanismo importante que garante a procedência da informação científica.

Antes de Popper, os positivistas argumentavam que, ao confirmar a verdade das previsões (verificação) provava-se a verdade de uma teoria. Infelizmente, isso é logicamente falacioso porque qualquer observação particular é compatível com mais de uma teoria. Disso resulta que a verificação de uma teoria não é possível. No entanto, a falsificação é possível.

O conceito de falsificação é central para o modelo hipotético-dedutivo da ciência. Isto afirma que o conhecimento científico cresce através de uma sucessão de teorias, onde novas teorias substituem as mais antigas que são rejeitadas quando suas previsões são refutadas por evidências experimentais, um processo chamado de conjectura e refutação.

Este modelo admite que nunca pode haver certeza quanto à verdade de uma teoria; o melhor que você pode dizer sobre uma teoria é que ela ainda não foi falsificada e que possui mais poder descritivo do que a teoria que a substituiu. Um aspecto importante do modelo hipotético-dedutivo é o entendimento da relação entre teorias novas e antigas: mesmo teorias falsificadas podem ter poder descritivo e novas teorias podem explicar as limitações das antigas. Por exemplo, hoje conhecemos muitas infecções nas quais os postulados de Koch não se aplicam. No entanto, as teorias modernas de infecção nos permitem entender porque os postulados de Koch foram tão bem-sucedidos na explicação de algumas infecções.

Thomas Kuhn, por sua vez, contradiz Popper ao afirmar que a ciência não avança pela refutação, mas quando um paradigma não resolve mais determinado problema. Um paradigma é composto de suposições teóricas gerais, leis e técnicas para a sua aplicação, adaptadas por uma comunidade científica específica. Como exemplo dessa troca de paradigmas, podemos citar o Heliocentrismo copernicano que altera o paradigma do Geocentrismo aristotélico-ptolomaico.

Segundo o enfoque historicista de Kuhn, a ciência desenvolve-se segundo determinadas fases:

A) Estabelecimento de um paradigma

A pré-ciência corresponde a uma atividade desorganizada e diversa que marca o período que precede a formação da ciência e termina quando a comunidade científica adere a um paradigma. Um paradigma é uma estrutura teórica que oferece a uma comunidade de investigadores uma visão do mundo e uma forma específica de fazer ciência.

B) Ciência normal

Kuhn defende que, depois da instituição de um paradigma, inicia-se um período de ciência normal. O paradigma determina o trabalho dos cientistas durante este período. Inicialmente o paradigma é bastante impreciso e deixa em aberto uma infinidade de questões, o que permite que se desenvolva muita investigação a partir dele. A ciência normal caracteriza-se pelas tentativas de desenvolver o paradigma, tornando-o mais pormenorizado e completo. Os investigadores envolvidos na ciência normal não estão interessados em grandes problemas. Em vez disso, resolvem enigmas geralmente muito específicos e detalhados à luz de um paradigma.

C) Crise

Não é incomum os cientistas veem-se confrontados com um enigma que não conseguem resolver recorrendo ao paradigma. Surge então uma anomalia. Uma anomalia é um enigma, teórico ou experimental, que não encontra solução no âmbito do paradigma vigente.

Quando surge uma anomalia, como uma falsificação experimental, não se consegue ajustar devidamente a natureza ao paradigma: a natureza não se comporta como seria de esperar. Mas a mera existência de anomalias isoladas não provoca uma crise, não conduz a uma quebra de confiança no paradigma. Uma anomalia só será considerada séria se ameaçar os fundamentos do paradigma, se resistir durante demasiado tempo às tentativas de solução ou se puser em causa a satisfação de qualquer necessidade social. E, sempre que podem, os cientistas procuram ignorar a anomalia ou diminuir a sua importância, esperando que um dia o fenômeno que lhe dá origem possa ser acomodado pelo paradigma. Kuhn critica o falsificacionismo de Popper porque o que observa na prática científica é uma tentativa de salvar a todo o custo o paradigma vigente, e não um esforço constante para falsificar as teorias adotadas. Apesar disto, a existência de anomalias que ameacem os princípios fundamentais do paradigma ou tenham importância prática favorece, de fato, a emergência de uma crise.

Uma crise é um período de insegurança evidente durante o qual a confiança num paradigma é abalada por sérias anomalias.

D) Ciência Extraordinária

A ciência extraordinária corresponde ao período de crise, em que se confrontam propostas explicativas novas e incompatíveis com os procedimentos e as crenças do paradigma vigente.

Durante este período, os fundamentos do paradigma vigente acabarão por ser questionados e serão levadas a cabo disputas metafísicas e filosóficas que, geralmente, em nada contribuem para a manutenção do paradigma. O fim de uma crise na ciência depende, obviamente, do surgimento de um paradigma rival que conquiste a adesão da comunidade científica. Todavia, a implantação de um novo paradigma não ocorre rápida e facilmente. Os cientistas resistem a abandonar o paradigma no qual trabalham, chegando mesmo a negar a evidência de algumas anomalias. Além disso, para que um novo paradigma se imponha, é preciso que primeiro surja uma nova teoria proposta por um cientista profundamente envolvido na crise. Só quando isso acontece, pensa Kuhn, ocorre o passo decisivo para uma revolução científica.

E) Revolução científica e, finalmente, o estabelecimento de um novo paradigma

A revolução científica corresponde ao abandono de um paradigma e à adoção de outro paradigma (novo) por parte de toda a comunidade científica.

Kuhn mostra que a ciência não é só um contraste entre teorias e realidade, senão que há diálogo, debate, tensões e até lutas entre os defensores de distintos paradigmas. E é precisamente nesse debate ou luta onde se demostra que os cientistas não são só absolutamente racionais. Eles não podem ser objetivos, pois nem a eles é possível afastar-se de todos os paradigmas e compará-los de forma objetiva, senão que sempre estão imersos em um paradigma e interpretam o mundo conforme o mesmo. Isto demonstra que na atividade científica influem tanto interesses científicos (ex: a aplicação prática de uma teoria), como subjetivos, por exemplo, a existência de coletividades ou grupos sociais a favor ou contra uma teoria concreta, ou a existência de problemas éticos, de tal maneira que a atividade científica vê-se influenciada pelo contexto histórico-sociológico em que se desenvolve.

Por fim, o austríaco Paul Feyerabend propunha o anarquismo epistemológico, ou seja, critica abertamente o método científico e postula que não existe um método científico universal porque a ciência é um empreendimento anárquico. Na verdade, ele afirma que o avanço da ciência se dá ao violar as regras metodológicas impostas. Outros conceitos desenvolvidos por Feyerabend são: o pluralismo metodológico, contra-regra, contra-indução e o tudo-vale. Sua principal obra chama-se "Contra o Método". Para Feyerabend as teorias devem sempre ser vistas como aproximações e jamais como definições, pois não se pode atingir a verdade, apenas se aproximar dela.

REFERÊNCIAS

1. Sober, Elliott. Empiricism. Disponível em: sober.philosophy.wisc.edu.

2. Bacon F. Novum Organum ou Verdadeiras Indicações acerca da Interpretação da Natureza, In: Coleção 'Os Pensadores'. São Paulo. Ed. Nova Cultural, 1988.

3. Bacon F. Novum Organum ou Verdadeiras Indicações acerca da Interpretação da Natureza, In: Coleção 'Os Pensadores'. São Paulo. Ed. Nova Cultural, 1988. Livro I, afor. XIX.

4. Bacon F. Novum Organum ou Verdadeiras Indicações acerca da Interpretação da Natureza, In: Coleção 'Os Pensadores'. São Paulo. Ed. Nova Cultural, 1988. Livro I, afor. XXII.

5. Locke J. Ensaio acerca do Entendimento Humano. São Paulo. Ed. Nova Cultural, 1997.

6. Hume D. Tratado da Natureza Humana. São Paulo. Ed. UNESP, 2001.

7. Leibniz GW. Novos ensaios sobre o entendimento humano. São Paulo. Ed. Nova Cultural, 1999.

8. Descartes R. Discurso do método. 2. ed. São Paulo. Ed. Martins Fontes, 2001.

9. Lakatos EM, Marconi M de A. Metodologia científica. 2. ed. São Paulo. Ed. Atlas, 1991.

10. Fritjof C. O ponto de mutação. São Paulo. Ed. Cultrix, 2006.

11. Popper K. Lógica da pesquisa científica. São Paulo. Ed. EDUSP, 1985.

Por fim, o austríaco Paul Feyerabend propunha o anarquismo epistemológico, ou seja, critica abertamente o método científico e postula que não existe um método científico universal porque a ciência é um empreendimento anárquico. Na verdade, ele afirma que o avanço da ciência se dá ao violar as regras metodológicas impostas. Outros conceitos desenvolvidos por Feyerabend são o pluralismo metodológico, contra-regra, contra-indução e o tudo-vale. Sua principal obra chama-se "Contra o Método". Para Feyerabend as teorias devem sempre ser vistas como aproximações e jamais como definidas, pois não se pode atingir a verdade, apenas se aproximar dela.

REFERÊNCIAS

1. Sober, Elliot. Empiricism. Disponível em: sober.philosophy.wisc.edu.

2. Bacon, F. Novum Organum ou verdadeiras indicações acerca da interpretação da natureza. In: coleção "Os Pensadores". São Paulo: Ed. Nova Cultural, 1988.

3. Bacon, F. Novum Organum ou verdadeiras indicações acerca da interpretação da natureza. In: coleção "Os Pensadores". São Paulo: Ed. Nova Cultural, 1988. Livro I, afor. XIX.

4. Bacon, F. Novum Organum ou verdadeiras indicações acerca da interpretação da natureza. In: coleção "Os Pensadores". São Paulo: Ed. Nova Cultural, 1988. Livro I, afor. XXII.

5. Locke, J. Ensaio acerca do Entendimento Humano. São Paulo: Ed. Nova Cultural, 1997.

6. Hume, D. Tratado da Natureza Humana. São Paulo: Ed. UNESP, 2001.

7. Leibniz, GW. Novos ensaios sobre o entendimento humano. São Paulo: Ed. Nova Cultural, 1990.

8. Descartes, R. Discurso do método. 2. ed. São Paulo: Ed. Martins Fontes, 2001.

9. Chauí, M. Convite à Filosofia. São Paulo: Ed. Ática, 1997.

10. Feyerabend. Contra o método. São Paulo: Ed. UNESP, 2006.

11. Popper, K. A lógica da pesquisa científica. São Paulo: Ed. EDUSP, 1984.

CAPÍTULO 4

SAPERE AUDE E O ESCLARECIMENTO DE KANT

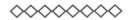

Esclarecimento [Aufklärung] é a saída do homem de sua menoridade, da qual ele próprio é culpado.

Immanuel Kant. O que é Esclarecimento? 1783

CAPÍTULO 4

SAPERE AUDE
E O ESCLARECIMENTO
DE KANT

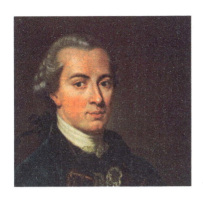

Immanuel Kant (1724-1804)

Sapere aude é uma expressão latina que significa "ouse saber" ou "tenha coragem de usar seu próprio intelecto".

A sua utilização original está no Epistularum liber primus de Horácio, livro 1, carta 2, verso 40: Dimidium facti qui coepit habet: sapere aude (Aquele que começou está na metade da obra: ouse saber!). A expressão sapere aude tornou-se associada à era do Iluminismo, durante os séculos XVII e XVIII, depois que Immanuel Kant (1724-1804) a usou no ensaio "Pergunta: O que é Iluminismo?" que pode também ser interpretado como O que é Esclarecimento, de 1784. Em nota de rodapé no texto "O que é Esclarecimento?" o filósofo acrescenta que essa pergunta é quase tão importante quanto perguntar pelo que é a verdade.

Kant confiava na capacidade da razão humana de retirar o homem de sua menoridade, ou seja, de sua mediocridade conforme abertura de seu texto:

> "Esclarecimento [Aufklärung] é a saída do homem de sua menoridade, da qual ele próprio é culpado. A menoridade é a incapacidade de fazer uso de seu entendimento sem a direção de outro indivíduo. O homem é o próprio culpado dessa menoridade se a causa dela não se encontra na falta de entendimento, mas na falta de decisão e coragem de servir-se de si mesmo sem a direção de outrem. Sapere aude! Tem coragem de fazer uso de teu próprio entendimento; tal é o lema do esclarecimento" [1].

Muitos são os motivos que levam o homem a cair em uma menoridade intelectual, dentre eles a preguiça e a covardia, pois é mais fácil se acomodar na menoridade do que se libertar dela. O homem seria, portanto, responsável por sua menoridade. Para Kant, ser menor significa deixar que outro, por vários motivos, pense por nós. Assim, se me eximo de minhas decisões, não deveria reclamar das consequências; quem abre mão de seu posicionamento ou de sua voz perde o direito às reivindicações.

Prossegue o filósofo em sua argumentação:

"É tão cômodo ser menor. Se tenho um livro que faz as vezes de meu entendimento, um diretor espiritual que por mim tem consciência, um método que por mim decide a respeito de minha dieta, etc., então não preciso esforçar-me eu mesmo. Não tenho necessidade de pensar, quando posso simplesmente pagar; outros se encarregarão em meu lugar dos negócios desagradáveis" [1].

Esse é o ponto crucial de nosso livro. Veremos mais adiante as imperfeições metodológicas relacionadas à Medicina Baseada em Evidências. As evidências que estabelecem nossas tomadas de decisões são baseadas em pesquisas clínicas relatadas em artigos científicos. Ao ler um artigo científico e aceitar, sem mais questionamentos, a metodologia e conclusão dos autores, caímos num erro fatal, nessa espécie de menoridade intelectual, dita por Kant. Sabemos o quanto são passíveis de manipulação os métodos, as ideias e as conclusões. Questioná-los é mais do que nossa obrigação como formadores de opinião e tomadores de condutas.

Fundamental termos em mente a importância do método aplicado à pesquisa científica. Fundamental não sermos medíocres e nos posicionarmos de forma crítica àquilo que nos é apresentado. Por isso, caro leitor, sapere aude!!!

REFERÊNCIA

1. Kant I. O que é Esclarecimento? Ed. Via Verita, Edição 1, 2013.

CAPÍTULO 5

O CRITICISMO DE KANT

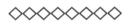

Pensamentos sem conteúdo são vazios, intuições sem conceitos são cegas.
Immanuel Kant, Crítica da Razão Pura, 1781

CAPÍTULO 5

O CRITICISMO
DE KANT

Em primeiro lugar, deve-se deixar claro que a palavra crítica na obra kantiana não tem o sentido, hoje majoritário, de uma valoração pejorativa ou basicamente negativa. No grego clássico, o verbo *krinein* significava distinguir um elemento de outro, escolher algo entre as muitas coisas, ou separar os elementos de um conjunto, e *krités* significava juiz ou arbítrio. Remetendo a este sentido clássico, para Kant, crítica é o juízo que determina o valor de algo, descrevendo tanto suas qualidades como seus defeitos.

O criticismo é empregado para denominar uma parte da filosofia kantiana (aquela que diz respeito à questão do conhecimento). Esta se propõe a investigar as categorias ou formas a *priori* do entendimento.

Assim, influenciado pela leitura de Hume, em especial pelas críticas que este faz ao dogmatismo racionalista, Kant tentou encontrar uma solução que superasse a dicotomia representada pelo empirismo e pelo racionalismo.

O criticismo de Kant se opõe ao:

- Racionalismo, representado por Descartes e Leibniz. Para Kant, a razão é capaz de conhecimentos para além da experiência (metafísica). O que conhecemos é produto do nosso intelecto.

- Empirismo, representado por Bacon, Locke e Hume. Para Kant, limita o conhecimento possível apenas à experiência. O que conhecemos é produto dos nossos sentidos.

Antes de Kant, os filósofos não se preocupavam em examinar a própria razão, mas partiam da realidade exterior. Kant coloca a razão no centro. Ela deve ser examinada primeiro. Diz Kant:

> "Não resta dúvida de que todo o nosso conhecimento começa pela experiência; efetivamente, que outra coisa poderia despertar e pôr em ação a nossa capacidade de conhecer senão os objetos que afetam os sentidos e que, por um lado, originam por si mesmos as representações e, por outro lado, põem-se em movimento a nossa faculdade intelectual e levam-na a compará-las, ligá-las ou separá-las, transformando assim a matéria bruta das impressões sensíveis num conhecimento que se denomina experiência? Assim, na ordem do tempo, nenhum conhecimento precede em nós a experiência e é com esta que todo o conhecimento tem o seu início. Se, porém, todo o conhecimento se inicia com a experiência, isso não prova que todo ele derive da experiência. Pois bem poderia o nosso

próprio conhecimento por experiência ser um composto do que recebemos através das impressões sensíveis e daquilo que a nossa própria capacidade de conhecer (apenas posta em ação por impressões sensíveis) produz por si mesma [...]" [1].

Assim, Kant deixa claro que possuímos dois tipos de conhecimento:

1. Conhecimento puro, não da experiência, que deve ser universal e necessário, ou seja, a priori.
2. Conhecimento empírico, que vem da experiência, sendo a posteriori.

A partir desses elementos Kant faz uma revolução na teoria do conhecimento; em vez de admitir que nosso conhecimento se regula pelo objeto, inverte a hipótese: são os objetos que devem se regular pelo nosso modo de conhecer.

Diz o filósofo:

"Até hoje admitia-se que o nosso conhecimento se devia regular pelos objetos; porém, todas as tentativas para descobrir algo a priori, mediante conceitos, algo que ampliasse o nosso conhecimento, malogravam-se com este pressuposto. Tentemos, pois, uma vez, experimentar se não se resolverão melhor as tarefas da metafísica, admitindo que os objetos se deveriam regular pelo nosso conhecimento, o que assim já concorda melhor com o que desejamos, a saber, a possibilidade de um conhecimento a priori desses objetos, que estabeleça algo sobre eles antes de nos serem dados" [1].

Medicina e saúde tendem a ser negligenciadas na literatura do pensamento crítico. No entanto, são necessárias habilidades robustas de pensamento crítico para avaliar o grande número e variedade de mensagens relacionadas à saúde às quais somos expostos diariamente.

A capacidade de pensar criticamente nos ajuda a fazer melhores escolhas pessoais de saúde e a descobrir preconceitos e erros nas mensagens contidas nos estudos científicos. A capacidade de pensar criticamente nos permite tomar decisões informadas sobre tratamentos médicos e é vital para os esforços para reduzir erros de diagnóstico médico.

Um elemento-chave do pensamento crítico é a capacidade de distinguir o raciocínio forte ou válido do raciocínio fraco ou inválido. Quando um argumento é fraco ou inválido, é chamado de "falácia" ou "argumento falacioso" [2].

As falácias ocorrem por conta da presença de falhas epistêmicas e dialéticas que não podem ser capturadas pela lógica. Elas foram discutidas por muitas gerações de filósofos e lógicos, começando com Aristóteles.

Kant também identificou a natureza e a importância do método científico. Ele acreditava que esse método tinha colocado a física e outras disciplinas no "caminho seguro de uma ciência". No entanto, sua investigação não parou aí. A questão seguinte foi: "Por que razão nossa experiência de mundo é de tal forma que o método científico funciona?" Em outras palavras, por que nossa experiência científica de mundo é sempre matemática na natureza, e como é sempre possível para a razão humana apresentar questões à natureza?

Em sua obra mais famosa, "Crítica da Razão Pura", Kant argumenta que nossa experiência de mundo envolve dois elementos. O primeiro é o que ele chama de "sensibilidade" – que é a nossa percepção sensorial. Tudo que percebemos através dos nossos sentidos se dá em um determinado espaço e ao longo de um determinado tempo. Assim, o tempo e o espaço são as formas a priori de toda percepção sensorial. O segundo é o que Kant chama de "entendimento", nosso intelecto, nossa inteligência. Os conceitos básicos são chamados de categorias, que são representações que reúnem o múltiplo das intuições sensíveis. As categorias, para Kant, são 12:

1. Quantidade: Unidade, Pluralidade e Totalidade.

2. Qualidade: Realidade, Negação e Limitação.

3. Relação: Substância, Causalidade e Comunidade.

4. Modalidade: Possibilidade, Existência e Necessidade.

As categorias são formas vazias, a serem preenchidas pelos fenômenos. Os fenômenos, por outro lado, só podem ser pensados dentro das categorias.

Chegamos, portanto, a uma síntese que Kant faz entre racionalismo e empirismo. Sem o conteúdo da experiência, dados na intuição, os pensamentos são vazios de mundo (racionalismo); por outro lado, sem os conceitos, eles não têm nenhum sentido para nós (empirismo). Ou, nas palavras de Kant: "Sem sensibilidade nenhum objeto nos seria dado, e sem entendimento nenhum seria pensado. Pensamentos sem conteúdo são vazios, intuições sem conceitos são cegas."

A partir das análises previamente apresentadas e fundamentadas nos conceitos do mito da Caverna e da menoridade intelectual de Kant, vamos traçar uma análise crítica de como o método científico vem sendo empregado nos últimos anos.

REFERÊNCIAS

1. Kant I. Crítica da Razão Pura. Lisboa: Fundação Calouste Gulbenkian, 2001. Introdução, Seção I.

2. Sharples JM, Oxman AD, Mahtani KR, et al. Critical thinking in healthcare and education. BMJ 2017;357: j2234.

CAPÍTULO 6

A MEDICINA BASEADA EM EVIDÊNCIAS

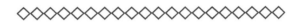

A ciência tem autoridade, não por causa de casacos brancos ou títulos, mas por causa da precisão e da transparência: você explica sua teoria, expõe suas evidências e faz referência aos estudos que sustentam seu caso.

Ben Goldacre, The Guardian, 2011

Todos os grandes filósofos anteriormente mencionados contribuíram para o florescimento da moderna ciência e da medicina baseada em evidências (MBE). Portanto, não é difícil entender que o alicerce para a fundamentação da MBE veio do empirismo de Locke e Bacon, do racionalismo de Leibniz e do método daí desenvolvido por Descartes, consolidado por Galileo e sofisticado por Kant. A MBE busca a evidência e, para isso, torna-se necessário a experimentação.

Desta forma, a demonstração científica é ferramenta essencial da MBE. Todavia, o preparo da mente para este paradigma deve ser filosófico, não necessariamente científico. Ou seja, a filosofia é a base para a fundamentação do conhecimento científico.

Segundo David Sackett, um dos pioneiros da MBE, a MBE seria a utilização racional e judiciosa da melhor evidência científica disponível para se tomar decisões sobre cuidados aos pacientes [1].

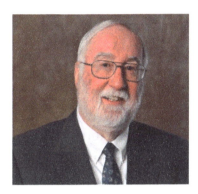

David Lawrence Sackett (1934-2015)

Desta forma, o conceito de MBE condiciona-se ao fato de que as decisões clínicas e os cuidados de saúde devem estar baseados nas evidências mais atuais, que chegam até nós através de estudos e trabalhos publicados em revistas científicas especializadas, e que possam ser criticamente avaliados e recomendados. Ou seja, a aplicação dos meios e métodos deve se concentrar na informação obtida na literatura cientificamente válida e relevante, com implicação direta para a prática médica. Isto redunda necessariamente na busca incessante pela "informação precisa".

6.1. Uma visão histórica da medicina baseada em evidências

O termo MBE foi primeiramente utilizado na Escola de Medicina da Universidade de McMaster (Canadá), pelo Dr. Gordon Guyatt, na década de 1990. O que se considera como "evidências" são estudos clínicos publicados em diferentes periódicos ou bancos de dados eletrônicos, sob a forma de artigos originais, resumos estruturados de artigos originais, revisões sistemáticas, *Health Technology Assessments* (avaliações de tecnologia em saúde) e diretrizes (*Guidelines*).

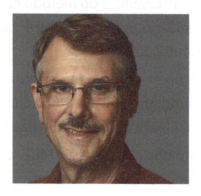

Gordon Guyatt (1953-)

Na prática, a MBE é constituída por quatro passos:

- Formulação da questão clínica a partir do problema do doente;
- Pesquisa da literatura para seleção de artigos/estudos relevantes;
- Avaliação crítica da evidência em termos de validade, importância e utilidades práticas;
- Implementação prática da evidência.

A pesquisa científica supostamente fornece evidências confiáveis para os médicos aplicarem no tratamento dos pacientes. Nos últimos anos, a MBE tem sido a palavra de ordem para a prática clínica. Mas nem todas as "evidências" apresentam o mesmo peso e a mesma importância. Assim, muitos especialistas defendem o uso de uma hierarquia de evidências (pirâmide) que classifica os diferentes tipos de estudos na ordem de sua força de evidência. Anedotas, por exemplo, podem ocupar o nível mais baixo da pirâmide de evidências. No ápice, costumam-se encontrar os ensaios clínicos randomizados controlados e as metanálises, que combinam vários estudos em uma única análise (Figura 1).

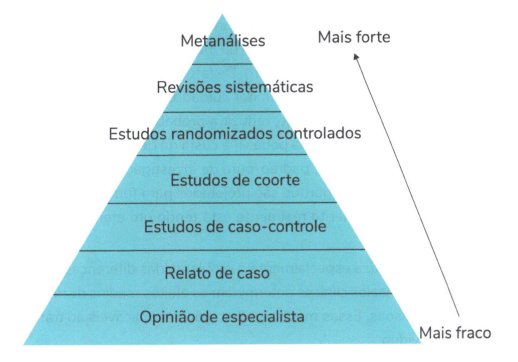

Figura 1 Hierarquia da evidência científica.

Imagine os senhores o que Kant, famoso por seu criticismo, teria pensado sobre essa hierarquia de evidências?

O filósofo da medicina Christopher Blunt observa, no entanto, que tais hierarquias foram formalmente adotadas por muitas organizações proeminentes relacionadas à medicina, como a Cochrane Collaboration, The National Institute for Health and Care Excellence (NICE), World Health Organization (WHO), US Preventive Services Task Force e a Australian NHMRC. Mas a avaliação filosófica dessas hierarquias geralmente se concentra em ensaios clínicos randomizados. "Negligenciou-se amplamente as questões sobre quais hierarquias são, que suposições elas exigem e como elas afetam a prática clínica", afirma Blunt [2].

Blunt examina os fatos e a lógica subjacentes ao desenvolvimento, o uso e a interpretação das hierarquias de evidências médicas. Ele descreve que "hierarquias em geral incorporam pressupostos filosóficos insustentáveis [...]". E chega a uma conclusão preocupante: "As hierarquias são uma base pobre para a aplicação de evidências na prática clínica. A MBE deve ir além e explorar ferramentas alternativas para avaliar a evidência geral das alegações terapêuticas" [2].

Em última análise, a ideia por trás da MBE é fornecer aos médicos recomendações sólidas para o tratamento de pacientes. Mas as hierarquias de evidências, com ênfase em ensaios clínicos, são frequentemente inúteis a esse respeito. Um estudo com alta "validade interna" - adequadamente conduzido e analisado - pode ter baixa "validade externa" (vale a pena tratar pacientes do mundo real que diferem em aspectos importantes dos pacientes no estudo original?). De fato, como aponta Blunt, os esforços para garantir uma alta validade interna (limitar cuidadosamente quem é admitido no estudo, por exemplo) podem, na verdade, reduzir a probabilidade de validade externa. "A ênfase em garantir a validade interna pode vir à custa da generalização", comenta [2]. E os ensaios clínicos randomizados, padrão-ouro de investigação científica segundo a MBE, têm baixa validade externa porque são projetados para fornecer boas evidências de que um determinado tratamento realmente está tendo um efeito dentro da população do estudo.

Além disso, Blunt enfatiza especialmente o problema das diferenças individuais de paciente para paciente. Ensaios clínicos determinam os efeitos médios de um tratamento em um conjunto de pessoas. Essas médias podem não ser aplicáveis ao tratamento de um determinado indivíduo.

Alguns proponentes dos ensaios clínicos randomizados afirmam que a designação aleatória de pacientes para grupos de tratamento e comparação deve aliviar as preocupações sobre as diferenças individuais. Algumas variáveis pessoais que podem influenciar os resultados serão distribuídas uniformemente (mais ou menos) entre os grupos por randomização, mas não há garantia de que todas as variáveis de influência serão. "Se houver muitos fatores de confusão (e para intervenções médicas complexas, parece razoável esperar que haverá muitos potenciais fatores de confusão), a chance de que todos os fatores de confusão sejam distribuídos quase uniformemente em uma dada alocação aleatória é baixa," escreve Blunt [2].

6.2. Limitações da medicina baseada em evidências

Sem dúvida alguma, a MBE não é perfeita. É o melhor método de que dispomos para a crença verdadeira justificada? Acredito que não.

Os críticos argumentam que os defensores da MBE enfatizam demais o valor dos ensaios clínicos. Esses críticos sugerem que existem outros aspectos relevantes na medicina. Alguns observam o papel fundamental da ciência básica na compreensão dos mecanismos fisiológicos do corpo, da biologia da doença e dos alvos celulares das drogas [3-5]. Outros, por sua vez, enfatizam o valor da experiência clínica e do julgamento dos médicos individualmente [5-8]. Há aqueles que enfatizam a arte da medicina [8], e contrastam isso com a ciência da medicina. E há até aqueles que argumentam que há circunstâncias em que estudos observacionais (ou estudos de resultados) são uma escolha melhor do que os ensaios clínicos [9].

A partir daí, podemos encontrar na literatura científica e médica diversas imperfeições relacionadas à MBE, tais como: ensaios clínicos randomizados sobre o mesmo tópico frequentemente contraditórios [10]; metanálises e grandes ensaios clínicos randomizados sobre o mesmo tópico discordantes entre si [11]; e ensaios clínicos randomizados com generalização limitada (estudos em cardiologia geralmente excluem pacientes com doença renal [12]; terapia trombolítica para acidente vascular cerebral mostrou-se eficaz em estudos randomizados, mas prejudicial na prática clínica [13]; e a problemática dessa medida em termos médico-legais [14]).

Por outro lado, a literatura aponta vários pontos fortes dos estudos observacionais: estratégias específicas podem ser usadas para proteger a validade dos métodos observacionais [15]; vários artigos têm mostrado que estudos observacionais e ensaios clínicos randomizados bem desenhados geralmente concordam quando comparados [9,16-18]; e as evidências indicam que os tratamentos aprovados por dados não randomizados na era pré-MBE são eficazes e seguros (incluindo vários medicamentos oncológicos que sobreviveram ao teste do tempo e ainda estão em uso clínico [19]).

Resumidamente, podemos dizer que as atuais críticas e limitações da MBE podem ser agrupadas em 7 temas principais:

1. A MBE baseia-se no empirismo, interpreta mal ou representa erroneamente a filosofia da ciência, e é uma pobre base filosófica para a medicina [5,20].

Parte das críticas em torno da MBE é baseada em suas sustentações filosóficas, em vez de questões práticas ou o estado atual de conhecimento e compreensão sobre os efeitos da MBE na prática. Originalmente, os defensores da MBE declararam "um novo paradigma, no qual as evidências da pesquisa em saúde são a melhor base para decisões para pacientes individuais e sistemas de saúde" [21]. Como vimos, Thomas Kuhn descreve um paradigma como "uma tentativa de forçar a natureza a encaixar-se dentro dos limites preestabelecidos e relativamente inflexíveis". Ou seja, a ciência é uma tentativa de forçar a natureza a esquemas conceituais fornecidos pela educação profissional. Na ausência de um paradigma, todos os fatos significativos são pertinentes ao desenvolvimento de uma ciência" [22]. Aplicada à medicina, isso equivale a declarar que a MBE seria uma nova maneira de pensar sobre o conhecimento médico e a saúde, substituindo o que veio antes com uma visão nova e melhor do mundo do atendimento ao paciente.

A definição de Davidoff da MBE alude ao pensamento do proponente original sobre MBE como um novo paradigma. A definição estabelece que "as decisões clínicas devem ser baseadas nas melhores evidências científicas disponíveis". A MBE eleva a evidência experimental à importância primordial sobre outras formas de evidência, e esta se destina a servir como a nova base para o pensamento clínico. Em uma revisão histórica, Haynes, um dos fundadores da MBE, afirma que a MBE foi inicialmente "colocada contra" o ensino médico tradicional, onde a "compreensão dos mecanismos fisiopatológicos básicos da doença, juntamente com a experiência clínica" é de importância primordial [21].

Muitos críticos têm discutido os problemas filosóficos que fundamentam a MBE como um novo paradigma e uma nova base para o pensamento médico e a assistência à saúde. A principal crítica está enraizada na ideia de que a MBE é uma abordagem baseada em evidências fornecidas por estudos experimentais projetados para minimizar o viés, e não na teoria fisiopatológica [20]. A crença de que as observações científicas podem ser feitas independentemente dos preconceitos do observador é um dos aspectos da filosofia da ciência conhecida como empirismo, como vimos anteriormente. A visão empírica sustenta que as observações médicas podem ser independentes da teoria fisiopatológica. Em contraste, um dos princípios básicos da pesquisa qualitativa assume que todos os observadores são tendenciosos e, portanto, requer que o ponto de vista e os preconceitos do observador sejam explicitados [23].

A MBE como paradigma "sofre" do empirismo, na medida em que a "evidência" é considerada mais confiável e mais importante para a tomada de decisão clínica do que outros tipos de conhecimento, relegando assim menos importância à teoria e à compreensão da fisiologia e da doença. Curiosamente, a MBE foi originalmente declarada como "racional, objetiva e altruísta" [5], quando na verdade tem sido entendido por filósofos e cientistas desde o final do século 19 que fazer observações objetivas livres de teoria é impossível.

Por estas razões, alguns críticos chamaram a MBE de não científica e anti-científica [5,24]. Observar, em vez de entender, como base do conhecimento e do pensamento médicos, é remover a medicina de seus fundamentos científicos. Declarar que a medicina é "baseada em evidências" implica subserviência ao empirismo.

Alguns médicos que se consideram cientistas aplicados descobriram que esta é uma base teórica pouco atraente para a medicina e a prática de cuidados de saúde, pois os coloca na posição de avaliadores da pureza estatística dos estudos em vez de compreender os processos fisiológicos e os mecanismos da doença [5]. Diz Hopkins: "Uma alta porcentagem de estudos inadequadamente projetados ou incompetentemente analisados são publicados em revistas médicas de prestígio. As estatísticas usadas para determinar as inferências, as decisões sobre os efeitos das relações em ciências comportamentais são de valor questionável e enganosas em comparação com outros métodos de análise comportamental" [25]. De fato, a situação preferível é que os ensaios clínicos forneçam evidências que apoiem a teoria. Kirwan e colaboradores afirmam que, "o impacto de um ensaio clínico randomizado é maior quando se pode estabelecer um amplo princípio terapêutico" [26].

Os proponentes originais da MBE podem ter erroneamente considerado a MBE como um novo paradigma revolucionário, desconsiderando a filosofia da ciência. Na ânsia de levar a ferramenta da epidemiologia clínica aos profissionais de saúde, eles superestimaram a própria natureza do que a MBE poderia ser.

2. A definição da MBE exclui informações importantes para os médicos [27,28].

Para avaliar as limitações e críticas da MBE, busquemos entender a sua definição, apresentada em 1995, num editorial da revista *British Medical Journal*, que anunciou a criação da revista *Evidence-Based Medicine*. Segue a definição traduzida:

> "... a medicina baseada em evidências está fundamentada em cinco ideias vinculadas: em primeiro lugar, as decisões clínicas devem ser baseadas nas melhores evidências científicas disponíveis; em segundo lugar, o problema clínico - em vez de hábitos ou protocolos - deve determinar o tipo de evidência a ser buscada; em terceiro lugar, identificar as melhores evidências por meio de ferramentas epidemiológicas e bioestatísticas; em quarto lugar, as conclusões derivadas da identificação e avaliação crítica das evidências são úteis apenas se forem postas em ação no gerenciamento de pacientes ou na tomada de decisão sobre cuidados de saúde; e, finalmente, o desempenho deve ser avaliado constantemente" [29].

A definição da MBE exclui as informações necessárias para abordar muitos tipos de questões clinicamente relevantes [30]. Além disso, a MBE não oferece meios para integrar outras formas de informação médica não-estatística, como experiência profissional e fatores específicos do paciente.

3. A MBE não é baseada em evidências, isto é, não se cumprem os seus próprios requisitos empíricos de eficácia [31,32].

Essa situação é ainda mais irônica, já que a definição de Davidoff da MBE declara que "o desempenho deve ser constantemente avaliado" [29]. E essa avaliação tem sido realizada por meio de ensaios clínicos estatisticamente, e não cientificamente, válidos.

4. A utilidade da aplicação da MBE em pacientes individuais é limitada [30,33].

A MBE baseia-se na aplicação dos princípios da epidemiologia ao atendimento individual do paciente e, portanto, como já observado, traz consigo muitos dos pressupostos da epidemiologia e outros princípios do campo da estatística. A informação que a MBE fornece ao clínico é baseada em estatística. Estudos clínicos e ensaios randomizados revelam tendências e comportamentos médios de um grupo.

Existem dois problemas na tentativa de aplicar essas tendências estatísticas a pacientes individuais. Primeiro, há frequentemente uma falta de estudos relevantes para o paciente específico e para a intervenção em análise. Segundo, os pacientes são indivíduos e não grupos. Não há "tendência média" para um único paciente. Uma terapia é benéfica para uma pessoa ou não é. Felizmente, a prática da medicina clínica lida com cada paciente individualmente, o que significa que as evidências aplicadas no manejo de um paciente devem ser baseadas em estudos que reflitam a situação e as necessidades daquele paciente. Infelizmente, existem tantas doenças e variantes incomuns que, como Jones e Sagar afirmam, para "um número crescente de subgrupos de pacientes, nunca teremos níveis mais altos de evidência" [30].

A pesquisa médica tende a ser praticada em situações clínicas comuns. As doenças pouco frequentes recebem menos atenção, apesar de existirem muitas doenças raras. Doenças raras são difíceis de estudar com os métodos da MBE, pois o número de pacientes é pequeno. Provas da mais alta qualidade só podem ser reunidas para doenças que afetam pessoas suficientes para serem agrupadas em populações estatisticamente significativas. Para muitos subgrupos de pacientes, as decisões médicas precisam ser tomadas com base nas informações que a MBE considera de baixa qualidade.

Além disso, a resposta de um indivíduo muitas vezes não pode ser adequadamente prevista a partir dos resultados de um ensaio clínico [28]. Jones e Sagar afirmam: "Quando um tratamento é melhor do que o outro em termos populacionais, isso não significa que seja o melhor tratamento para o paciente" [30]. Na verdade, a ciência (incluindo a epidemiologia) e a prática clínica agem em diferentes direções. A ciência passa de observações específicas para regras gerais. A medicina clínica deve resolver desacordos entre regras gerais, dados empíricos, teoria, princípios e valores do paciente e aplicá-los a um paciente individual [28].

Portanto, a aplicação de qualquer teoria ou dados generalizados a um paciente individual precisa de uma grande quantidade de julgamento clínico. Muitos apoiadores da MBE reconhecem esta situação e, ao mesmo tempo, admitem que não é claro exatamente de que forma a perícia clínica deve ser integrada na evidência da MBE.

58 | FUNDAMENTAÇÃO DA CRÍTICA AO MÉTODO CIENTÍFICO APLICADO À PESQUISA CLÍNICA

5. A MBE reduz a autonomia da relação médico / paciente [28,34].

A MBE tem sido criticada por reduzir a autonomia da relação médico / paciente. Os críticos dizem que a MBE reduz o peso das decisões tomadas pelo paciente com a assistência do médico. Isso pode resultar na limitação do direito do paciente de escolher o que há de melhor para si. A MBE supervalorizou o ensaio clínico randomizado, apresentando-o como uma ferramenta poderosa para medir a eficácia e segurança dos tratamentos. O movimento argumentou que a prática médica era muito subjetiva e, com isso, buscou promover uma maior dependência de pesquisas publicadas. Ao fazer isso, propôs que o julgamento clínico e o raciocínio mecanicista eram formas menos confiáveis de evidência.

Um exemplo disto ocorreu quando médicos da saúde pública no Reino Unido recomendaram o uso profilático do antiviral oseltamivir na tentativa de mitigar a propagação da gripe. Médicos de família, no entanto, posicionaram-se contrariamente a esta medida, temendo que pudesse não ser do melhor interesse de seus pacientes por causa das incertezas sobre os benefícios e a segurança desta droga, particularmente em idosos que não tiveram gripe e apresentavam um alto número de comorbidades [35]. O caso exemplifica o grau de incerteza que está frequentemente presente na aplicação de dados de ensaios clínicos a casos individuais, particularmente em pacientes frágeis, com múltiplas morbidades, e que têm dificuldades para compreender o risco e o benefício do tratamento.

Desde o início, os defensores declararam que a MBE não é "medicina de livros de receitas" [21], e que a aplicação da MBE para restringir as opções de pacientes ou médicos seria um "mau uso da Medicina Baseada em Evidências" [36].

6. A MBE exclui variáveis relevantes

A hipótese nula estabelece que não há associação entre variáveis, sendo o valor de p uma probabilidade. Se $p<0,05$, a hipótese nula é rejeitada. Se $p>0,05$ não tem significância estatística. Com uma amostra grande o suficiente, podemos estabelecer qualquer associação, tal como torcedores do Corinthians têm mais risco de morrer de infarto do miocárdio do que torcedores do Palmeiras. Correlações estatísticas não podem produzir causas, mas apenas probabilidades estatísticas. Segundo Varney, "uma associação estatística de um agente com uma doença não estabelece esse agente como a causa da doença" [37]. Há também a necessidade de haver uma plausibilidade biológica, ou seja, uma consistência, uma força de associação para estabelecer uma relação de causa e efeito entre um agente e uma doença.

Portanto, associação não produz uma causa. E devemos nos lembrar disso quando pensamos em muitas situações clínicas do nosso dia-a-dia, como, por exemplo, hipercolesterolemia e aterosclerose. Probabilidades estatísticas não são probabilidades clínicas. Conclusões típicas dos estudos podem apenas tentar mostrar que A pode ser correlacionado com B, e não que A causa B.

7. A pesquisa científica não é reprodutível

Como dissemos anteriormente, o pressuposto do método científico é que haja reprodutibilidade. Dados de diferentes campos científicos sugerem que a reprodutibilidade é menor do que o desejável. Mais de 70% dos pesquisadores tentaram e falharam em reproduzir os experimentos de outro cientista, e mais da metade não conseguiram reproduzir seus próprios experimentos. Esses são alguns dos números revelados por uma pesquisa publicada na revista Nature com 1.576 pesquisadores que responderam a um breve questionário on-line sobre reprodutibilidade em pesquisas. Os dados revelaram atitudes às vezes contraditórias em relação à reprodutibilidade. Embora 52% dos pesquisados concordem que existe uma "crise" significativa de reprodutibilidade, menos de 31% acharam que a falha na reprodução dos resultados publicados significa que o resultado provavelmente está errado, e a maioria disse ainda que confia na literatura publicada [38]. Como mostra a figura 2, físicos e químicos mostraram-se mais confiantes quanto à reprodutibilidade de suas pesquisas, enquanto a área da medicina, mostrou-se menos.

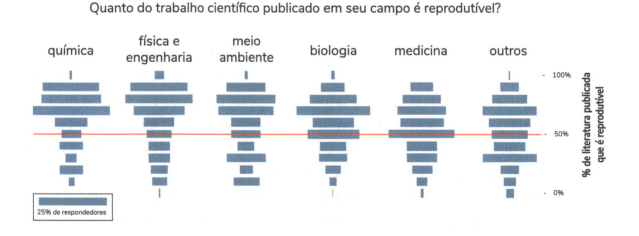

Figura 2 *Reprodutibilidade da pesquisa científica de acordo com as diferentes áreas da ciência. Adaptado de Baker M [38].*

Na mesma pesquisa, os pesquisadores relataram quais fatores mais contribuem para a não reprodutibilidade da pesquisa científica, conforme mostrado na Figura 3.

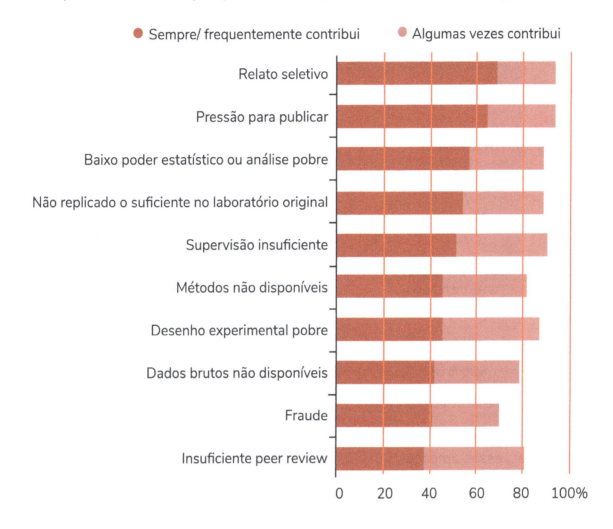

Figura 3 *Fatores contribuintes para a não reprodutibilidade da pesquisa científica. Adaptado de Baker M [38].*

Dados sobre o quanto da literatura científica é reprodutível são raros e geralmente sombrios. As análises mais conhecidas, da psicologia [39] e da biologia do câncer [40], encontraram taxas de cerca de 40% e 10%, respectivamente.

A Figura 4 ilustra as potenciais ameaças à reprodutibilidade da ciência.

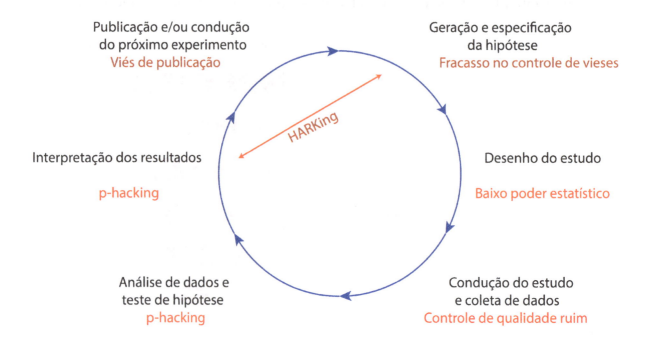

Figura 4 Ameaças à reprodutibilidade da ciência. É apresentada uma versão idealizada do modelo hipotético-dedutivo do método científico. Existem várias ameaças em potencial a esse modelo (indicadas em vermelho), incluindo, hipótese de que os resultados sejam conhecidos (HARKing), desenho inadequado do estudo, baixo poder estatístico, p-hacking, viés de publicação e falta de dados de compartilhamento. Adaptado de Munafò MR et al [41].

Juntas, essas ameaças servirão para minar a robustez da pesquisa publicada e também podem ter impacto na capacidade da ciência de se autocorrigir.

Existe uma preocupação crescente de que muitos resultados publicados sejam falsos-positivos [42,43]. Muitos argumentam que as práticas científicas atuais criam fortes incentivos para publicar resultados estatisticamente significativos (isto é, "positivos"), e há boas evidências de que os periódicos, especialmente os de prestígio com fatores de impacto mais altos, publicam desproporcionalmente mais estudos com resultados estatisticamente significativos [44-46]. Existem dois tipos amplamente reconhecidos de viés de publicação: seleção, onde estudos com resultados não significativos têm taxas de publicação mais baixas; e inflação. O viés de inflação, também conhecido como "p-hacking", é a declaração incorreta de tamanhos reais de efeito em estudos publicados. Ocorre quando os pesquisadores experimentam várias análises estatísticas e, em seguida, relatam seletivamente aquelas que produzem resultados significativos. As práticas comuns que levam ao p-hacking incluem:

- conduzir análises no meio de experimentos para decidir se continua a coletar dados [47];

- registrar muitas variáveis de resposta e decidir qual relatar pós-análise [48];

- decidir se deve incluir ou retirar discrepantes pós-análises [49], excluindo, combinando ou dividindo grupos de tratamento pós-análise [43], incluindo ou excluindo covariáveis pós-análise [50];

- interromper a exploração de dados se uma análise gerar um valor p significativo [51].

Adicionalmente, a reprodutibilidade dos resultados da pesquisa e a exploração adicional de hipóteses relacionadas exigem acesso a esses dados primários, e sua disponibilidade pública tem sido uma preocupação para todos os interessados no processo científico, incluindo agências reguladoras e de financiamento, editores de periódicos, pesquisadores individuais e pacientes [52-56]. Esforços têm sido feitos para incentivar a disponibilização de dados, protocolos e códigos analíticos, como parte do crescente movimento da pesquisa reprodutível [57-59]. Estudo de Alsheikh-Ali e colaboradores [60] mostrou que uma proporção substancial de trabalhos de pesquisa originais publicados em periódicos de alto impacto não está sujeita a nenhuma política de disponibilidade de dados ou não segue as instruções de disponibilidade de dados em seus respectivos periódicos.

Percebe-se, portanto, que os criadores da MBE não têm controle sobre como ela é usada ou implantada, e os defensores da MBE não têm poder para decidir como a sociedade aplicará a MBE na prestação dos cuidados de saúde. Compreensivelmente, os oponentes da MBE sentem que, através da criação de diretrizes impostas, ela pode ser usada para impedir que os médicos atuem, mantendo-os como reféns e incapazes de usar um determinado tratamento em um paciente, enquanto esperam por evidências estatísticas apropriadas.

Pode-se fazer uma crítica filosófica da MBE, mas não uma crítica da filosofia à MBE. A filosofia da medicina não pode ser reduzida a MBE. A filosofia da medicina e a filosofia da ciência devem ser mais abrangentes, cuidadosas e adequadas do que a medicina ou a ciência, porque a filosofia é o exame de conceitos e métodos nas várias disciplinas.

Assim, as metanálises da MBE no final das contas são um grande resumo, não um nível mais alto de crítica reflexiva. Há supostamente autocrítica por especialistas nos ensaios clínicos. Que tipo de especialistas? Eles também têm experiência em pensamento crítico, ética, emoção e filosofia? O mesmo se aplica aos "especialistas" clínicos.

A seguir, aprofundaremos nossa análise crítica de um dos pilares da MBE – os ensaios clínicos randomizados.

6.3. Análise crítica dos ensaios clínicos randomizados

> *A review of seventy-four clinical trials of antidepressants, for example, found that thirty-seven of thirty-eight positive studies [that praised the drugs] were published. But of the thirty-six negative studies, thirty-three were either not published or published in a form that conveyed a positive outcome.*
>
> Marcia Angell [61]

Como vimos anteriormente, o pensamento científico hegemônico desde o século XVII foi caracterizado por um processo dedutivo-indutivo e nem sempre acumulativo. Isto significa que evoluiu através de experimentos ou estudos, que são baseados na observação dos fenômenos naturais ou não, e considerou que o conhecimento é construído a partir dos resultados e sua interpretação, não de um, mas de vários experimentos relacionados a um determinado objeto de pesquisa. O pensamento indutivo pode ser assim expresso: desde que certas condições sejam satisfeitas, é legítimo generalizar a partir de uma lista finita de proposições de observação singulares para uma lei universal. As condições que devem ser satisfeitas para uma generalização ser considerada legítima pelo pensamento indutivo são:

- O número de proposições de observação que forma a base de uma generalização deve ser grande;

- As observações devem ser repetidas sob ampla variedade de condições;

- Nenhuma proposição de observação deve conflitar com a lei universal derivada.

Baseado neste pensamento é fácil concluir que um único ensaio clínico não irá resolver totalmente uma questão e, ainda, que é essencial ter bons ensaios e avaliar criticamente os seus resultados como alicerce da prática médica.

Ensaio clínico randomizado é um experimento, e não uma verdade absoluta.

Ensaios clínicos randomizados (ECRs) recebem muita confiança dos pesquisadores em relação aos outros métodos de investigação. Todavia, contrariamente às frequentes afirmações na literatura, a randomização não equaliza as variáveis sociodemográficas e clínicas nos grupos tratamento e controle, não fornece automaticamente uma estimativa precisa do efeito médio do tratamento e não nos libera da necessidade de pensar nas covariáveis (observadas ou não observadas).

Descobrir se uma estimativa foi gerada por acaso é mais difícil do que comumente se acredita. Na melhor das hipóteses, um ECR gera uma estimativa imparcial, mas essa propriedade é de valor prático limitado. Mesmo assim, as estimativas aplicam-se apenas à amostra selecionada para o estudo, muitas vezes não mais do que uma amostra de conveniência, e é necessária justificação para estender os resultados a outros grupos, incluindo qualquer população a que pertença a amostra ou qualquer indivíduo, incluindo um indivíduo do estudo.

Além disso, a ideia metodológica central dos ensaios clínicos é a comparação de médias. Essa ideia, no entanto, depende de uma suposição oculta de homogeneidade, ou seja, que a magnitude das respostas individuais médias ao tratamento designado é praticamente a mesma para a maioria dos pacientes. A realidade da maioria dos ensaios clínicos, no entanto, é muito diferente. Normalmente, uma fração considerável de indivíduos inscritos em um estudo não responde ao tratamento designado, enquanto as respostas de outros sujeitos exibem uma grande variação na magnitude e época do efeito. A ideia aparentemente atraente de que a melhor intervenção é a que funciona melhor em média pode ser verdadeira no caso de respostas homogêneas. No entanto, como princípio geral de comparação, representa uma falácia fundamental.

Os ECRs de fato requerem suposições mínimas e podem operar com pouco conhecimento prévio. Isso é uma vantagem ao persuadir públicos desconfiados, mas é uma desvantagem para o progresso científico cumulativo, em que o conhecimento anterior deve ser construído, e não descartado. ECRs podem desempenhar um papel na construção do conhecimento científico, mas ele só pode fazê-lo como parte de um programa cumulativo, combinando com outros métodos, incluindo desenvolvimento conceitual e teórico, para descobrir não o que funciona, mas por que as coisas funcionam [62]. Portanto, torna-se etapa fundamental para o pesquisador a boa execução de um ensaio clínico randomizado e, para o leitor, a correta análise crítica da pesquisa.

Não é difícil entender porque um ensaio clínico fracassa em traduzir seus benefícios aos pacientes [63].

A Tabela 1 mostra alguns dos problemas mais comumente encontrados nos ECRs.

Desenho	Escolha errada	- Desfechos substitutos
		- Desfechos subjetivos
		- Desfechos compostos
		- Falta de evidências para os pacientes e tomadores de decisão
Métodos	Coleta inadequada	- Perda de dados
		- Desfechos mal especificados
		- p-hacking
Publicação	Relato seletivo	- Viés de publicação
		- Viés de notificação de resultados (ocorre quando um estudo é publicado, mas alguns dos resultados medidos e analisados não foram relatados)
		- Mudança de desfechos
		- Subestimação dos eventos adversos
Interpretação	Interpretação incorreta	- Medidas relativas
		- Spin (Relatórios enganosos, apresentando um estudo de maneira mais positiva do que os resultados reais refletem)
		- Multiplicidade de desfechos

Tabela 1 *Problemas metodológicos frequentemente encontrados nos ECRs.*

Discutimos anteriormente os passos fundamentais para a correta aplicação do método. Analisamos os graves problemas filosófico-científicos, relacionados à MBE e aos ensaios clínicos randomizados. De toda forma, os ECRs estão aí e, pelo jeito, continuarão fazendo parte da nossa vida por um bom tempo. Portanto, torna-se fundamental que sejamos críticos na interpretação de um ECR. A leitura de um artigo científico deve ser sistemática, ou seja, também requer um método, uma organização para que seja bem executada.

Para uma leitura sistemática de um artigo científico alguns passos são fundamentais, entre eles:

- ## Atentar para a pergunta do estudo

  Toda boa pesquisa clínica precisa de uma pergunta. Um estudo sem pergunta é um estudo sem resposta. A pergunta deve ser plausível, bem formulada, bem fundamentada, pertinente e factível de ser respondida.

  Um exemplo disso é o estudo RALES [64]. Este estudo comparou placebo versus espironolactona em pacientes com insuficiência cardíaca. A pergunta do estudo é clara e pertinente: avaliar o efeito da espironolactona sobre a morbidade e mortalidade de pacientes com insuficiência cardíaca grave, uma vez que a espironolactona é um antagonista do receptor de aldosterona e, como sabemos, o sistema renina-angiotensina-aldosterona está intensamente ativado em pacientes com insuficiência cardíaca.

  Por outro lado, um estudo publicado por Mondul e colaboradores [65] é um exemplo clássico de um estudo com pergunta inadequada. Os autores avaliaram os efeitos dos hipolipemiantes, em especial as estatinas, em proteger homens contra o câncer de próstata. Qual o racional para esta pergunta? Não existe plausibilidade biológica alguma nesta hipótese, nesta pergunta. Pergunta inadequada gera resposta inadequada.

- ## Avaliar se o método de randomização foi realmente aleatório

  A randomização é importante nos ensaios clínicos por três motivos [66]:

  1. Reduz a possibilidade do viés de seleção de pacientes;
  2. Aumenta a possibilidade dos grupos de pacientes serem comparáveis - especialmente se o tamanho da amostra for suficientemente grande;
  3. Valida o uso de testes estatísticos habitualmente utilizados.

- ## Avaliar se os grupos eram comparáveis no início

  É importante que as características basais de cada grupo (grupo tratamento e grupo controle) sejam semelhantes e apresentadas ao leitor. É fundamental que variáveis demográficas, como sexo e idade, além das variáveis clínicas sejam descritas.

- ## Verificar se a alocação dos pacientes foi oculta

  A alocação é gerada centralmente por meio de um computador ou por meio de envelopes opacos, selados e numerados sequencialmente. A ocultação da alocação evita que pesquisadores (inconscientemente ou por outro motivo) influenciam quais participantes serão selecionados para um determinado grupo de intervenção.

- **Avaliar se os pacientes e pesquisadores prestaram os cuidados de forma cegada**

A ocultação ou cegamento dos pacientes elimina o viés de observação, uma vez que tanto os pacientes quanto os investigadores do estudo podem ser afetados, especialmente por desfechos subjetivos como dor, o que pode levar a modificações na condição clínica relacionadas ao conhecimento do tratamento alocado.

- **Verificar se o tamanho da amostra é adequado para a proposta do estudo**

O tamanho da amostra será calculado pensando em minimizar os erros α e β. O erro α ou tipo I representa o falso-positivo, ou seja, a intervenção não é eficaz, mas, pela análise estatística, ela é apontada como eficaz. O erro α é minimizado pelo nível de significância escolhido, normalmente 5%. Já o erro β ou erro tipo II representa o falso-negativo, ou seja, a intervenção é eficaz, mas, pela análise estatística, ela é apontada como não eficaz. O erro tipo β é minimizado indiretamente pelo poder do teste, representado por $1 - \beta$. Normalmente deseja-se um poder de, pelo menos, 80%, sendo desejáveis 90%, sempre que possível [67].

À medida que o tamanho da amostra aumenta, o erro padrão diminui. O erro padrão é uma medida de variação de uma média amostral em relação à média da população. Sendo assim, é uma medida que ajuda a verificar a confiabilidade da média amostral calculada. Para obter uma estimativa do erro padrão, basta dividir o desvio padrão pela raiz quadrada do tamanho amostral. A Figura 5 abaixo mostra a relação entre o tamanho da amostra e o erro padrão.

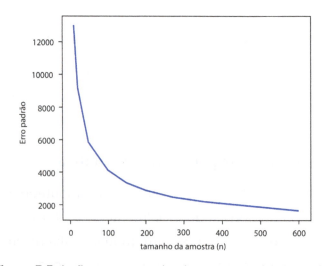

Figura 5 Relação entre tamanho da amostra e desvio-padrão.

Embora selecionar um tamanho de amostra grande não seja problema, isso não é viável na maioria dos problemas complexos do mundo real. Portanto, é necessário um tamanho de amostra ideal.

• Verificar se o tempo de seguimento foi suficiente

Aqui é importante garantir que o tempo de acompanhamento foi planejado para um período suficientemente longo, de modo a garantir que ocorram, e sejam detectados, os desfechos clinicamente relevantes escolhidos para o estudo, bem como os efeitos adversos esperados da intervenção.

Este é o grande problema relacionado aos estudos com substituição transcateter da válvula aórtica [68-71]. O tempo de seguimento destes estudos é muito curto. Com isso, as análises relacionadas à durabilidade das próteses e seus benefícios no longo prazo ficam prejudicadas. O mesmo ocorre com estudos que desejam comparar diferentes intervenções em pacientes com doença arterial coronariana crônica. O curto tempo de seguimento, em geral menor do que 5 anos, não permite chegar a uma conclusão definitiva.

• Observar se o estudo teve seguimento completo

Infelizmente, muitos ECRs são interrompidos precocemente (isto é, antes de recrutarem o total de pacientes originalmente programados), o que muitas vezes ocorre na fase inicial de recrutamento. Estes estudos são também chamados de estudos truncados. Em termos de benefício, o motivo principal da interrupção do estudo, na maioria das vezes, é a observação de reduções de risco relativo de grande magnitude (muitas vezes de 50 ou 60%), as quais, claramente, não são plausíveis do ponto de vista clínico-epidemiológico. Adicionalmente, a interrupção precoce de um estudo, nestes termos, implica necessariamente em diminuição de poder estatístico e aumento de erro aleatório, ou seja, a chance de o acaso explicar os resultados tende a aumentar de forma considerável. Em artigo publicado na revista *Journal of the American Medical Association* em 2010 [72], foi mostrado que o risco relativo (risco droga/risco placebo) dos artigos truncados é 29% menor do que o risco relativo dos artigos não truncados (quanto menor o risco relativo, maior o efeito benéfico da droga). Portanto, isto indica que a magnitude do efeito do tratamento é superestimada em 29% quando o estudo é interrompido com um número de pacientes recrutados inferior ao inicialmente calculado com base nas premissas estatísticas iniciais.

- **Averiguar se a análise foi realizada de acordo com o princípio da intenção de tratar**

A análise por intenção de tratar (*intention-to-treat*) refere-se à estratégia de analisar os dados de todos os participantes incluídos no grupo para o qual eles foram selecionados, independentemente de terem completado a intervenção. Tal instrumento evita viés causado por perda de participantes, os quais podem romper a equivalência basal estabelecida pela seleção randomizada e podem refletir a não-aderência ao protocolo. Essa estratégia preserva o benefício da randomização, permitindo a distribuição balanceada dos fatores prognósticos nos grupos comparados e, consequentemente, o efeito observado devido ao tratamento designado.

Por exemplo: um grupo de pesquisadores decide randomizar pacientes com doença coronariana multiarterial e função ventricular esquerda preservada para cirurgia de revascularização do miocárdio ou tratamento clínico. Um determinado paciente randomizado inicialmente para tratamento clínico, necessita de cirurgia de revascularização do miocárdio, pois está com angina limitante. Neste caso, o paciente muda de grupo ou permanece no grupo de tratamento clínico? Pois bem, de acordo com o princípio por intenção de tratar o paciente em questão permanece no grupo tratamento clínico e a cirurgia de revascularização do miocárdio é considerada um evento.

Importante, no entanto, que todos nós tenhamos em mente que, embora o princípio da intenção de tratar proteja os benefícios da randomização, a randomização não garante a validade do ensaio; é apenas uma das várias medidas que tentam minimizar o erro sistemático e os benefícios associados podem ser facilmente perdidos.

- **Avaliar se foram consideradas as significâncias clínicas e estatísticas**

Relevância clínica refere-se à importância da diferença nos resultados clínicos entre os grupos tratamento e controle, sendo geralmente descrita em termos da magnitude do resultado. Em contraste, significância estatística mostra se as conclusões obtidas pelos autores apresentam probabilidade de serem verdadeiras, independentemente de serem clinicamente importantes ou não.

Como exemplo, imaginamos que um autor conclui que o tratamento A é melhor do que B, com um valor de $p=0,02$. Em outras palavras, o valor de p diz quão frequente os resultados poderiam ter ocorrido ao acaso, se a intervenção não fosse diferente do controle. Isso significa que o risco de ter concluído erroneamente que A é melhor do que B (quando na verdade não o é) é de apenas 2 em 100. O valor de p é inútil para avaliar o tamanho do efeito do tratamento. A questão fundamental é: isso é clinicamente importante também? Significância clínica vai além da aritmética e é determinada pelo julgamento clínico.

- **Verificar se houve perda mínima de seguimento e perdas explicadas**

Perdas de seguimento e não-aderência de participantes podem introduzir vieses, principalmente se diferentemente distribuídas entre os grupos tratado e controle, e devem ser sempre mencionadas. Quanto maior a perda, maior a chance de viés. No estudo HPS [73], por exemplo, a perda de seguimento foi de apenas 0,33%, enquanto no estudo CADILAC [74] foi de 27,1%. Chalmers e colaboradores [75], sugerem um limite de 15% para perdas em estudos de longo prazo e 10% para estudos com duração inferior a 3 meses.

- **Verificar se houve troca de grupo (crossover)?**

Os estudos devem ser analisados segundo a intenção de tratamento. Portanto, se um paciente não receber o tratamento que originalmente deveria ter recebido, ele não deve ser trocado de grupo. Se muitos pacientes saírem do seu grupo original, a avaliação do efeito da intervenção sobre o desfecho pode ser prejudicada. A randomização será "quebrada" caso o paciente não seja mantido no grupo original. No estudo GUSTO [76], não houve diferença significativa dos desfechos entre os grupos que usavam heparina subcutânea ou intravenosa, porém 36% dos pacientes que foram originalmente alocados no grupo heparina subcutânea, a receberam por via intravenosa. Como esta troca de grupo foi muito grande, é possível que isto tenha alterado o resultado do estudo. Tolera-se uma taxa de crossover de até 20% entre os grupos.

Estudos randomizados com acompanhamento de longo prazo são vulneráveis aos efeitos de crossover não planejado. Em estudos de revascularização do miocárdio, esse crossover geralmente ocorre quando os pacientes do grupo controle tornam-se mais sintomáticos e são, então, operados. Em vários grandes estudos de cirurgia de revascularização do miocárdio, a taxa de crossover variou de 25% [77] a 38% [78]. A maneira mais comum de lidar com esse problema é aplicar o princípio da "intenção de tratar", que analisa esses cruzamentos com seus grupos originalmente atribuídos. Além do problema lógico de contar um paciente do grupo controle, que na verdade é submetido à operação, como "não cirúrgico", surge um problema mais sutil em termos de poder estatístico. Quando o poder estatístico é baixo, um tratamento verdadeiramente eficaz pode ser erroneamente rotulado como não melhor do que o controle, fazendo com que uma forma potencialmente valiosa de terapia seja ignorada ou descartada. Isto demonstra que o crossover pode ter um efeito profundo no poder estatístico de estudos randomizados [79].

• Observar se o desfecho analisado é único ou composto

The death rate is a fact; anything beyond this is an inference.

William Farr (1807-1883)

É preferível a escolha de um desfecho único, pois desta forma é mais fácil avaliar o efeito da intervenção.

Os desfechos compostos são frequentemente usados em ECRs [80-82]. Uma pesquisa mostrou que 37% dos 1231 ensaios publicados em 7 anos usaram desfechos compostos [83]. O motivo para preferência do uso de desfechos compostos em ECRs é simples: seu uso reduz o tamanho da amostra e os custos relacionados à pesquisa.

A construção do desfecho composto é baseada na premissa de que cada componente do desfecho composto é intercambiável. Entretanto, para que essa suposição seja válida, é necessário atender a três critérios [80]:

1. cada componente deve ter importância clínica comparável;

2. cada componente deve ocorrer com frequência semelhante;

3. cada componente deve ser igualmente sensível à intervenção do tratamento.

Todos os três critérios raramente são preenchidos.

A Figura 5 ilustra a interpretação dos desfechos compostos em 3 ensaios cardiovasculares típicos. O estudo STENT PAMI foi projetado para avaliar se a angioplastia primária com stent era superior à angioplastia primária com balão em pacientes com IAM com supra de ST [84]. O desfecho primário composto de morte, reinfarto, AVC incapacitante ou revascularização do vaso alvo guiada por isquemia ocorreu em menos pacientes do grupo stent do que no grupo balão no seguimento de 1 ano (12,6% vs. 20,1%, p=0,005). O exame dos dados na Figura 6A revela que as diferenças de tratamento foram atribuíveis principalmente às diferenças na revascularização do vaso alvo guiada por isquemia (p=0,0005), o componente mais prevalente, mas menos importante. Houve pouco ou nenhum impacto nas taxas de reinfarto (p=0,7), AVC (p=0,83) e morte (p=0,07). Uma avaliação formal revelou heterogeneidade do efeito do tratamento entre os componentes do desfecho composto (p=0,002). Assim, houve um grande gradiente na importância clínica, prevalência e efeito do tratamento entre os componentes individuais. Este estudo destaca porque não é aconselhável combinar desfechos com fisiopatologia variável, como revascularização do vaso alvo (reestenose) e mortalidade (reestenose raramente leva à morte).

Por outro lado, nenhum grande gradiente na importância clínica ou no efeito do tratamento entre os componentes do desfecho composto de morte cardiovascular, IAM não fatal ou AVC foi observado no estudo HOPE que comparou ramipril versus placebo em 9297 pacientes com alto risco de eventos cardíacos [85] (Figura 6B), apoiando assim a credibilidade e validade do desfecho composto.

Essas advertências se tornam ainda mais desafiadoras nos casos em que os desfechos de eficácia são combinados com desfechos de segurança para avaliar o "benefício clínico líquido". Nesses casos, o foco no benefício clínico líquido tem o potencial de mascarar um aumento no efeito prejudicial, principalmente quando os desfechos de compensação não têm um impacto clínico semelhante. Um exemplo é mostrado na Figura 6C. No estudo TRITON-TIMI 38, 13608 pacientes com síndrome coronariana aguda foram randomizados para prasugrel ou clopidogrel [86]. O benefício do prasugrel foi conduzido por IAM não fatal - quase metade dos quais eram elevações peri-procedimento de biomarcadores, de relevância clínica questionável - com pouco ou nenhum impacto na morte por todas as causas ou no AVC não fatal; no entanto, sangramento maior avaliado pelo escore TIMI - sem dúvida mais grave do que as elevações dos biomarcadores - aumentou significativamente.

Um outro ponto muito importante e que poucas pessoas se atentam é a escolha correta do desfecho primário. Vamos analisar 2 exemplos: 1) Se estamos comparando duas técnicas cirúrgicas para revascularização do miocárdio (com versus sem circulação extracorpórea), o desfecho ideal seria a qualidade dos enxertos, que poderia ser avaliada por um cateterismo cardíaco após a realização do procedimento cirúrgico. Mas não foi esse o desfecho primário escolhido por todos os estudos que compararam essas duas estratégias de tratamento; 2) Se estou comparando o efeito de um trombolítico A com um trombolítico B para o tratamento de uma síndrome coronariana aguda com supradesnível do segmento ST, o desfecho ideal seria qual dos trombolíticos proporciona a maior ocorrência de artérias abertas. Novamente, não foi este o desfecho primário escolhido por todos os estudos que compararam diferentes trombolíticos entre si. Ou seja, raramente os pesquisadores escolhem como desfecho primário o efeito direto de uma intervenção sobre uma determinada doença. Desfechos clínicos, que são consequências do efeito direto, são mais comumente usados. No exemplo do trombolítico, a morte é consequência da artéria fechada e não do uso do trombolítico.

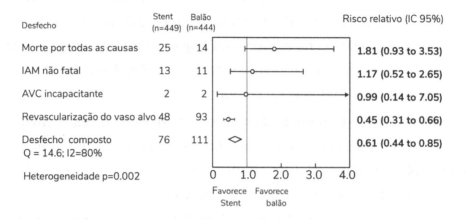

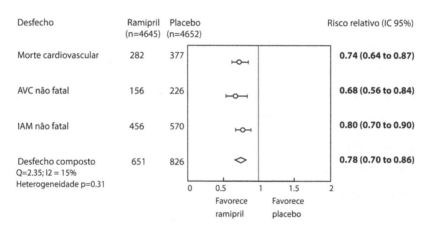

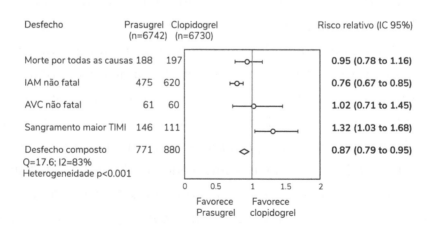

Figura 6 Desfechos compostos de 3 ensaios clínicos: STENT PAMI, HOPE e TRITON-TIMI 38. Adaptado de Kaul S, Diamond GA [87].

Outro problema é o uso de desfechos sem relação fisiopatológica com a doença ou o procedimento estudados. No estudo FREEDOM [88] o desfecho primário foi um composto de morte por todas as causas, AVC não fatal e IAM não fatal ao final de 5 anos. O objetivo do estudo foi comparar angioplastia com stent farmacológico com cirurgia de revascularização do miocárdio em pacientes com diabetes e doença arterial coronariana crônica. A pergunta que fazemos é qual a relação entre AVC e as estratégias de tratamento para doença arterial coronariana, ao longo do seguimento? Muito provavelmente o desfecho AVC está aí incorporado ao desfecho primário apenas para gerar eventos e, com isso, reduzir o tamanho da amostra e, consequentemente, os custos.

Percebam na tabela 2 como a escolha do desfecho primário em ECRs envolvendo a doença arterial coronariana crônica evoluiu ao longo dos últimos 30 anos. Tudo começa com a escolha de um desfecho duro, isolado, com o estudo CASS no início da década de 80 e termina com um desfecho composto por 5 variáveis no estudo ISCHEMIA.

Estudo	ANO	Desfecho
CASS [89]	1983	Morte cardiovascular
RITA [90]	1993	Morte cardiovascular ou IAM não fatal
BARI [91]	1996	Morte por qualquer causa
RITA-2 [92]	1997	Morte por qualquer causa ou IAM não fatal
ARTS [93]	2001	Morte por qualquer causa, AVC não fatal, IAM não fatal ou revascularização não planejada
SYNTAX [94]	2009	Morte por qualquer causa, IAM não fatal, AVC não fatal ou revascularização não planejada
FREEDOM [88]	2012	Morte por qualquer causa, IAM não fatal ou AVC não fatal
ISCHEMIA [95]	2020	Morte cardiovascular, IAM não fatal, PCR recuperada, hospitalização por angina instável, hospitalização por insuficiência cardíaca

Tabela 2 *Evolução dos desfechos clínicos ao longo dos anos nos principais ensaios clínicos randomizados em pacientes com doença arterial coronariana.*

• Análise de subgrupos

Sabe-se que as análises de subgrupos são propensas a problemas estatísticos e metodológicos, como inflação do erro tipo I devido a múltiplos testes, baixo poder estatístico, análises estatísticas inadequadas ou falta de pré-especificação.

Muitas vezes o ensaio clínico randomizado não diz ao médico o que ele deseja saber. Uma estratégia para enfrentar esse desafio tem sido a análise cada vez mais frequente de subgrupos para complementar os resultados gerais de um ensaio. Isso levou, por exemplo, a uma análise irônica dos investigadores do ensaio ISIS-2. Nesse estudo, os pesquisadores analisaram 12 subgrupos formados pelos 12 signos do Zodíaco [96]. A aspirina não funcionou para os nascidos em Libra ou Gêmeos, mas funcionou brilhantemente para os nascidos em Capricórnio (Tabela 3). A ausência de mais atenção aos subgrupos criados por características biológicas, clínicas e sociais relevantes representa uma deficiência séria na ciência clínica atual. É importante ressaltar que os subgrupos precisam ser formados não apenas de acordo com as características básicas estáticas, mas também por mudanças dinâmicas nas características clínicas e psicossociais que mudam ao longo do estudo.

Signo ao nascimento	Número de mortes no 1º mês	Significância estatística
Libra ou Gêmeos	150 vs 147	NS
Todos os outros signos	654 vs 869	<0.000001
Qualquer signo	804 vs 1016	<0.000001

Tabela 3 *Efeito falso-negativo da mortalidade em um subgrupo definido apenas pelo signo astrológico medieval ao nascimento: o ensaio ISIS-2 com aspirina em mais de 17.000 pacientes com infarto agudo do miocárdio. Para demonstrar a potencial falta de confiabilidade das análises de subgrupo, os pacientes do ISIS-2 foram divididos em 12 subgrupos de acordo com seu signo astrológico ao nascimento, e os efeitos aparentes da aspirina foram calculados separadamente em cada um desses 12 subgrupos. Devido ao acaso, os efeitos aparentes diferiam de um subgrupo para outro, variando de nenhum efeito aparente da aspirina em dois subgrupos (Libra e Gêmeos) à aspirina aparentemente reduzindo pela metade a mortalidade em outro (Capricórnio). NS = não significante.*

Vamos analisar o estudo SYNTAX. Os resultados deste estudo mostraram que a cirurgia de revascularização do miocárdio (CRM), em comparação com a intervenção coronariana percutânea (ICP) com stent farmacológico, está associada a uma menor taxa de MACE ou eventos cerebrovasculares em 1 ano em pacientes com doença triarterial ou lesão em tronco de coronária esquerda (TCE) ou ambos [97]. Uma análise de subgrupo post-hoc mostrou uma tendência a menor taxa de eventos com ICP em casos com doença anatômica simples do TCE (somente TCE e TCE mais doença de vaso único), em comparação com pacientes tratados com CRM. Esses resultados levaram muitos cardiologistas intervencionistas a considerar a ICP com stent uma boa opção de tratamento para pacientes com doença de TCE [98,99]. No entanto, como mostrado na Figura 7, houve sobreposição entre o efeito do tratamento na coorte TCE apenas (interação p=0,51) ou na coorte TCE mais doença uniarterial (interação p=0,10) e o efeito na coorte geral. Como o desfecho primário não alcançou um veredicto estatístico em favor da ICP, a estimativa do efeito do tratamento na coorte geral é a estimativa mais confiável do efeito do tratamento no subgrupo TCE. Com base nesses resultados, não é aconselhável inferir que a ICP seja a estratégia de tratamento preferida para pacientes com doença de TCE [99].

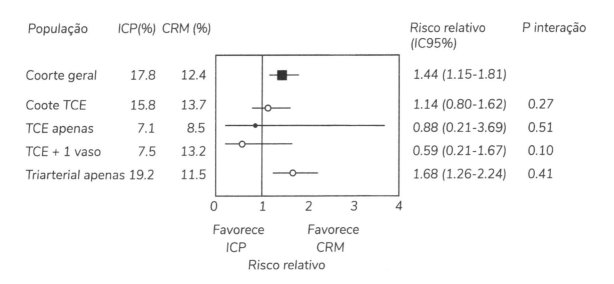

Figura 7 Análise de subgrupo do estudo SYNTAX. O desfecho primário (composto de morte, IAM não fatal, AVC não fatal e revascularização repetida) aos 12 meses é estratificado pelo modo de revascularização (ICP versus CRM) e o subconjunto anatômico da doença arterial coronariana: coorte geral, que inclui doença de TCE mais doença triarterial, coorte de TCE subdividida em TCE isolado e TCE mais doença de 1 vaso e 3 vasos apenas. O valor da interação p não ajustado para múltiplas comparações é mostrado; a linha pontilhada representa a sobreposição no efeito do tratamento. IC = Intervalo de confiança. Adaptado de Kaul S, Diamond GA [87].

- **Adjudicação em ensaios clínicos**

A adjudicação de desfecho clínico é um processo padronizado para avaliação da segurança e eficácia de terapias farmacológicas ou de dispositivos em ensaios clínicos.

Quando ocorre um evento clínico em um estudo, o investigador local terá uma opinião sobre o tipo de evento que o paciente teve. No entanto, se você pedir a opinião de um médico diferente sobre qual foi o evento, uma resposta diferente pode ser obtida. Portanto, se alguém confiar apenas na atribuição do investigador de eventos de resultado em um ensaio clínico, existe o risco de introduzir um grau significativo de variabilidade nos resultados. Existem várias razões para a variabilidade na notificação entre médicos: diferenças na formação médica; diferenças geográficas no manejo da doença e disponibilidade de testes diagnósticos; diferenças nos sistemas de saúde; e, claro, viés, já que muitas vezes o investigador também é o médico assistente.

Em ensaios clínicos de eficácia, o desfecho primário precisa ser definido e quantificado com precisão porque qualquer erro de classificação pode introduzir ruído e viés, levando a conclusões incorretas do estudo. Essa classificação incorreta é comumente abordada por um comitê independente de adjudicação de desfecho clínico, onde todas as informações clínicas relevantes são fornecidas e um painel de especialistas clínicos categoriza o desfecho primário, cego para a alocação do tratamento. Esta estratégia foi estabelecida como uma pedra angular da metodologia dos modernos ensaios clínicos. No entanto, essa abordagem aparentemente rigorosa realmente fornece achados clínicos mais robustos?

Vamos analisar, alguns exemplos da importância da adjudicação dos desfechos em um ensaio clínico.

O estudo PARAGON-B forneceu importante prova da adjudicação [100]. Neste estudo, 1.736 de 5.225 (33%) pacientes tinham suspeita de IAM, dos quais a classificação de eventos clínicos (CEC) julgou 483 (28%) como IAM. Em 404 pacientes (23%), as avaliações do investigador e CEC sobre IAM diferiram; 270 IAM foram identificados pelo CEC, mas não pelos investigadores, e 134 foram identificados pelos investigadores, mas não pelo CEC [101].

O estudo RECORD mostrou que a rosiglitazona é inferior aos comparadores (metformina ou sulfonilureia) para morte cardiovascular e hospitalização cardiovascular [102]. Em setembro de 2010, o FDA decidiu permitir a continuação da comercialização da rosiglitazona, mas exigiu uma reavaliação abrangente dos eventos morte, infarto do miocárdio e acidente vascular cerebral. A revisão retrospectiva revelou um aumento no número de desfechos primários, confirmando a importância da identificação sistemática de eventos e coleta de dados inicial e processamento de consultas. Os questionamentos sobre os eventos morte resultaram na alteração da causa da morte em 5,5% dos casos e, para infarto do miocárdio e acidente vascular cerebral, os resultados da adjudicação foram alterados em 2,9% dos casos, e nenhuma adjudicação anterior foi encontrada em 11,4% dos casos [103].

Por outro lado, no estudo WOSCOPS dados de desfechos clínicos julgados independentemente foram comparados com dados de prontuários eletrônicos coletados rotineiramente [104,105]. Houve concordância entre esses registros, com 100% de óbitos e mais de 95% de eventos clínicos não fatais identificados por meio do relacionamento de registros de saúde. Como resultado, o acompanhamento subsequente por mais de 20 anos agora é feito inteiramente por meio de dados coletados rotineiramente [106].

Descobertas semelhantes também foram encontradas no estudo ASCEND, que avaliou os efeitos da aspirina na prevenção primária em pessoas com diabetes mellitus [107]. As estatísticas dos eventos hospitalares na Inglaterra foram comparadas com os desfechos clínicos adjudicados. Os autores mostraram que as estimativas de tamanho de efeito para o desfecho primário foram também muito semelhantes.

A adjudicação é uma ferramenta importante, mas como todas as ferramentas, não é apropriada para todas as situações. Existem limitações importantes que precisam ser consideradas ao decidir usar essa ferramenta. A crença de que um diagnóstico feito por adjudicação de desfecho é superior ao investigador do local nunca foi confirmada. De fato, as evidências sugerem que as estimativas do efeito do tratamento raramente diferem entre os investigadores do centro e o comitê de parâmetros clínicos. É difícil concluir que a adjudicação é um padrão-ouro que deve ser aplicado a todos os estudos. O uso de dados de saúde coletados rotineiramente tem vários pontos fortes, incluindo ser geralmente independente, abrangente e altamente custo-efetivo, além de refletir verdadeiramente o efeito no sistema de saúde no qual a intervenção está sendo avaliada. Embora essa abordagem possa ser cientificamente menos robusta, é sem dúvida mais importante e relevante para o sistema de saúde e a sociedade, pois ela é a forma como as novas intervenções de saúde são aplicadas no mundo real. A questão de saber se tais abordagens devem ser o padrão-ouro ao avaliar o efeito da implementação de intervenções de saúde no mundo real permanece sem respostas.

Mediante a análise de diversos ECRs, percebemos que a MBE é capaz de produzir muitas conclusões errôneas, como mostramos anteriormente e muitas falácias também. Vamos analisar mais profundamente três dessas falácias.

1. Primeira falácia: Todo paciente com isquemia miocárdica moderada ou extensa tem que ser revascularizado.

Este é um epítome da cardiologia. Está presente em todas as diretrizes (nacionais e internacionais) de doença arterial coronariana. Está impregnado nas mentes de residentes e médicos cardiologistas experientes.

Esta máxima surgiu através dos estudos de Hachamovicth e colaboradores. O primeiro estudo avaliou se a cintilografia de perfusão miocárdica tinha valor prognóstico em predizer IAM ou morte por causas cardíacas [108]. Os autores concluíram que pacientes que apresentavam maior carga isquêmica na avaliação perfusional miocárdica tinham maior risco de eventos com acréscimo proporcional nas taxas de eventos quanto maior o número de segmentos acometidos no exame. Neste estudo, os autores mostraram que os pacientes submetidos ao estresse farmacológico eram mais velhos, frequentemente tinham mais eventos cardíacos prévios, apresentavam maior probabilidade de doença arterial coronariana (DAC), anormalidades mais graves e extensas na cintilografia miocárdica e maiores taxas subsequentes de desfechos adversos. No entanto, trata-se de um estudo com graves problemas metodológicos: 1) O estudo é retrospectivo, baseado num banco de dados de pacientes submetidos à cintilografia miocárdica. Como consequência desse fato, as amostras não são homogêneas e provavelmente muitos pacientes com cintilografia miocárdica positiva sequer apresentavam doença coronariana; 2) Não é possível, com base nos achados deste estudo, estabelecer uma relação de causa e efeito, mas apenas uma associação entre isquemia e desfechos cardiovasculares; 3) Geralmente os pacientes que sofrem estresse farmacológico são "mais doentes" do que os pacientes submetidos a estresse físico, o que pode introduzir viés de seleção; 4) Não há informação sobre a anatomia coronariana dos pacientes. Quantos desses pacientes realmente apresentavam DAC e tinham um teste funcional positivo para isquemia?

O segundo estudo do mesmo grupo comparou o benefício na sobrevida associado com a revascularização miocárdica versus tratamento medicamentoso após a realização de um teste de perfusão miocárdica [109]. Os autores concluíram que a revascularização comparada com o tratamento clínico teve maior benefício na sobrevida (absoluto e relativo) em pacientes com moderada a grande quantidade de isquemia induzível. Este estudo de Hachamovitch e colegas norteia as atuais diretrizes sobre indicação de revascularização miocárdica em pacientes com isquemia moderada a importante (>10% de área isquêmica pelo teste de perfusão de estresse). No entanto, a análise cuidadosa deste estudo também demonstra uma série de imperfeições metodológicas, a saber:

1) Primeiramente, o estudo é observacional. Consequentemente, observa-se um nítido desbalanço entre as amostras (um grupo com > 9000 pacientes e outro grupo com apenas 671 pacientes). Como resultado, as amostras são heterogêneas e não comparáveis; 2) Ao analisar as características basais dos pacientes do estudo, não encontramos informações sobre a anatomia coronariana desses pacientes, nem porque esses pacientes foram submetidos ao estudo cintilográfico e muito menos porque a cirurgia foi indicada. Muitos pacientes não tinham angina (62%), muitos deles tinham baixa probabilidade pré-teste de DAC e sequer havia isquemia no teste de perfusão. Portanto, é provável que muitos dos pacientes mantidos em tratamento clínico sequer tinham doença coronariana; 3) O autor concluiu que à medida que a porcentagem de área isquêmica aumentava, a mortalidade dos pacientes mantidos em tratamento clínico aumentava. No entanto, uma análise cuidadosa do gráfico do estudo (Figura 8) mostra que a mortalidade dos pacientes submetidos à revascularização precoce sem isquemia foi maior do que nos pacientes mantidos em tratamento clínico (as primeiras 2 colunas do gráfico). Como justificar que um paciente menos grave (sem isquemia) morre mais do que um paciente mais grave (>20% de isquemia) quando submetidos à revascularização precoce (a primeira e a última coluna em branco do gráfico)? Não faz sentido algum. Dada a heterogeneidade da amostra, os autores, então, aplicaram um escore de propensão. Em estudos observacionais usualmente não é possível fazer alocação aleatória dos indivíduos em grupos (intervenção ou controle) e, como consequência, as distribuições de probabilidade de algumas variáveis preditoras podem ser diferentes entre os grupos. Nestas situações os pesquisadores utilizam métodos de análise que permitem controlar o potencial confundimento na associação entre os fatores e o desfecho. Os escores de propensão podem ser usados para ajustar o efeito de um tratamento ou intervenção através de pareamento, estratificação, ponderação ou como uma variável de ajuste. O pareamento de indivíduos entre os grupos faz com que as distribuições sejam similares, tornando os grupos comparáveis, de forma que as associações estimadas podem ser atribuídas unicamente à intervenção ou ao tratamento. Após a aplicação do escore de propensão, os autores concluíram que o aumento na quantidade de isquemia foi associado a um aumento na probabilidade de revascularização e maior risco relativo de eventos, sendo que a partir de 12,5% de isquemia o risco de eventos com a revascularização fica menor do que com o tratamento clínico, conforme mostrado na Figura 9. Foi com base neste estudo que os guidelines até recentemente consideravam uma porcentagem de área isquêmica >10% como critério a ser considerado na indicação de uma revascularização miocárdica. Um claro exemplo do poder que o efeito estatístico exerce sobre a MBE, como dissemos anteriormente.

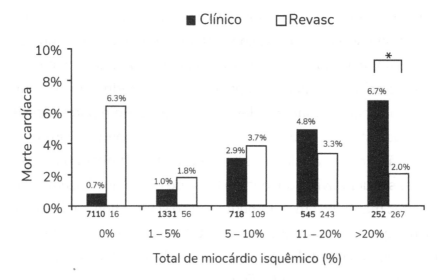

Figura 8 Taxas de mortalidade cardíaca observadas ao longo do período de seguimento em pacientes submetidos a revascularização versus terapia médica em função da quantidade de isquemia induzível. Adaptado de Hachamovitch et al [109].

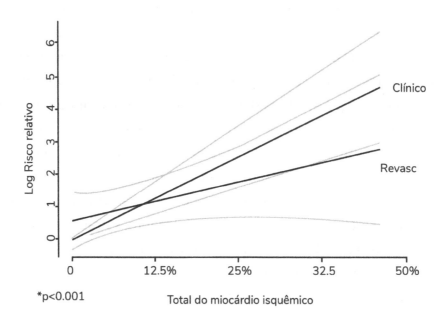

Figura 9 Razão de risco para revascularização do miocárdio versus terapia médica em função da % isquemia do miocárdio com base no modelo final de riscos proporcionais de Cox. Adaptado de Hachamovitch et al [109].

O interessante é que muitos estudos têm mostrado que a isquemia não é preditora de eventos cardiovasculares adversos, mas mesmo assim tanto as diretrizes quanto os clínicos cardiologistas insistem nessa falácia. A seguir alguns exemplos de ECRs que contradizem Hachamovitch e colegas.

O estudo MASS II randomizou pacientes com DAC multiarterial estável e isquemia documentada para uma das 3 estratégias de tratamento: clínico, percutâneo ou cirúrgico [110]. O estudo mostrou que cerca de 41% dos pacientes mantidos em tratamento clínico isolado não apresentaram nenhum evento clínico (IAM, AVC, morte ou revascularização coronariana)ao longo do seguimento.

O estudo COURAGE [111] que comparou tratamento clínico versus percutâneo em pacientes com DAC estável e isquemia documentada não mostrou benefício da estratégia percutânea ao longo de um seguimento de 4,6 anos em relação à taxa de morte ou infarto do miocárdio. O estudo também não mostrou diferença entre os grupos em termos de sobrevida.

O estudo BARI 2D [112] também randomizou pacientes com DAC estável e isquemia documentada para revascularização do miocárdio versus tratamento clínico. Todos os pacientes eram, no entanto, diabéticos. A randomização foi estratificada com base na preferência declarada do médico pela angioplastia ou cirurgia, após revisão da anatomia coronariana. Novamente, não houve benefícios da estratégia de revascularização do miocárdio quando comparada ao tratamento clínico em relação à taxa de sobrevida ao longo do seguimento médio de 5,3 anos.

Uma metanálise de cinco ensaios clínicos com um total de 5286 pacientes com DAC estável e isquemia miocárdica documentada por teste de estresse ou FFR (reserva de fluxo fracionada) mostrou que a intervenção coronariana percutânea em combinação com a terapia médica não resultou em redução significativa da mortalidade, infarto do miocárdio não fatal, revascularização não planejada ou angina em comparação à terapia médica isolada [113].

Mais recentemente, o estudo ISCHEMIA [95] avaliou se a isquemia miocárdica está realmente associada a eventos cardíacos adversos. Neste estudo a premissa foi invertida. Ou seja, ao invés de dirigir o tratamento baseado na anatomia coronariana, o tratamento foi guiado pela presença de isquemia moderada a extensa, independente do número de artérias coronárias acometidas. Os pacientes foram randomizados para tratamento invasivo (percutâneo ou cirúrgico) versus tratamento clínico, sendo que este grupo não foi submetido a cateterismo cardíaco. O estudo mostrou que após 4 anos de seguimento, a incidência do desfecho primário (morte cardiovascular, infarto do miocárdio, parada cardíaca ressuscitada, hospitalização por angina instável ou insuficiência cardíaca) não diferiu significativamente entre os grupos invasivo e conservador (13,3% e 15,5%, respectivamente). O desfecho secundário principal que compreendeu morte cardiovascular ou infarto do miocárdio também não diferiu significativamente (11,7% e 13,9%).

O que os resultados desses estudos em conjunto sugerem? Que em geral é seguro manter o paciente com isquemia moderada ou extensa em tratamento clínico. Mas é lógico que às vezes a conduta deve ser individualizada. O que não se pode fazer é indicar indiscriminadamente tratamento invasivo só porque o paciente tem DAC com ou sem isquemia extensa.

O estudo ISCHEMIA é uma mudança de paradigma? Obviamente que não! Há muito tempo, como expusemos acima, sabia-se que a isquemia não era preditora de eventos cardíacos adversos. E por quê não é? Porque a isquemia é consequência de algo que está acontecendo no vaso. O evento é produzido pela ruptura da placa aterosclerótica que se encontra no vaso. Portanto, o problema está na placa. Não no músculo! Detalhes sobre o comportamento e a composição da placa aterosclerótica poderão nos ajudar a reduzir o índice de eventos cardiovasculares em pacientes com DAC já estabelecida.

2. Segunda falácia: Reserva de fluxo fracionada

Outro elemento icônico da cardiologia. Cardiologistas clínicos e hemodinamicistas acreditam que uma placa aterosclerótica hemodinamicamente significativa merece ser revascularizada.

A reserva de fluxo fracionada (FFR, em inglês) é uma avaliação invasiva da fisiologia coronariana, desenvolvida para determinar o significado hemodinâmico de uma estenose coronariana de gravidade intermediária no cateterismo cardíaco ou mesmo em lesões anatomicamente significativas em pacientes assintomáticos. É calculada medindo a razão entre a pressão coronariana distal e a pressão coronariana proximal à lesão durante hiperemia induzida por adenosina (Figura 10).

O desenvolvimento da FFR foi estimulado pelas deficiências reconhecidas da angiografia coronariana na determinação do efeito hemodinâmico de uma estenose coronariana focal. No entanto, durante o seu desenvolvimento, a FFR foi calibrada contra testes de estresse que, eles próprios, foram calibrados contra a presença ou ausência de uma estenose obstrutiva, conforme definido pela angiografia coronariana [114]. Testes de estresse que são altamente falhos em detectar isquemia (cintilografia miocárdica, ECO estresse e teste ergométrico) ou às vezes detectam o que não existe (falsos-positivos). De preocupação, apesar do raciocínio circular que levou ao seu desenvolvimento, a FFR agora está sendo usada como um "padrão-ouro" para o desenvolvimento de outros métodos derivados para determinar os efeitos hemodinâmicos de uma estenose coronariana, incluindo iFR, QFR e CCTA-FFR. Isso apesar da incerteza contínua sobre qual valor realmente define uma FFR normal versus uma FFR anormal. Com base no estudo de 1996 de Piljs e colegas [114], um valor de 0,75 foi determinado como o ponto de corte ideal para distinguir lesões que estavam e não estavam associadas à isquemia no teste de estresse. Nesse estudo, não houve pacientes com valores de FFR entre 0,75 e 0,80 que tiveram testes de estresse anormais. De fato, usando o valor de corte de 0,75, o estudo DEFER demonstrou que era seguro adiar a ICP em lesões com FFR de 0,75 ou mais [115]. Posteriormente, o valor de corte migrou para 0,80, o que deu licença para o desempenho da ICP nas muitas lesões que se agrupam entre valores de 0,75 a 0,80, apesar do estudo DEFER não demonstrar nenhum dano em não realizar ICP nessas lesões.

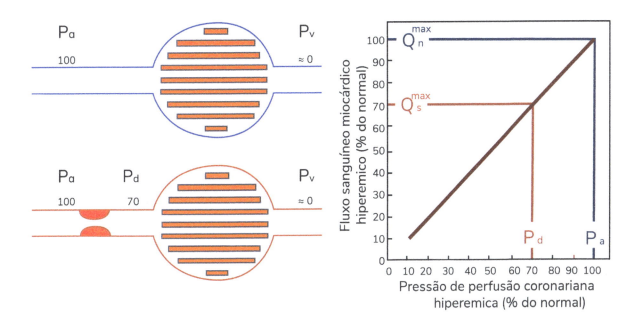

Figura 10 *Exemplificação esquemática da avaliação da reserva de fluxo fracionada (FFR). FFR = Pd / Pa. Pd = pressão distal na artéria coronária; Pa = pressão na aorta.*

As diretrizes da Sociedade Europeia de Cardiologia (ESC) de 2019 recomendam angiografia invasiva com FFR se a probabilidade clínica de DAC obstrutiva for alta [116]. Essa recomendação e o amplo foco na mensuração dos efeitos hemodinâmicos isolados de lesões individuais em uma doença geralmente difusa ignoram pelo menos quatro falácias fundamentais da FFR [117].

1ª Falácia: é a premissa fundamental da FFR de que a isquemia causada por uma estenose coronariana epicárdica obstrutiva focal está no caminho direto para a morte ou infarto do miocárdio e, portanto, deve ser alvo de revascularização. Já dissemos isso anteriormente ao explicarmos a falácia relacionada à isquemia e eventos cardíacos adversos. A isquemia miocárdica não está relacionada com eventos cardíacos.

2ª Falácia: é que a microvasculatura é irrelevante na avaliação da fisiologia e fisiopatologia coronariana em pacientes com angina. A circulação coronariana inclui tanto a macrocirculação, avaliada pela FFR, quanto a microcirculação, responsável por grande parte da resistência ao fluxo coronariano [118]. Como a FFR mede o gradiente de pressão induzido por uma estenose e a pressão distal é influenciada pela resistência microvascular, o valor medido da FFR se torna maior (mais normal) com o aumento da resistência microvascular [119]. Assim, um paciente com lesão epicárdica hemodinamicamente significativa e disfunção microvascular pode ser informado de que é "normal" quando, na realidade, apresenta disfunção epicárdica e microvascular significativa, colocando-os em alto risco de eventos futuros.

3ª Falácia: é que a ICP guiada por FFR melhora os resultados através da seleção de lesões direcionadas, conforme afirmado no estudo FAME, que descobriu que a medida da FFR em pacientes submetidos à ICP reduziu significativamente morte ou IAM não fatal em 1 ano em 34% em comparação com a seleção da lesão usando angiografia [120]. A FFR foi superior a 0,80 em 37% das lesões, levando ao adiamento da ICP nessas lesões. No entanto, sem um grupo controle de tratamento clínico, não se sabe se a menor taxa de eventos no FAME foi devido à seleção hemodinâmica das lesões ou apenas devido à colocação de 37% menos stents que reduziu a taxa de IAM periprocedimento.

4ª Falácia: é que a ICP guiada por FFR melhora os resultados em comparação com o tratamento clínico. No estudo FAME 2, o recrutamento foi interrompido prematuramente devido ao aumento significativo da incidência de desfecho primário no grupo tratamento clínico (12,7% versus 4,3% no grupo ICP) [121]. Não houve redução significativa de morte ou IAM em 213 dias, 3 anos ou 5 anos de seguimento. A diferença na taxa de eventos compostos deveu-se principalmente ao aumento da taxa de revascularização urgente no braço tratamento clínico. No entanto, o evento revascularização de urgência provavelmente é um artefato da natureza não cega do estudo, no qual os pacientes e seus médicos foram informados de que uma lesão significativa não foi angioplastada [122]. No único estudo *sham-controlled* (controlado por simulação) com angioplastia em pacientes com DAC estável, chamado ORBITA, não houve interação entre FFR e o tratamento para o qual os pacientes foram randomizados (procedimento simulado ou angioplastia) em termos de tempo de exercício, frequência de angina, ausência de angina ou qualidade de vida [123].

3. Terceira falácia: Escore de cálcio coronariano

Embora os defensores do uso do escore de cálcio coronariano presumam que o conhecimento do cálcio elevado da artéria coronária ou um escore igual a 0 facilitaria o início e a adesão a longo prazo às estatinas se o paciente for de alto risco ou adiamento se ele for de baixo risco, as recomendações das diretrizes para incorporar o escore de cálcio coronariano não são baseadas em quaisquer dados de desfechos clínicos duros [124]. A adesão à terapia com estatina, mesmo na presença de doença arterial coronariana conhecida, é ruim. A pontuação igual a 0 é baseada em estudos observacionais que encontraram associações de baixas taxas de eventos com uma pontuação igual a 0, mas essas associações nunca foram testadas em um ensaio controlado randomizado [125-127].

Os proponentes também argumentam que o escore de cálcio coronariano ajuda a reclassificar os pacientes para cima ou para baixo no risco de doença cardiovascular em relação à equação de coorte agrupada (por exemplo, ASCVD [Atherosclerotic Cardiovascular Disease] Risk Estimator). Os dados da coorte MESA com 5.185 pessoas foram usados para concluir que a adição do escore de cálcio coronariano ao estimador de risco resultou em uma melhor previsão de eventos ASCVD [128]. Os escores de cálcio coronariano reclassificaram corretamente 18% das pessoas com eventos e classificaram incorretamente 6% daqueles sem eventos. O problema é que muito mais pessoas não têm eventos. Em termos absolutos, o número de pessoas reclassificadas incorretamente é muito maior do que o número reclassificado corretamente. Por exemplo, 58 (18%) das 320 pessoas com eventos foram corretamente reclassificadas pelo escore de cálcio coronariano; entretanto, 292 (6%) das 4.865 pessoas sem eventos foram reclassificadas incorretamente. Portanto, se uma pessoa for reclassificada para um grupo de risco mais alto com o escore de cálcio coronariano versus a equação de coorte agrupada sozinha, há aproximadamente uma em seis chances de a reclassificação estar correta e cinco em seis chances de estar incorreta.

Além disso, os danos potenciais do escore de cálcio coronariano incluem exposição à radiação (aproximadamente 1 mSv; maior para pacientes com índice de massa corporal maior que 30 kg/m2), achados incidentais em até 40% dos exames [129,130], diagnósticos incorretos [131] e testes a posteriori. Embora os especialistas não recomendem que o escore de cálcio coronariano deva iniciar uma cascata de testes a posteriori, rotineiramente vemos pessoas assintomáticas encaminhadas para testes de estresse, o que muitas vezes leva a angiografia coronariana e intervenções. A revascularização percutânea não melhora os resultados em relação à terapia médica otimizada [132]; portanto, é provável que a maioria das intervenções resultantes do escore de cálcio coronariano represente um tratamento excessivo e incorra em danos potenciais. O escore de cálcio coronariano para avaliação do risco de doença cardiovascular também vai muito mais longe do que um teste de colesterol LDL ou uma calculadora de risco. Para alguns pacientes, saber que têm cálcio nas artérias coronárias os faz acreditar que têm doenças cardíacas, o que pode mudar sua vida.

A aterosclerose é uma doença complexa e simplificá-la erroneamente com o escore de cálcio coronariano ajuda mais os testadores do que os testados.

Considere um homem branco de 57 anos que não toma medicamentos e não fuma. Sua pressão arterial sistólica é de 142 mmHg e seu colesterol total é de 222 mg/dL, LDL é de 141 mg/dL e HDL é de 39 mg/dL, resultando em um risco basal de ASCVD em 10 anos entre 5,6%, se você estiver usando a calculadora de risco do Multi-Ethnic Study of Atherosclerosis (MESA) (https://www.mesa-nhlbi.org/CAC-Tools.aspx) e 8,8%, se você estiver usando a calculadora de risco ACC/AHA (https://www.mdcalc.com/ascvd-atherosclerotic-cardiovascular-disease-2013-risk-calculator-aha-acc). O escore MESA é a única calculadora de risco cardiovascular que fornece um escore com e sem valores de cálcio da artéria coronária que foi validado em uma grande amostra prospectiva.

Além de aconselhar o paciente sobre mudanças no estilo de vida, o clínico o envolve na tomada de decisão compartilhada sobre o início da terapia com estatinas. Usando a calculadora de risco MESA, o clínico explica que o risco do paciente de ter um evento é de aproximadamente 6% nos próximos 10 anos, mas pode ser reduzido para aproximadamente 4% se ele tomar uma estatina em dose moderada (número necessário para tratar [NNT] = 50). O paciente permanece indeciso sobre iniciar uma estatina devido a preocupações relacionadas ao uso de medicamentos em geral e à inconveniência e custo de tomar uma pílula diária pelo resto de sua vida. As diretrizes da U.S. Preventive Services Task Force recomendam estatina para pacientes com 1 fator de risco e escore de risco de 10% [133]; portanto, o clínico sugere que um escore de cálcio coronariano seja realizado para o paciente como uma ferramenta adicional de tomada de decisão. O escore de cálcio coronariano foi de 60, ou seja, menor do que 100, mas mostrava uma área focal de cálcio em uma artéria coronária proximal. O paciente iniciou uma estatina para reduzir seu risco de doença cardiovascular, mas agora cada palpitação ou período de dispneia durante o exercício levanta pensamentos sobre angina e morte. Será que esta estratégia é de fato custo-efetiva?

Aqui nós citamos três exemplos de falácias relacionadas à MBE. Existem outras em todos os campos da medicina. Uma análise cuidadosa do método empregado em pesquisa clínica adicionado a um senso crítico aguçado é fundamental para não nos tornarmos reféns da análise dos outros. Não à toa mencionamos o mito da caverna de Platão, para que nos afastemos das crenças costumeiras, da preguiça intelectual e busquemos o conhecimento verdadeiro e o criticismo de Kant, para que não caiamos numa espécie de menoridade intelectual e ousemos analisar de forma crítica aquilo que nos é oferecido, buscando sempre estabelecer o conhecimento preciso. Em síntese:

> *"Be a free thinker and don't accept everything you hear as truth. Be critical and evaluate what you believe in."*
>
> Aristotle (384 - 322 BC)

6.4. Medicina baseada em evidências em crise?

Em editorial publicado na revista *British Medical Journal*, em 1996, Nigel James faz duras críticas à MBE [134]. Para ele "Os defensores da MBE afirmam que ela é o uso consciente, explícito e criterioso das melhores evidências externas disponíveis sobre cuidados médicos. E quanto ao método científico? O método científico pode ter ficado em segundo plano. Paradoxalmente, a MBE parece evitar todo contato com a evidência em primeira mão, substituindo as descobertas originais por conclusões subjetivamente selecionadas, arbitrariamente resumidas, tendenciosas, de validade indeterminada. A MBE, em sua forma atual, é inconsistente e incompatível com a ciência. Para um cientista, o advento da MBE cria um abismo inatacável e nega os princípios fundamentais de milênios de pensamento e filosofia da investigação. Para um professor universitário dedicado à investigação original honesta, é uma falsidade".

Recentemente cientistas de grande prestígio afirmaram que os dados científicos modernos são geralmente não reprodutíveis [135-137], muitas vezes errados [138-142], chegando a afirmar que "estima-se que 85% dos recursos da pesquisa científica sejam desperdiçados" [141,143]. Como os dados clínicos brutos ainda não estão disponíveis (falta de transparência), a Agência de Medicamentos e Alimentos dos EUA (FDA) e a Agência Europeia de Medicamentos (EMA) não podem garantir que a indústria conduza ensaios clínicos randomizados adequados [144,145].

Assim, Trisha Greenhalgh [146] traça um panorama de crise vivenciado pela MBE, e enumera alguns motivos, os quais sejam:

1. A "marca de qualidade" da MBE foi apropriada indevidamente por interesses corporativos, mercantilistas;

2. O volume de evidências, especialmente as diretrizes clínicas, tornou-se incontrolável;

3. Benefícios estatisticamente significativos, em boa parte das vezes, são marginais na prática clínica;

4. Regras inflexíveis e solicitações orientadas por tecnologia podem produzir cuidados orientados para o gerenciamento e não centrados no paciente;

5. Diretrizes baseadas em evidências geralmente são mal mapeadas para englobar as diversas morbidades.

A partir desta problemática, a autora traça as características da verdadeira MBE e as ações para empreendê-la:

1. Tornar o cuidado ético do paciente sua principal prioridade;

2. Exigir provas individualizadas em um formato que médicos e pacientes possam entender;

3. Valer-se do julgamento de especialistas, em vez de seguir a regra mecânica;

4. Compartilhar decisões com os pacientes por meio de conversas significativas;

5. Basear-se em uma forte relação médico-paciente e nos aspectos humanos do cuidado;

6. Aplicar estes princípios a nível comunitário para a saúde pública baseada em evidências.

E enumera ações para construir uma verdadeira MBE:

1. Os pacientes devem exigir melhor evidência, melhor apresentação, melhor explicação e aplicação de forma mais personalizada;

2. O treinamento clínico deve ir além da pesquisa e avaliação crítica para aprimorar o discernimento de especialistas e as habilidades compartilhadas na tomada de decisão;

3. Os publicadores de estudos, diretrizes clínicas e ferramentas de apoio à decisão devem levar em conta quem os utilizará, com que objetivos e sob quais restrições;

4. Os editores devem exigir que os estudos atendam aos padrões de qualidade, relevância clínica bem como aos aspectos metodológicos;

5. Os tomadores de decisão devem resistir à geração instrumental e ao uso de "evidências" por interesses obscuros;

6. Os financiadores independentes devem moldar cada vez mais a produção, síntese e disseminação de evidências clínicas e de saúde pública de alta qualidade;

7. A agenda de pesquisa deve se tornar mais ampla e interdisciplinar, abrangendo a experiência da doença, a interpretação da psicologia da evidência, a negociação e o compartilhamento de evidências por médicos e pacientes, e orientar como evitar danos causados pelo superdiagnóstico.

Entraremos em detalhes mais adiante no aspecto técnico dos estudos científicos e das diretrizes internacionais para ilustrar, de forma mais clara ao leitor, como a MBE tornou-se uma verdadeira "caverna de Platão", deixando os médicos reféns dos interesses nada científicos. A comunidade científica precisa se libertar das correntes e ir além do pensamento comum, através da crítica e do questionamento da realidade atual em que se encontra a MBE.

REFERÊNCIAS

1. Sackett DL, Straus SE, Richardson WS, et al. Evidence-based medicine: how to practice and teach EBM. 1997, New York; Edinburgh: Churchill Livingstone.

2. Blunt JC. Hierarchies of Evidence in Evidence-Based Medicine. The London School of Economics and Political Science, 2015.

3. Couto JS. Evidence-based medicine: a Kuhnian perspective of a transvestite non-theory. J Eval Clin Pract 1998;4:267-75.

4. Shaughnessy AF, Slawson DC, Becker L. Clinical jazz: harmonizing clinical experience and evidence-based medicine. J Fam Pract 1998;47:425-8.

5. Charlton BG, Miles A. The rise and fall of EBM. Q J Med 1998;91:371-4.

6. Tanenbaum SJ. What physicians know. N Eng J Med 1993;329:1268-71.

7. Miles A, Grey J. New perspectives in the evidence-based healthcare debate. J Eval Clin Pract 2000;6(2):77-84.

8. Miettinen OS. The modern scientific physician: 1. Can practice be Science. CMAJ 2001;165:441-2.

9. Benson K, Hartz AJ. A comparison of observational studies and randomized, controlled trials. N Engl J Med 2000;342(25):1878-86.

10. Horwitz RI. Complexity and contradiction in clinical trial research. Am J Med 1987;82:498-510.

11. LeLorier J, Gregoire G, Benhaddad A, et al. Discrepancies between meta-analyses and subsequent large randomized, controlled trials. N Engl J Med 1997;337:536-42.

12. Coca SG, Krumholz HM, Garg AX, Parikh CR. Underrepresentation of renal disease in randomized controlled trials of cardiovascular disease. JAMA 2006;296:1377-84.

13. Caplan LR. Treatment of acute stroke. Still struggling. JAMA 2004;292:1883-5.

14. Weintraub MI. Thrombolysis (tissue plasminogen activator) in stroke. A medicolegal quagmire. Stroke 2006;37:1917-22.

15. Horwitz RI, Viscoli CM, Clemens JD, Sadock RT. Developing improved observational methods for evaluating therapeutic effectiveness. Am J Med 1990;89:630-8.

16. McKee M, Britton A, Black N, et al. Methods in health services research: Interpreting the evidence: choosing between randomised and non-randomised studies. BMJ 1999;319:312-15.

17. Concato J, Shah N, Horwitz RI. Randomized, controlled trials, observational studies, and the hierarchy of research designs. N Engl J Med 2000;342:1887-92.

18. Golder S, Loke YK, Bland M. Meta-analyses of adverse effects data derived from randomized controlled trials as compared to observational studies: Methodological overview. PLoS Med 2011;8:e1001026.

19. Tsimberidou AM, Braiteh F, Stewart DJ, Kurzrock R. Ultimate fate of oncology drugs approved by the US Food and Drug Administration without a randomized trial. J Clin Oncol 2009;27:6243-50.

20. Harari E. Whose evidence? Lessons from the philosophy of science and the epistemology of medicine. Aust N Z J Psychiatry 2001;35(6):724-30.

21. Haynes RB. What kind of evidence is it that Evidence Based Medicine advocates want health care providers and consumers to pay attention to? BMC Health Serv Res 2002;2(1):3.

22. Kuhn TS. A estrutura das revoluções científicas. São Paulo. Ed. Perspectiva, 1991.

23. Berg BL. Qualitative Research Methods for the Social Sciences, Fourth Edition, Allyn and Bacon, pp. 6-11, 2001.

24. Miles A, Bentley P, Polychronis A, et al. Recent developments in the evidence-based healthcare debate. J Eval Clin Pract 2001;7(2):85-9.

25. Hopkins B. A critique of the usefulness of inferential statistics in applied behavior analysis. The Behavior Analyst 1998;21:125-37.

26. Kirwan JR, Chaput de Saintonge DM, Joyce CR. Clinical judgment analysis. Q J Med 1990;76(281):935-49.

27. Upshur RE, VanDenKerkhof EG, Goel V. Meaning and measurement: an inclusive model of evidence in health care. J Eval Clin Pract 2001;7(2):91-6.

28. Kenny NP. Does good science make good medicine? Incorporating evidence into practice is complicated by the fact that clinical practice is as much art as science. CMAJ 1997;157(1):33-6.

29. Davidoff F, Haynes RB, Sackett D, Smith D. Evidence-Based Medicine. BMJ 1995;310(6987):1085-6.

30. Jones GW, Sagar SM. Evidence-based medicine. No guidance is provided for situations for which evidence is lacking. BMJ 1995;311(6999):258.

31. Dobbie AE, Schneider FD, Anderson AD, Littlefield J. What evidence supports teaching evidence-based medicine? Acad Med 2000;75(12):1184-5.

32. Sehon SR, Stanley DE. A philosophical analysis of the evidence-based medicine debate. BMC Health Serv Res 2003;3(1):14.

33. Naylor CD. Grey zones of clinical practice: some limits to Evidence-Based Medicine. Lancet 1995;345(8953):840-2.

34. Grahame-Smith D. Evidence-Based Medicine: Socratic dissent. BMJ 1995;310(6987):1126-7.

35. Cohen D. GPs are told to treat with scepticism advice on anti-flu drugs from Public Health England. BMJ 2015;350:h258.

36. Sackett DL, Rosenberg WM, Gray JA, Haynes RB, Richardson WS. Evidence-Based Medicine: what it is and what it isn't. BMJ 1996;312(7023):71-72.

37. Varney H. in: Lang R and Hensrud D. eds. 2004. Clinical preventative medicine, Ch. 2. Chicago, IL: AMA.

38. Baker M. 1,500 scientists lift the lid on reproducibility. Nature 2016;533:452-4.

39. Open Science Collaboration. Psychology. Estimating the reproducibility of psychological science. Science 2015;349(6251):aac4716.

40. Begley C, Ellis L. Raise standards for preclinical cancer research. Nature2012;483:531-3.

41. Munafò MR, Nosek BA, Bishop DVM, et al. A manifesto for reproducible Science. Nature Human Behaviour 2017;1(1):0021.

42. Barch DM, Yarkoni T. Introduction to the special issue on reliability and replication in cognitive and affective neuroscience research. Cogn Affect Behav Neurosci 2013;13:687-9.

43. Ioannidis JPA. Why most published research findings are false. PLoS Med 2005;2:e124.

44. Begg CB, Berlin JA. Publication bias - a problem in interpreting medical data. J R Stat Soc Ser A Stat Soc 1988;151:419-63.

45. Fanelli D. Negative results are disappearing from most disciplines and countries. Scientometrics 2012;90:891-904.

46. Stern JM, Simes RJ. Publication bias: Evidence of delayed publication in a cohort study of clinical research projects. Br Med J 1997;315:640-5.

47. Gadbury GL, Allison DB. Inappropriate fiddling with statistical analyses to obtain a desirable pvalue: Tests to detect its presence in published literature. PLoS ONE 2014;7:e46363.

48. Hutton JL, Williamson PR. Bias in meta-analysis due to outcome variable selection within studies. J R Stat Soc Ser C Appl Stat 2000;49:359-70.

49. John LK, Loewenstein G, Prelec D. Measuring the prevalence of questionable research practices with incentives for truth telling. Psychol Sci 2012;23:524-32.

50. Simmons JP, Nelson LD, Simonsohn U. False-positive psychology: Undisclosed flexibility in data collection and analysis allows presenting anything as significant. Psychol Sci 2011;22:1359-66.

51. Bastardi A, Uhlmann EL, Ross L. Wishful thinking: Belief, desire, and the motivated evaluation of scientific evidence. Psychol Sci 2011;22:731-2.

52. Guttmacher AE, Nabel EG, Collins FS. Why data-sharing policies matter. Proc Natl Acad Sci USA 2009;106:16894.

53. Data's shameful neglect. Nature. 2009;461:145.

54. Groves T. The wider concept of data sharing: view from the BMJ. Biostatistics 2010;11:391-2.

55. Sommer J. The delay in sharing research data is costing lives. Nat Med 2010;16:744.

56. Godlee F. We want raw data, now. BMJ 2009;339:b5405.

57. Baggerly K. Disclose all data in publications. Nature 2010;467:401.

58. Hrynaszkiewicz I, Norton ML, Vickers AJ, Altman DG. Preparing raw clinical data for publication: guidance for journal editors, authors, and peer reviewers. BMJ 2010;340:c181.

59. Vickers AJ. Whose data set is it anyway? Sharing raw data from randomized trials. Trials 2006;7:15.

60. Alsheikh-Ali AA, Qureshi W, Al-Mallah MH, Ioannidis JP. Public availability of published research data in high-impact journals. PLoS One. 2011;6(9):e24357.

61. Angell M. The Truth about the Drug Companies: How They Deceive Us and What to Do about It. Random House Trade; 2005.

62. Deaton A, Cartwright N. Understanding and misunderstanding randomized controlled trials. Soc Sci Med 2018;210:2-21.

63. Heneghan C, Goldacre B, Mahtani KR. Why clinical trial outcomes fail to translate into benefits for patients. Trials 2017;18:122.

64. Pitt B, Zannad F, Remme WJ, et al. The Effect of Spironolactone on Morbidity and Mortality in Patients with Severe Heart Failure. N Eng J Med 1999;341:709-17.

65. Mondul AM, Joshu CE, Barber JR, et al. Longer-term Lipid-lowering Drug Use and Risk of Incident and Fatal Prostate Cancer in Black and White Men in the ARIC Study. Cancer Prev Res (Phila) 2018;11(12):779-88.

66. Friedman L, Furberg C, DeMets D. Fundamentals of Clinical Trials. New York: Springer Verlag, 1998.

67. Schulz KF, Grimes DA. Sample size calculations in radomised trials: mandatory and mystical. Lancet 2005;365(9467):1348-53.

68. Leon MB, Smith CR, Mack MJ, et al. Transcatheter or Surgical Aortic-Valve Replacement in Intermediate-Risk Patients. N Eng J Med 2016;374(17):1609-20.

69. Mack MJ, Leon MB, Thourani VH, et al. Transcatheter Aortic-Valve Replacement with a Balloon-Expandable Valve in Low-Risk Patients. N Engl J Med 2019;380:1695-1705.

70. Smith CR, Leon MB, Mack MJ, et al. Transcatheter versus Surgical Aortic-Valve Replacement in High-Risk Patients. N Engl J Med 2011;364:2187-98.

71. Leon MB, Smith CR, Mack MJ, et al. Transcatheter Aortic-Valve Implantation for Aortic Stenosis in Patients Who Cannot Undergo Surgery. N Engl J Med 2010;363:1597-1607.

72. Bassler D, Briel M, Montori VM, et al. Stopping randomized trials early for benefit and estimation of treatment effects: systematic review and meta-regression analysis. JAMA 2010;303(12):1180-7.

73. Heart Protection Study Collaborative Group. MRC/BHF Heart Protection Study of cholesterol lowering with simvastatin in 20,536 high-risk individuals: a randomised placebo-controlled trial. Lancet 2002;360:7-22.

74. Stone GW, Grines CL, Cox DA, et al. Comparison of angioplasty with stenting, with or without abciximab, in acute myocardial infarction. N Engl J Med 2002;346:957-66.

75. Chalmers TC, Smith H Jr, Blackburn B, et al. A method for assessing the quality of a randomized control trial. Control Clin Trials 1981;2(1):31-49.

76. The GUSTO investigators. An international randomized trial comparing four thrombolytic strategies for acute myocardial infarction. N Engl J Med 1993;329:673-82.

77. CASS principal investigators and their associates. Coronary Artery Surgery Study (CASS), a randomized trial of coronary artery bypass surgery. Survival data. Circulation 1983;68:939-50.

78. Veterans Administration Coronary Artery Bypass Surgery Cooperative Study Group. Eleven-year survival in the Veterans Administration randomized trial of coronary bypass surgery for stable angina. N Engl J Med 1984;311:1333-9.

79. Weinstein GS, and Levin B. Effect of Crossover on the Statistical Power of Randomized Studies. Ann Thorac Surg 1989;48:490-5.

80. Montori V, Permanyer-Miralda G, Ferreira-Gonzalez I, Busse J, Pachero-Huergo V, Bryant D. Validity of composite end points in clinical trials. BMJ 2005;330:594-6.

81. Ferreira-Gonzalez I, Busse JW, Heels-Ansdell D, et al. Problems with use of composite end points in cardiovascular trials: systematic review of randomised controlled trials. BMJ 2007;334:786.

82. Ferreira-Gonzalez I, Permanyer-Miralda G, Busse JW, et al. Meth- odologic discussions for using and interpreting composite end points are limited, but still identify major concerns. J Clin Epidemiol 2007;60:651-7.

83. Lim E, Brown A, Helmy A, Mussa S, Altman D. Composite outcomes in cardiovascular research: a survey of randomized trials. Ann Intern Med 2008;149:612-7.

84. Mattos LA, Grines CL, Sousa JE, et al. One-year follow-up after primary coronary intervention for acute myocardial infarction in diabetic patients. A substudy of the STENT PAMI trial. Arq Bras Cardiol 2001;77:549-61.

85. The Heart Outcomes Prevention Evaluation Study Investigators. Effects of an angiotensin-converting-enzyme inhibitor, ramipril, on cardiovascular events in high-risk patients. N Engl J Med 2000;342:145-53.

86. Wiviott SD, Braunwald E, McCabe CH, et al., for the TRITON-TIMI 38 Investigators. Prasugrel versus clopidogrel in patients with acute coronary syndromes. N Engl J Med 2007;357:2001-15.

87. Kaul S, Diamond GA. Trial and Error. How to Avoid Commonly Encoutered Limitations of Published Clinical Trials. J Am Coll Cardiol 2010;55:415-27.

88. Farkouh ME, Domanski M, Sleeper LA, et al. Strategies for multivessel revascularization in patients with diabetes. N Eng J Med 2012;367(25):2375-84.

89. CASS Writers. Coronary artery surgery study (CASS): a randomized trial of coronary artery bypass surgery. Survival data. Circulation 1983;68(5):939-50.

90. Coronary angioplasty versus coronary artery bypass surgery: the Randomised Intervention Treatment of Angina (RITA) trial. Lancet 1993;341:573-80.

91. Comparison of coronary bypass surgery with angioplasty in patients with multivessel disease. N Engl J Med 1996;335(4):217-25.

92. Coronary angioplasty versus medical therapy for angina: the second Randomised Intervention Treatment of Angina (RITA-2) trial. Lancet 1997;350:461-8.

93. Serruys PW, Unger F, Sousa JE, et al. Comparison of Coronary-Artery Bypass Surgery and Stenting for the Treatment of Multivessel Disease. N Engl J Med 2001;344:1117-24.

94. Serruys PW, Morice MC, Kappetein AP, et al. Percutaneous Coronary Intervention versus Coronary-Artery Bypass Grafting for Severe Coronary Artery Disease. N Engl J Med 2009;360:961-72.

95. Maron DJ, Hochman JS, Reynolds HR, et al. Initial Invasive or Conservative Strategy for Stable Coronary Disease.N Engl J Med 2020;382:1395-1407.

96. Peto R & Current misconception 3: that subgroup-specific trial mortality results often provide a good basis for individualising patient care. Br J Cancer 2011;104:1057-8.

97. Serruys PW, Morice M-C, Kappetein AP, et al., for the SYNTAX Investigators. PCI vs CABG for severe coronary artery disease. N Engl J Med 2009;360:961-72.

98. Park S-J, Park D-W. Percutaneous coronary intervention with stent implantation versus coronary artery bypass surgery for treatment of left main coronary artery disease: is it time to change guidelines? Circ Cardiovasc Intervent 2009;2:59-68.

99. Teirstein PS. Percutaneous revascularization is the preferred strategy for patients with significant left main coronary stenosis. Circulation 2009;119;1021-33.

100. Global Organization Network (PARAGON)-B Investigators. Randomized, placebo-controlled trial of titrated intravenous lamifiban for acute coronary syndromes. Circulation 2002;105(3):316-21.

101. Mahaffey KW, Roe MT, Dyke CK, et al. Misreporting of myocardial infarction end points: results of adjudication by a central clinical events committee in the PARAGON-B trial. Second Platelet IIb/IIIa Antagonist for the Reduction of Acute Coronary Syndrome Events in a Global Organization Network Trial. Am Heart J 2002;143(2):242-8.

102. Home PD, Pocock SJ, Beck-Nielsen H, et al. Rosiglitazone evaluated for cardiovascular outcomes in oral agent combination therapy for type 2 diabetes (RECORD): a multicentre, randomised, open-label trial. Lancet 2009;373(9681):2125-35.

103. Mahaffey KW, Hafley G, Dickerson S, et al. Results of a reevaluation of cardiovascular outcomes in the RECORD trial. Am Heart J 2013;166(2):240-249.e1.

104. The West of Scotland Coronary Prevention Study Group. A coronary primary prevention study of Scottish men aged 45-64 years: trial design. J Clin Epidemiol 1992;45:849-60.

105. The West of Scotland Coronary Prevention Study Group. Computerised record linkage: Compared with traditional patient follow-up methods in clinical trials and illustrated in a prospective epidemiological study. J Clin Epidemiol 1995;48:1441-52.

106. Ford I, Murray H, McCowan C, Packard CJ. Long-term safety and efficacy of lowering low-density lipoprotein cholesterol with statin therapy 20-year follow-up of west of Scotland coronary prevention study. Circulation 2016;133:1073-80.

107. Bowman L, Mafham M, Wallendszus K, et al. Effects of aspirin for primary prevention in persons with diabetes mellitus. N Eng J Med 2018;379:1529-39.

108. Hachamovitch R, Berman DS, Shaw LJ, et al. Incremental Prognostic Value of Myocardial Perfusion Single Photon Emission Computed Tomography for the Prediction of Cardiac Death. Differential Stratification for Risk of Cardiac Death and Myocardial Infarction. Circulation 1998;97:535-543.

109. Hachamovitch R, Hayes SW, Friedman JD, et al. Comparison of the Short-Term Survival Benefit Associated With Revascularization Compared With Medical Therapy in Patients With No Prior Coronary Artery Disease Undergoing Stress Myocardial Perfusion Single Photon Emission Computed Tomography. Circulation 2003;107:2900-6.

110. Hueb W, Lopes N, Gersh BJ, et al. Ten-Year Follow-Up Survival of the Medicine, Angioplasty, or Surgery Study (MASS II). A Randomized Controlled Clinical Trial of 3 Therapeutic Strategies for Multivessel Coronary Artery Disease. Circulation 2010;122:949-57.

111. Boden WE, O'Rourke RA, Teo KK, et al. Optimal medical therapy with or without PCI for stable coronary disease. N Engl J Med 2007;356(15):1503-16.

112. Frye RL, August P, Brooks MM, et al. A randomized trial of therapies for type 2 diabetes and coronary artery disease. N Engl J Med 2009;360(24):2503-15.

113. Stergiopoulos K, Boden WE, Hartigan P, et al. Percutaneous coronary intervention outcomes in patients with stable obstructive coronary artery disease and myocardial ischemia: a collaborative meta-analysis of contemporary randomized clinical trials. JAMA Intern Med 2014;174:232-40.

114. Pijls NH, De Bruyne B, Peels K, et al. Measurement of fractional flow reserve to assess the functional severity of coronary-artery stenosis. N Engl J Med 1996;334:1703-8.

115. Bech GJ, De Bruyne B, Pijls NH, et al. Fractional flow reserve to determine the appropriateness of angioplasty in moderate coronary stenosis: a randomized trial. Circulation 2001;103:2928-34.

116. Knuuti J, Wijns W, Saraste A, et al. ESC Guidelines for the diagnosis and management of chronic coronary syndromes: The Task Force for the diagnosis and management of chronic coronary syndromes of the European Society of Cardiology (ESC). Eur Heart J 2020;41(3):407-77.

117. Soares A, Brown DL. The fallacies of fractional flow reserve. Int J Cardiol 2020;302:34-35.

118. De Bruyne B, Oldroyd KG, Pijls NHJ. Microvascular (Dys)Function and Clinical Outcome in Stable Coronary Disease. J Am Coll Cardiol 2016;67:1170-2.

119. van de Hoef TP, Nolte F, Echavarrla-Pinto M. Impact of hyperaemic microvascular resistance on fractional flow reserve measurements in patients with stable coronary artery disease: insights from combined stenosis and microvascular resistance assessment. Heart 2014;100:951-9.

120. Tonino PAL, De Bruyne B, Pijls NJH. Fractional flow reserve versus angiography for guiding percutaneous coronary intervention. N Engl J Med 2009;360:213-24.

121. De Bruyne B, Pijls NHJ, Kalesan B, et al. Fractional flow reserve-guided PCI versus medical therapy in stable coronary disease. N Engl J Med 2012;367:991-1001.

122. Rajkumar CA, Nijjer SS, Cole GD, et al. "Faith Healing" and "Subtraction Anxiety" in Unblinded Trials of Procedures: Lessons from DEFER and FAME-2 for End Points in the ISCHEMIA Trial. Circ Cardiovasc Qual Outcomes 2018;11:e004665.

123. Al-Lamee R, Howard JP, Shun-Shin MJ, et al. Fractional Flow Reserve and Instantaneous Wave-Free Ratio as Predictors of the Placebo-Controlled Response to Percutaneous Coronary Intervention in Stable Single-Vessel Coronary Artery Disease. Circulation 2018;138:1780-92.

124. Grundy SM, Stone NJ, Bailey AL, et al. 2018 AHA/ACC/AACVPR/AAPA/ABC/ACPM/ADA/ AGS/APhA/ASPC/NLA/PCNA guideline on the management of blood cholesterol: executive summary: a report of the American College of Cardiology/American Heart Association Task Force on clinical practice guidelines [published correction appears in J Am Coll Cardiol 2019;73(24):3234-7]. J Am Coll Cardiol 2019;73(24):3168-3209.

125. Colantonio LD, Rosenson RS, Deng L, et al. Adherence to statin therapy among US adults between 2007 and 2014. J Am Heart Assoc 2019;8(1):e010376.

126. Mihaylova B, Emberson J, Blackwell L, et al.; Cholesterol Treatment Trialists' (CTT) Collaborators. The effects of lowering LDL cholesterol with statin therapy in people at low risk of vascular disease. Lancet 2012;380(9841):581-590.

127. Yeboah J, Young R, McClelland RL, et al. Utility of nontraditional risk markers in atherosclerotic cardiovascular disease risk assessment. J Am Coll Cardiol 2016;67(2):139-147.

128. Yeboah J, Young R, McClelland RL, et al. Utility of nontraditional risk markers in atherosclerotic cardiovascular disease risk assessment. J Am Coll Cardiol 2016;67(2):139-147.

129. Burt JR, Iribarren C, Fair JM, et al.; Atherosclerotic Disease, Vascular Function, and Genetic Epidemiology (ADVANCE) Study. Incidental findings on cardiac multidetector row computed tomography among healthy older adults. Arch Intern Med 2008;168(7):756-761.

130. Machaalany J, Yam Y, Ruddy TD, et al. Potential clinical and economic consequences of noncardiac incidental findings on cardiac computed tomography. J Am Coll Cardiol 2009;54(16):1533-1541.

131. Messerli FH. Ephemeral coronary heart disease. Eur Heart J 2019;40(24):1906-1908.

132. Stergiopoulos K, Boden WE, Hartigan P, et al. Percutaneous coronary intervention outcomes in patients with stable obstructive coronary artery disease and myocardial ischemia. JAMA Intern Med 2014;174(2):232-240.

133. Bibbins-Domingo K, Grossman DC, Curry SJ, et al.; US Preventive Services Task Force. Statin use for the primary prevention of cardiovascular disease in adults. JAMA 2016;316(19):1997-2007.

134. James NT. Evidence based medicine. Scientific method and raw data should be considered. BMJ 1996;313(7050):169-71.

135. McNutt M. Reproducibility. Science 2014;343:229.

136. Collins FS, Tabak LA. Policy: NIH plans to enhance reproducibility. Nature 2014;505:612-3.

137. Dwan K, Altman DG, Clarke M, et al. Evidence for the selective reporting of analyses and discrepancies in clinical trials: a systematic review of cohort studies of clinical trials. PLoS Med 2014;11:e1001666.

138. Ebrahim S, Sohani ZN, Montoya L, et al. Reanalyses of randomized clinical trial data. JAMA 2014;312:1024-32.

139. Landewé RB. How publication bias may harm treatment guidelines. Arthritis Rheumatol 2014;66:2661-3.

140. Wieseler B, Wolfram N, McGauran N, et al. Completeness of reporting of patient-relevant clinical trial outcomes: comparison of unpublished clinical study reports with publicly available data. PLoS Med 2013;10:e1001526.

141. Ioannidis JP. Why most published research findings are false. PLoS Med 2005;2:e124.

142. Ioannidis JP. How to make more published research true. PLoS Med 2014;11:e1001747.

143. Collins FS, Tabak LA. Policy: NIH plans to enhance reproducibility. Nature 2014;505:612-3.

144. Doshi P, Goodman SN, Ioannidis JP. Raw data from clinical trials: within reach? Trends Pharmacol Sci 2013;34:645-7.

145. Landefeld CS, Steinman MA. The Neurontin legacy - marketing through misinformation and manipulation. N Engl J Med 2009;360:103-6.

146. Greenhalgh T and Maskrey N. Evidence based medicine: a movement in crisis? BMJ 2014;348:g3725.

CAPÍTULO 7

O VALOR DO P: SIGNIFICÂNCIA ESTATÍSTICA VERSUS CLÍNICA

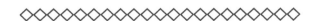

The value for which p=0.05, or 1 in 20, is 1.96 or nearly 2; it is convenient to take this point as a limit in judging whether a deviation ought to be considered significant or not. Deviations exceeding twice the standard deviation are thus formally regarded as significant. Using this criterion we should be led to follow up a false indication only once in 22 trials, even if the statistics were the only guide available. Small effects will still escape notice if the data are insufficiently numerous to bring them out, but no lowering of the standard of significance would meet this difficulty.

Ronald A. Fisher, Design of Experiments

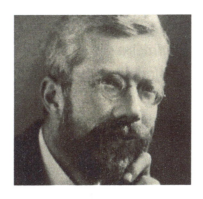

Ronald A Fisher (1890-1962)

A MBE foi um movimento focado na importância dos estudos clínicos para demonstração empírica da eficácia de intervenções médicas. Cada vez mais, os médicos buscam informações nesses estudos que possam ajudá-los a tomar decisões clínicas e entender a lógica por trás das práticas recomendadas. Esse tipo de avaliação requer uma compreensão dos métodos de pesquisa que até recentemente não eram compreendidos pelos médicos.

Esses métodos de pesquisa incluem técnicas estatísticas usadas para ajudar a tirar conclusões. No entanto, os métodos de inferência estatística não são "baseados em evidências" e, portanto, contribuem para uma percepção errônea generalizada. A percepção equivocada é que, na ausência de qualquer consideração de plausibilidade biológica e evidência prévia, os métodos estatísticos podem fornecer um número que, por si só, reflete uma probabilidade de se chegar a conclusões errôneas. Essa crença prejudicou a qualidade do raciocínio e do discurso científicos, principalmente ao dificultar a compreensão de como a força das evidências em um estudo específico pode ser relacionada e combinada com a força de outras evidências (de outros estudos laboratoriais ou clínicos, raciocínio ou experiência clínica). Isso resulta em muitas alegações de conhecimento que não resistem ao tempo.

Portanto, é fundamental que o leitor de um estudo clínico ou um pesquisador tenha em mente o real significado do valor do p e saiba discriminar aquilo que realmente apresenta significância clínica. O parco entendimento desses conceitos tem levado a pesquisa clínica atual a um grande balcão de negócios. O método tem sido jogado para escanteio, com objetivos, muitas vezes, nada acadêmicos e científicos, mas sim corporativos e lucrativos.

Um exemplo do problema. Um estudo randomizado e controlado que avaliou o uso da hidrocortisona para síndrome da fadiga crônica mostrou um resultado que se aproximou do limiar para significância estatística, p=0,06 [1]. A seção de discussão do estudo começou com a seguinte frase: "... o tratamento com hidrocortisona foi associado a uma melhora dos sintomas ... Este é o primeiro estudo desse tipo a demonstrar melhora com o tratamento medicamentoso da síndrome da fadiga crônica" [1]. Posteriormente na discussão, são apresentadas questões como mecanismo biológico, magnitude do efeito e estudos que suportam a tese dos autores. Mas uma conclusão é declarada antes da discussão real, como se derivada diretamente dos resultados, uma mera transformação linguística de p=0,06. Essa é uma consequência natural de um método estatístico que quase eliminou nossa capacidade de distinguir entre resultados estatísticos e conclusões científicas. Veremos como essa é uma consequência natural da "falácia do valor de p".

O valor de p surgiu em 1926. Sua base teórica foi publicada pelo geneticista e estatístico de Cambridge, Ronald Fisher [2]. Nesta época, havia duas formas de avaliar se um tratamento era superior ao outro: o teste de significância de Fisher e o teste de hipóteses de Neyman e Pearson.

O trabalho de Fisher estabeleceu a base estatística para a evolução dos estudos controlados e randomizados, que ele e outros pesquisadores desenvolveram nos anos subsequentes. Com relação ao valor de p<0,05, esse foi um limiar arbitrário que ele adotou para discutir a questão mais ampla da significância estatística, que era então um conceito novo. Disse Fisher:

> "... Se um em cada vinte não parece alto o suficiente, podemos, se preferirmos, desenhar uma linha em um a cada cinquenta ou um em cem. Pessoalmente, o escritor prefere estabelecer um baixo padrão de significância de 5%, e ignorar completamente todos os resultados que não atingem este nível. Um fato científico deve ser considerado como experimentalmente estabelecido somente se um experimento adequadamente projetado raramente falhar em dar este nível de significância..."

Na visão de Fisher, o valor de p deveria ser interpretado como a capacidade da hipótese nula de explicar os fatos observados naquele estudo. A visão de Fisher é baseada em minimizar a ocorrência do erro tipo I.

7.1. Teste de hipóteses

Uma hipótese estatística é uma afirmação ou conjectura sobre parâmetro, ou parâmetros, da distribuição de probabilidades de uma característica X da população ou de uma variável.

O teste de hipóteses é uma regra de decisão para aceitar ou rejeitar uma hipótese estatística com base nos elementos amostrais.

- Hipótese nula (Ho): é uma afirmação a respeito do valor do parâmetro populacional que deve ser testada. A hipótese nula engloba o valor do parâmetro que se assume como verdadeiro para a população. Tem que ser uma afirmação escrita na forma de uma igualdade (=).

- Hipótese alternativa (Ha): é uma afirmação a respeito do parâmetro que aceitaremos como provavelmente verdadeiro caso Ho seja rejeitada. A hipótese alternativa (denotada por Ha) é a afirmação que indica que o parâmetro tem um valor que é diferente do indicado na hipótese nula. Dessa forma, pode ser escrita numa das 3 formas que se seguem: ≠, <, >.

- Erro do tipo I: probabilidade de se rejeitar a hipótese nula quando ela é verdadeira (Figura 1). Também é conhecido como nível de significância (α). Quando não é mencionado, adota-se α = 5%. Os valores comuns para α são 5% e 1%.

- Erro do tipo II: probabilidade de se rejeitar a hipótese alternativa quando ela é verdadeira.

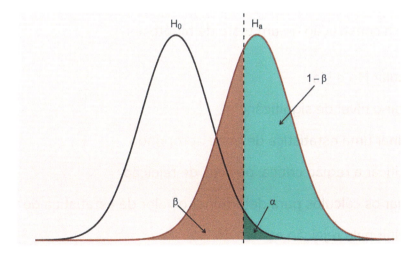

Figura 1 *Erros tipo I (α) e II (β) e poder do estudo (1-β).*

Desta forma, se a hipótese nula for verdadeira e a rejeitarmos, estaremos cometendo um equívoco, chamado de erro tipo I. O correto seria aceitar essa hipótese. Por outro lado, se a hipótese alternativa for verdadeira e a rejeitarmos, estaremos cometendo o erro tipo II (Figura 2).

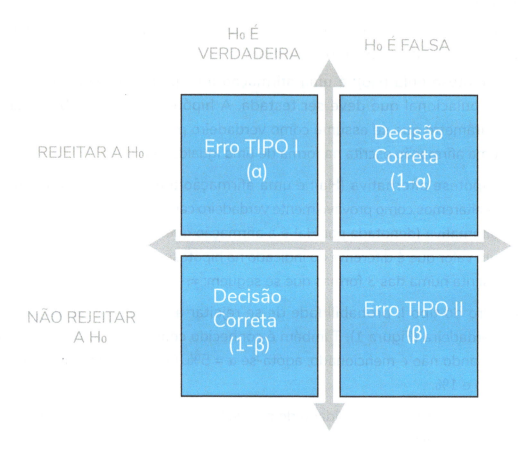

Figura 2 Teste de hipóteses e erros tipos I e II.

Etapas para a construção de um teste de hipóteses:

1. Formular Ho e Ha
2. Decidir o nível de significância
3. Escolher uma estatística de teste apropriada
4. Identificar a região crítica, ou seja, de rejeição
5. Efetuar os cálculos para determinar o valor da estatística de teste
6. Concluir pela rejeição ou não de Ho

- Definir o nível de significância α e determinar os valores críticos, ou seja, a região crítica ou região de decisão. A região crítica (ou região de rejeição ou zona de rejeição) é o conjunto de valores da estatística de teste que nos levam a rejeitar a hipótese nula.
- Determinar o valor que corresponde à probabilidade associada ao valor observado da amostra.
- Se o valor ficar na área crítica estabelecido pelo nível de significância α, rejeitar Ho; caso contrário, não rejeitar Ho (Figura 3).

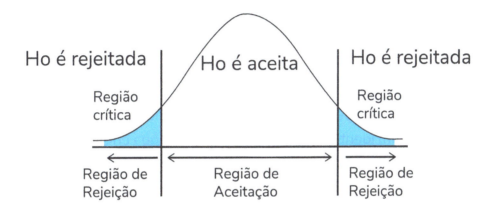

Figura 3 *Hipótese Ho: a região em azul representa a região crítica, responsável pela rejeição da Ho. A região em branco representa a região de aceitação da Ho.*

Uma distribuição de probabilidade conhecida como curva normal padrão (Figura 4) permite calcular a probabilidade (proporção da área sob a curva) entre quaisquer dois pontos no eixo x. Pode-se usar o Teorema do Limite Central para assumir que a distribuição dos valores médios de um conjunto hipotético de amostras infinitas será cada vez mais normal à medida que o tamanho da amostra aumentar. No entanto, dados reais de populações reais não são perfeitamente normais, o que faz com que as probabilidades (valores de p) derivadas da curva normal padrão sejam estimadas. Quando os dados se desviam substancialmente desse modelo hipotético, as estimativas são ainda mais difíceis. As áreas A e B na figura 4 representam as duas "caudas" da curva, cada uma com 2,5% de área. A soma de 0,05 ou 5% representa a região geralmente definida como estatisticamente significativa. Isso significa que quando a hipótese nula for verdadeira, observaremos valores médios nessas regiões <5% das vezes. No entanto, usando esse padrão, pode-se esperar que aproximadamente 5% dos estudos mostrem erroneamente significância estatística quando a hipótese nula for de fato verdadeira.

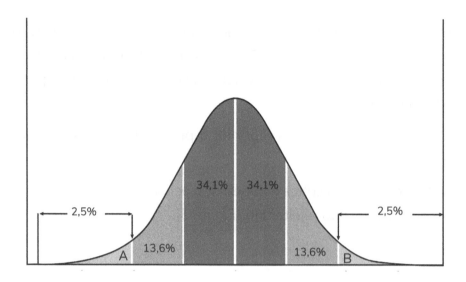

Figura 4 Distribuição do teste estatístico z, com média de 0 e desvio-padrão de 1.

Vejamos o exemplo abaixo:

Camila elaborou um experimento no qual voluntários experimentavam água de quatro copos e tentavam identificar qual deles continha água engarrafada. Cada pessoa recebeu três copos com água comum da torneira e um copo com água engarrafada (os copos foram embaralhados). Ela queria testar se os voluntários poderiam fazer melhor do que simplesmente chutar ao identificar água engarrafada. Suas hipóteses foram:

Ho: p=0,25

Ha: p≠0,25

Em que p é a verdadeira probabilidade de que os voluntários identifiquem a água engarrafada.

O experimento mostrou que 20 dos 60 voluntários identificaram corretamente a água engarrafada. Camila calculou que a estatística ρ = 20/60 = 0,3 tinha um valor de p associado a aproximadamente 0,068.

1. Que conclusão se pode tirar usando o nível de significância α = 0,05?
   Resposta: Não rejeitar Ho. Como o valor de p de 0,068 é maior que α = 0,05, não devemos rejeitar Ho.

2. No contexto, o que essa conclusão nos diz?
   Resposta: Não temos evidências suficientes para dizer que essas pessoas podem fazer melhor do que simplesmente chutar quando estão identificando água engarrafada. Ho: p=0,25 nos diz que a probabilidade deles não é melhor do que um chute e nós não rejeitamos a hipótese nula.

3. Como a conclusão mudaria se Camila tivesse usado um nível de significância de $\alpha = 0,10$?

    Resposta: Ela teria rejeitado Ho e aceitado Ha. Mudar o nível de significância não muda os resultados do experimento ou o valor de p. Como 0,068 é menor que $\alpha = 0,10$, esse nível de significância levará Camila a rejeitar Ho e aceitar Ha.

Vamos finalizar nosso entendimento do assunto com um exemplo mais completo.

Uma máquina automática produz discos metálicos. Admita que os diâmetros dos discos produzidos normalmente são distribuídos com desvio padrão 0,13mm. A máquina foi regulada para produzir discos com diâmetro médio de 10cm. Selecionados aleatoriamente, 15 discos registraram os seguintes diâmetros (em cm):

10,0 9,9 10,1 9,8 9,7 10,0 9,8 10,1 9,7 9,8 9,8 9,9 10,0 9,9 10,0

Teste o rigor da máquina na confecção dos discos metálicos. Considere o nível de significância de 5%.

Etapa 1: Escreva as hipóteses

Para conduzir um teste de hipóteses, usamos a distribuição amostral média. Quando a população é normal, com desvio padrão conhecido (σ) ou n suficientemente grande, utilizamos um teste z. Quando o desvio padrão não é conhecido, substituímos σ pelo valor da amostra s. E se a população original é normalmente distribuída, temos um teste t.

Desta forma, temos que:

Ho: μ (média) = 10

Ha: μ (média) $\neq$ 10

Como a amostra escolhida é grande (n>30), o teorema central do limite nos diz que a distribuição amostral das médias é aproximadamente normal.

A fórmula usada para calcular a estatística do teste no caso de um teste de hipóteses para média com σ conhecido é:

$$Z = \frac{x - \mu_0}{\frac{\sigma}{\sqrt{n}}}$$

A Figura 5 ajuda a entender melhor como aplicar corretamente os testes para populações com ou sem distribuição normal e/ou desvio padrão conhecido ou não.

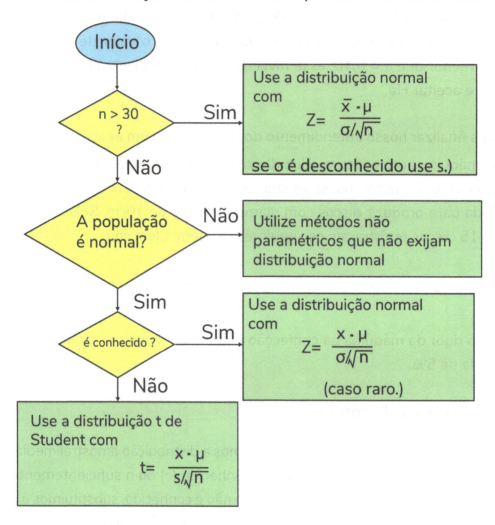

Figura 5 *Escolha dos testes adequados de acordo com o padrão de distribuição da população.*

Para lembrar: denomina-se nível de significância a probabilidade de se cometer um erro do tipo I. O nível de significância é especificado antes de se aplicar o teste. Usualmente seus valores são 1% ou 5%. No nosso exemplo, foi escolhido um nível de significância de 5%.

Etapa 2: Faça um gráfico da distribuição e desenhe a região crítica (RC)

Região crítica é a fronteira que separa os valores das estatísticas amostrais prováveis de ocorrerem dos valores que têm pouca chance de ocorrer. O número $z_{\alpha/2}$ é um valor crítico que é um escore z com a propriedade de separar uma área de α/2 na cauda direita e esquerda da distribuição normal padronizada (Figura 6).

Z (α/2) → Z (0,05/2) → Z (0,025)

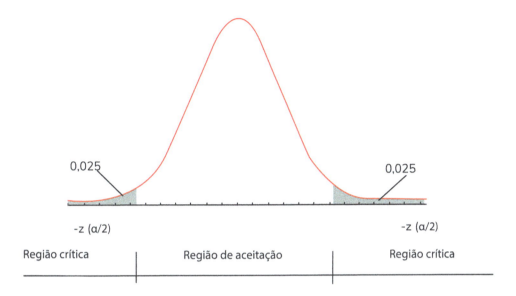

Figura 6 *Região crítica e região de aceitação da Ho para o teste de hipóteses.*

Veja que o enunciado já nos deu o nível de significância (α) de 5%. Temos que usar estes 5% como RC. Para decidir se devemos colocar este valor α do lado esquerdo, direito ou distribuído igualmente dos dois lados do gráfico, temos que saber o tipo de teste.

- unilateral esquerda:

Ho: μ = μo

Ha: μ < μo (média encontrada < média inicial)

α fica à esquerda da região crítica

ou seja, para nosso teste (Z), Z < -z (α) → rejeita-se Ho

- unilateral direita:

Ho: μ = μo

Ha: μ > μo

α fica à direita da região crítica

ou seja, para nosso teste (Z), Z > z (α) → rejeita-se Ho

- bilateral:

Ho: μ = μo

Ha: μ ≠ μo

α é repartido de igual modo para as 2 caudas da região crítica

Z > z (α/2) ou Z < -z (α/2) → rejeita-se Ho

Em outras palavras (Figura 7):

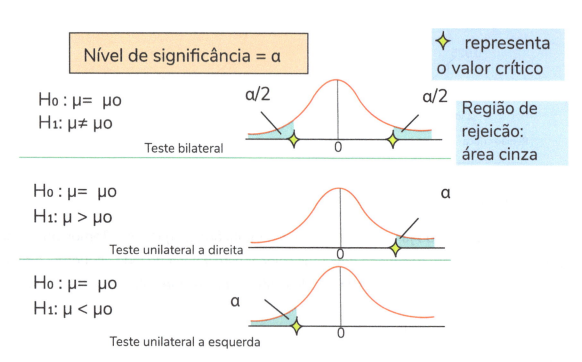

Figura 7 *Nível de significância e região de rejeição.*

Olhando para a hipótese alternativa, sabemos que é um teste bilateral. É por isso que a região cinza foi colocada nos dois pontos extremos da curva.

Assim, para a área marcada em cinza (Figura 9), temos que 1-0,025 = 0,975.

Etapa 3: Busque o valor crítico do teste na tabela da distribuição correspondente

Agora você vai buscar o valor crítico (1-0,025 = 0,975) na tabela de distribuição que você está trabalhando (neste caso, a distribuição normal) e encontrar o valor de Z (parte inteira e parte decimal).

z	0,0	0,01	0,02	0,03	0,04	0,05	0,06	0,07	0,08	0,09
0,0	0,5000	0,5040	0,5080	0,5120	0,5160	0,5199	0,5239	0,5279	0,5319	0,5359
0,1	0,5398	0,5438	0,5478	0,5517	0,5557	0,5596	0,5636	0,5675	0,5714	0,5753
0,2	0,5793	0,5832	0,5871	0,5910	0,5948	0,5987	0,6026	0,6064	0,6103	0,6141
0,3	0,6179	0,6217	0,6255	0,6293	0,6331	0,6368	0,6406	0,6443	0,6480	0,6517
0,4	0,6554	0,6591	0,6628	0,6664	0,6700	0,6736	0,6772	0,6808	0,6844	0,6879
0,5	0,6915	0,6950	0,6985	0,7019	0,7054	0,7088	0,7123	0,7157	0,7190	0,7224
0,6	0,7257	0,7291	0,7324	0,7357	0,7389	0,7422	0,7454	0,7486	0,7517	0,7549
0,7	0,7580	0,7611	0,7642	0,7673	0,7704	0,7734	0,7764	0,7794	0,7823	0,7852
0,8	0,7881	0,7910	0,7939	0,7967	0,7995	0,8023	0,8051	0,8078	0,8106	0,8133
0,9	0,8159	0,8186	0,8212	0,8238	0,8264	0,8289	0,8315	0,8340	0,8365	0,8389
1,0	0,8413	0,8438	0,8461	0,8485	0,8508	0,8531	0,8554	0,8577	0,8599	0,8621
1,1	0,8643	0,8665	0,8686	0,8708	0,8729	0,8749	0,8770	0,8790	0,8810	0,8830
1,2	0,8849	0,8869	0,8888	0,8907	0,8925	0,8944	0,8962	0,8980	0,8997	0,9015
1,3	0,9032	0,9049	0,9066	0,9082	0,9099	0,9115	0,9131	0,9147	0,9162	0,9177
1,4	0,9192	0,9207	0,9222	0,9236	0,9251	0,9265	0,9279	0,9292	0,9306	0,9319
1,5	0,9332	0,9345	0,9357	0,9370	0,9382	0,9394	0,9406	0,9418	0,9429	0,9441
1,6	0,9452	0,9463	0,9474	0,9484	0,9495	0,9505	0,9515	0,9525	0,9535	0,9545
1,7	0,9554	0,9564	0,9573	0,9582	0,9591	0,9599	0,9608	0,9616	0,9625	0,9633
1,8	0,9641	0,9649	0,9656	0,9664	0,9671	0,9678	0,9686	0,9693	0,9699	0,9706
1,9	0,9713	0,9719	0,9726	0,9732	0,9738	0,9744	0,9750	0,9756	0,9761	0,9767
2,0	0,9772	0,9778	0,9783	0,9788	0,9793	0,9798	0,9803	0,9808	0,9812	0,9817
2,1	0,9821	0,9826	0,9830	0,9834	0,9838	0,9842	0,9846	0,9850	0,9854	0,9857
2,2	0,9861	0,9864	0,9868	0,9871	0,9875	0,9878	0,9881	0,9884	0,9887	0,9890
2,3	0,9893	0,9896	0,9898	0,9901	0,9904	0,9906	0,9909	0,9911	0,9913	0,9916
2,4	0,9918	0,9920	0,9922	0,9925	0,9927	0,9929	0,9931	0,9932	0,9934	0,9936
2,5	0,9938	0,9940	0,9941	0,9943	0,9945	0,9946	0,9948	0,9949	0,9951	0,9952
2,6	0,9953	0,9955	0,9956	0,9957	0,9959	0,9960	0,9961	0,9962	0,9963	0,9964
2,7	0,9965	0,9966	0,9967	0,9968	0,9969	0,9970	0,9971	0,9972	0,9973	0,9974
2,8	0,9974	0,9975	0,9976	0,9977	0,9977	0,9978	0,9979	0,9979	0,9980	0,9981
2,9	0,9981	0,9982	0,9982	0,9983	0,9984	0,9984	0,9985	0,9985	0,9986	0,9986
3,0	0,9987	0,9987	0,9987	0,9988	0,9988	0,9989	0,9989	0,9989	0,9990	0,9990
3,1	0,9990	0,9991	0,9991	0,9991	0,9992	0,9992	0,9992	0,9992	0,9993	0,9993
3,2	0,9993	0,9993	0,9994	0,9994	0,9994	0,9994	0,9994	0,9995	0,9995	0,9995
3,3	0,9995	0,9995	0,9995	0,9996	0,9996	0,9996	0,9996	0,9996	0,9996	0,9997
3,4	0,9997	0,9997	0,9997	0,9997	0,9997	0,9997	0,9997	0,9997	0,9997	0,9998
3,5	0,9998	0,9998	0,9998	0,9998	0,9998	0,9998	0,9998	0,9998	0,9998	0,9998
3,6	0,9998	0,9998	0,9999	0,9999	0,9999	0,9999	0,9999	0,9999	0,9999	0,9999
3,7	0,9999	0,9999	0,9999	0,9999	0,9999	0,9999	0,9999	0,9999	0,9999	0,9999
3,8	0,9999	0,9999	0,9999	0,9999	0,9999	0,9999	0,9999	0,9999	0,9999	0,9999
3,9	1,0000	1,0000	1,0000	1,0000	1,0000	1,0000	1,0000	1,0000	1,0000	1,0000

Tabela 1 *Tabela da distribuição normal padrão P(Z<z). Folha com Z positivo.*

Z score é o quanto uma medida se afasta da média em termos de desvios padrão. Quando o escore Z é positivo isto indica que o dado está acima da média e quando o mesmo é negativo significa que o dado está abaixo da média.

O valor 0,975 corresponde, na tabela de distribuição normal (Tabela 1), a um Z = 1,96. Ou Z = - 1,96 na folha negativa (Figuras 8 e 9).

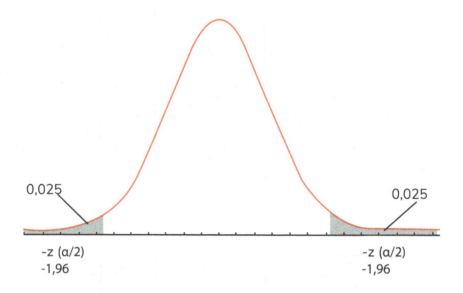

Figura 8 Zona de rejeição de Ho para um z = 1,96.

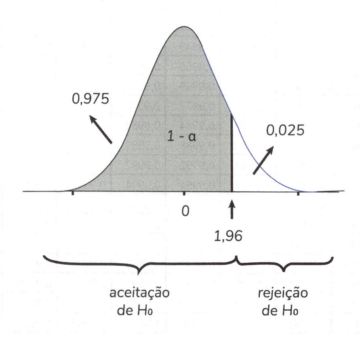

Figura 9 Zona de aceitação e rejeição de Ho para um z = 1,96.

Etapa 4: Calcule o valor observado utilizando a fórmula do teste

Para nosso exemplo, temos:

X = 10,0+9,9+10,1+9,8+9,7+10,0+9,8+10,1+9,7+9,8+9,8+9,9+10,0 +9,9+10,0 / 15 = 9,9

Z = 9,9-10 / 0,13 / √30 = - 2,979

Etapa 5: Conclusão do teste

Como -2,979 é menor do que -1,96, ou seja, o valor observado pertence à região crítica (RC), devemos rejeitar a hipótese nula (Ho).

Portanto, existe evidência de que a máquina está trabalhando com pleno rigor na confecção dos discos.

7.2. Entendendo na prática o significado do valor de p

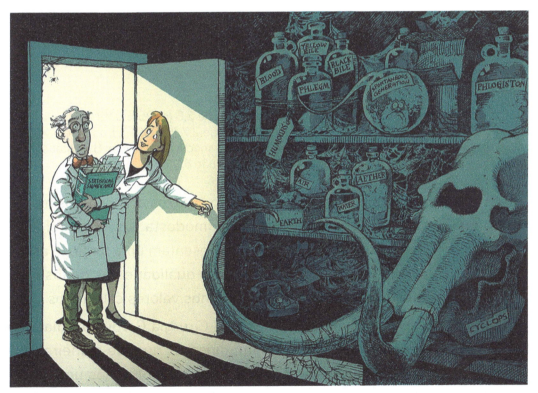

Fonte: Amrhein V, Greenland S, McShane B [3].

Dois cenários podem ilustrar porque um valor de p não representa uma situação de perde e ganha. Conforme mostrado na Figura 10, no estudo A com n=87 participantes, o valor de p é 0,062, não atingindo p≤0,05 para a significância estatística. Se apenas dois participantes forem adicionados, no entanto, e se o participante exposto adicional tiver um desfecho, enquanto o participante não-doente adicional não tiver o desfecho, no estudo B com n=89 participantes, o valor de p é 0,037 - um resultado estatisticamente significativo (Observe que esses resultados foram calculados usando um teste exato de Fisher).

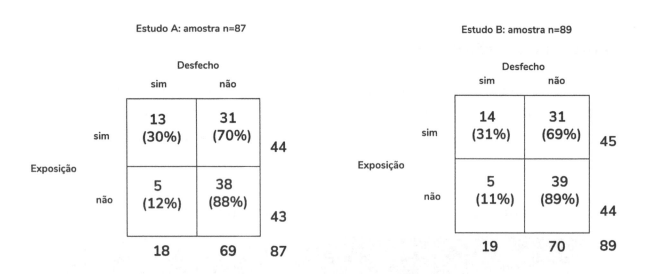

Figura 10 No primeiro estudo A, com n=87, o risco relativo é de 2,5 (IC 95% 0,99 a 6,5) e o valor de p é 0,062. No segundo estudo B, com n=89, o risco relativo é de 2,7 (IC 95% 1,1 a 7,0) e o valor de p é 0,037. Os dois estudos são bastante semelhantes numa perspectiva geral, mas B é estatisticamente significativo, enquanto A não é.

A maioria dos leitores concorda que a distinção entre os dois estudos hipotéticos, envolvendo n=87 ou n=89 participantes, é muito modesta. Os riscos relativos são semelhantes, mostrando que ambos os estudos apresentam uma força de associação semelhante. A adequação do desenho do estudo, a qualidade dos dados ou outras questões podem dominar uma distinção modesta nos valores calculados de p.

Em artigo publicado na Revista Brasileira de Cirurgia Cardiovascular, Marcelo Schafranski [4], escreve: "Exemplificando: imaginemos que, de maneira independente do teste estatístico que utilizamos, correto ou não, obtemos um p de 0,001. Conclusão (correta): uma vez que Ho é nula, a probabilidade de nossos dados terem ocorrido é de 1 para 1000. Ou seja, Ho será sempre falsa. E por menor que seja o p, Fisher jamais previu a existência de uma hipótese alternativa (Ha). E o que, a uma primeira vista, parece apenas preciosismo conceitual, apenas aumenta ainda mais a falibilidade do p fisheriano: em determinadas situações, de acordo com a probabilidade pré-teste, mesmo quando o mesmo apresenta o celebrizado valor de 0,05, a chance de erro de confirmarmos uma (inexistente) Ha pode chegar a 50%. Ou seja, jogar uma moeda para cima e confiar no seu resultado nos parece mais sensato, por ser igualmente "acurado" e deveras mais econômico. A confusão é tanta que chegou ao ponto do famoso intelectual Jacob Cohen indagar que se Ho seria sempre nula, qual seria a relevância em testá-la".

Como alternativa, os estatísticos Jerzy Neyman e Egon Pearson (filho de Karl) criaram os erros alfa (tipo-I) e beta (tipo-II), o primeiro não podendo ser maior do que 0,05, e o segundo, maior do que 0,2. O erro tipo-II também é usado para calcular o poder do estudo: subtraindo-se o mesmo de 1 temos o poder estatístico da amostra, que não pode ser, por convenção, menor do que 0,8 (80%) [5].

Segue Marcelo [3], "apesar de se tratar de abordagem dedutiva sujeita a críticas, é um modelo mais apropriado do que a questionável significância trazida pelo p. Mas a MBE transformou o erro-alfa erroneamente em p, combinando duas teorias diferentes. Ainda, para calcularmos o tamanho estimado da amostra necessária a um teste de hipóteses, usamos Neyman-Pearson, e para avaliar a validade da hipótese, o p fisheriano. Além de muitos estudos ao menos se preocuparem em calcular a amostra necessária para um adequado poder estatístico, pouquíssimos pesquisadores se lembram de calcular o poder da amostra depois de finalizada a pesquisa, o pouco conhecido poder observado. Resultado: estima-se que cerca de 90% dos ensaios publicados têm insuficiência de amostra, onde esses dados se encontram disponíveis. Caso fossem avaliados de maneira mais criteriosa, dificilmente integrariam consensos de especialidade, e muito menos diretrizes de associações e conselhos."

Em artigo publicado na PNAS em 2013 [6], Johnson usou técnicas estatísticas mais avançadas para testar a suposição que os pesquisadores costumam fazer: que um valor de p de 0,05 significa que há uma chance de 5% de que a hipótese nula seja verdadeira. Sua análise revelou que não. "De fato, há uma chance de 25 a 30% de que a hipótese nula seja verdadeira quando o valor de p for 0,05", disse Johnson (Figura 11).

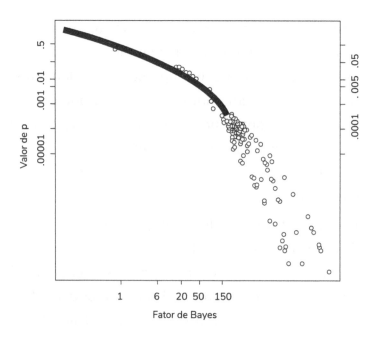

Figura 11 Valores de p versus fatores de Bayes. Este gráfico mostra os fatores aproximados de Bayes derivados de 765 estatísticas relatadas por Wetzels et al. [7] Uma quebra da relação curvilínea entre os fatores de Bayes e os valores de p ocorre na parte inferior direita do gráfico, que corresponde às estatísticas t que produzem fatores de Bayes próximos do seu valor máximo. Adaptado de Johnson VE [6].

A Figura 11 mostra que existe uma forte relação curvilínea entre os valores de p dos testes relatados por Wetzels e colaboradores [7] e os fatores de Bayes. Além disso, a relação entre os valores de p e os fatores de Bayes é aproximadamente equivalente à relação observada com o tamanho do teste. Nesse caso, valores de p de 0,05 correspondem a fatores de Bayes em torno de 5, valores de p de 0,01 correspondem a fatores de Bayes em torno de 20, valores de p de 0,005 correspondem aos fatores de Bayes em torno de 50 e valores de p de 0,001 correspondem a fatores de Bayes em torno de 150. Como vemos na figura, os valores de p significativos (p=0,05) e altamente significativos (p=0,01) refletem apenas evidências modestas a favor das hipóteses alternativas.

Sabe-se que valores de p<0,05 estão associados a uma chance de pelo menos 29% de que o resultado seja um falso-positivo [7]. Se você deseja manter sua taxa de falsos-positivos abaixo de 5%, você precisaria usar uma regra de três sigma ou um p ≤ 0,001 [8].

Em artigo publicado na revista NATURE [9], Benjamin e colaboradores recomendam um limiar de valor de p de 0,005, ao invés do tradicional limiar de 0,05. Dizem os autores que para uma ampla gama de testes estatísticos comuns, a transição de um limite de valor de p de 0,05 para 0,005, mantendo o poder do estudo de 80%, exigiria um aumento no tamanho da amostra de cerca de 70%. Esse aumento significa que menos estudos podem ser conduzidos usando os desenhos e orçamentos atuais. Mas a Figura 12 mostra o benefício: as taxas de falsos positivos cairíam mais do que a metade. Portanto, recursos consideráveis seriam economizados se não fossem realizados estudos com base em premissas falsas. O aumento do tamanho da amostra também é desejável, porque estudos com amostras pequenas tendem a produzir estimativas inflacionadas do tamanho do efeito [10] e a publicação e outros vieses podem ser mais prováveis em um ambiente de pequenos estudos [11]. Os autores acreditam que os ganhos de eficiência superariam em muito as perdas.

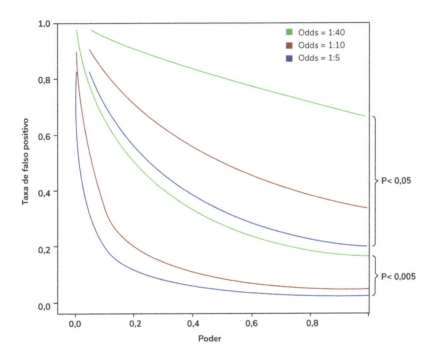

Figura 12 *Relação entre o limite do valor de p, poder do estudo e a taxa de falsos positivos. Adaptado de Benjamin DJ et al. [9].*

O valor de p foi proposto por Fisher como uma medida da discrepância entre a hipótese nula e os dados do teste e assim deve ser interpretado. O que significa que, quanto menor for o valor de p, mais distante os dados do estudo estão da possibilidade representada pela hipótese nula e, portanto, devemos escolher a hipótese alternativa. Por outro lado, num estudo com 95% de significância e poder de 80%, uma conclusão estatisticamente significativa (aquela com p<0,05) tem, segundo alguns autores, de 29% [8] a 36% [12,13] de chance de estar errada.

Pelo mesmo motivo, é errado interpretá-lo como uma medida de eficiência. Ou seja, se num estudo o valor de p de um determinado tratamento é menor que o valor de p de outro tratamento, não significa que o primeiro seja melhor que o segundo, e sim que, naquele estudo, os dados mostram maior discrepância entre não existir efeito para o primeiro tratamento do que para o segundo.

Outro engano comum é usar o valor de p como uma medida de evidência a favor do tratamento ser diferente do placebo. O valor de p serve para orientar a escolha entre duas hipóteses; a evidência é quanto uma hipótese é mais verossímil que a outra a partir dos dados do estudo. Neste aspecto o que deve ser utilizado para medir a evidência é a razão de verossimilhança (*likelihood ratio*) e não o valor de p [14].

Assim, o valor do p tem muitos pontos fracos que precisam ser reconhecidos em uma estratégia de análise bem-sucedida.

1. A hipótese testada deve ser definida antes da análise dos dados. O valor de p não é facilmente interpretável quando a hipótese testada é definida após um *data dredging* (realizada sobre uma análise *post-hoc*). Se não revelado ao leitor de um artigo científico, esses testes *post-hoc* são considerados má conduta científica [15].

2. Quando múltiplas hipóteses independentes são testadas, o que geralmente é o caso em um estudo ou experimento, o risco de pelo menos um desses testes ser falso-positivo aumenta, acima do nível de significância nominal, com o número de hipóteses testadas. Este efeito de multiplicidade reduz o valor de um achado estatisticamente significativo. Existem métodos para ajustar o nível de significância global (como o ajuste de Bonferroni), mas o custo de tais ajustes é alto. O número de observações deve ser aumentado para compensar o ajuste, ou o nível de significância é mantido às custas do poder estatístico para detectar um efeito ou diferença existente.

3. Uma diferença estatisticamente insignificante entre dois grupos numa amostra não indica que este efeito não existe na população da qual a amostra é obtida, porque o valor de p é confundido pelo número de observações. Um resultado estatisticamente insignificante indica apenas que a amostra observada é pequena demais para detectar um efeito populacional. Um resultado estatisticamente insignificante deve ser interpretado como "ausência de evidência e não evidência de ausência" [16].

Vejamos o exemplo do estudo TACTICS-TIMI 18, um estudo randomizado que comparou tratamento invasivo precoce versus conservador de pacientes com síndrome coronariana aguda [17]. Ao desenharem o estudo, os pesquisadores impulsionaram-no para detectar uma redução de risco relativo de 25%, presumivelmente representando a estimativa de uma diferença clinicamente importante mínima (DCIM) no resultado. Após a realização deste estudo, foram observados 177 eventos (15,9%) nos 1114 pacientes do grupo tratamento invasivo precoce versus 215 eventos (19,4%) nos 1106 pacientes do grupo tratamento conservador. A redução de risco relativo para essa diferença absoluta de 3,5% foi de 18% (IC 95% - 2% a 32%), e foi estatisticamente significativo (p=0,028). Os pesquisadores concluíram que o tratamento invasivo precoce foi superior ao tratamento conservador. No entanto, a questão principal que o clínico atencioso está interessado em saber é: Qual é a probabilidade de o tratamento invasivo precoce estar associado a um benefício clinicamente importante sobre o tratamento conservador inicial? Em termos simples, a redução de risco de 18% observada neste estudo é clinicamente importante?

Sackett [18] propôs o uso de intervalos de confiança (IC) para responder a essa pergunta. De acordo com essa abordagem, se o efeito sumário do tratamento for grande o suficiente para excluir valores menores que o DCIM, e não apenas o valor zero, o tratamento fornecerá um benefício estatisticamente e clinicamente significativo. Usando essa abordagem, a Figura 13A classifica os efeitos do tratamento nas seguintes categorias:

- estatisticamente não significativo e clinicamente não importante: exemplo A, onde todo o IC fica à direita do DCIM e cruza a linha nula, excluindo assim qualquer benefício importante.

- estatisticamente não significativo, mas pode ser clinicamente importante: exemplo B, onde o IC cruza o DCIM, bem como as linhas nulas consistentes com um efeito indeterminado.

- estatisticamente significativo, mas não clinicamente importante: exemplo C, onde todo o IC fica à direita do DCIM, mas não cruza a linha nula.

- estatisticamente significativo e pode ser clinicamente importante: exemplo D, onde o IC está centrado à esquerda do DCIM e não cruza a linha nula.

- estatisticamente significativo e clinicamente importante: exemplo E, onde todo o IC fica à esquerda do DCIM.

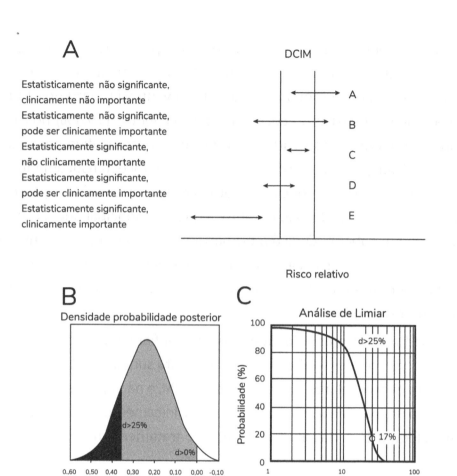

Figura 13 Benefícios estatisticamente significativos e clinicamente importantes do tratamento e análise bayesiana da importância clínica no estudo TACTICS-TIMI 18. (A) Demonstração gráfica dos benefícios do tratamento estatisticamente significantes e clinicamente importantes. Cinco resultados de ensaios (A a E) e sua interpretação com referência ao efeito zero (uma taxa de risco de 1,0) e uma diferença clinicamente importante mínima (DCIM) de 15% de redução do risco relativo (correspondendo a uma taxa de risco de 0,85) são mostrados. Os efeitos do tratamento (setas duplas) são expressos como intervalos de confiança de 95%. (B) A análise bayesiana de importância clínica no TACTICS-TIMI 18: O gráfico de densidade de probabilidade para a diferença nos resultados entre as duas estratégias de manejo é mostrado usando a abordagem bayesiana (uma distribuição de probabilidade gaussiana não informativa anterior com média 0 e DP 10). A probabilidade de qualquer limite (d) pode ser calculada em termos da área sob a curva de densidade de probabilidade. A área sombreada à esquerda do log odds ratio 0 (equivalente ao odds ratio de 1) indica uma probabilidade de 98,6% de benefício de 0% e a área sombreada escura à esquerda do log odds ratio 0,35 (equivalente ao odds ratio de 0,71 ou risco relativo de 0,75) indica uma probabilidade de 17% de benefício de 25%. (C) Probabilidades posteriores para uma faixa de limiar de benefício são representadas graficamente. A probabilidade de redução de risco de 25% é mostrada como um círculo aberto (17%). Adaptado de Kaul S, Diamond GA [19].

A maioria dos ensaios clínicos é grande o suficiente para gerar resultados do tipo C ou D, e os resultados do tipo E são alcançados apenas nas metanálises de vários ensaios clínicos randomizados [18]. De acordo com esse esquema, o benefício do tratamento conservador e invasivo precoce no estudo TACTICS-TIMI 18 é estatisticamente significativo e pode ser clinicamente importante porque o IC 95% contém o DCIM de 25% de redução do risco relativo (exemplo D), mas não é garantido, porque todos os valores menores que o DCIM não são excluídos com confiança suficiente.

Como ilustrado na Figura 13B, a análise bayesiana calcula a probabilidade de qualquer limite dado em termos da área sob a curva de densidade de probabilidade [19-21] e pode exibir essa probabilidade graficamente em uma faixa desses limites, como mostra a Figura 13C. Os resultados indicam uma chance de 98,6% de que a redução de risco seja 0 (1 menos o valor de p unilateral de 0,028 / 2) - mas apenas 17% de chance de 25% (o limite de DCIM). Além disso, a probabilidade posterior de benefício diminui à medida que o limiar de benefício aumenta (85% de chance de 10%, 67% de chance de 15% e 40% de chance de 20% de redução de risco). Assim, embora uma análise frequentista convencional mostre que o manejo invasivo precoce está associado a uma redução estatisticamente significativa no resultado, a análise bayesiana ajuda a esclarecer se o benefício é clinicamente importante. Dadas essas probabilidades posteriores e os importantes efeitos colaterais do custo e do sangramento, alguns clínicos podem optar por não usar uma estratégia invasiva, apesar de seu benefício estatisticamente significativo. Por outro lado, se o gerenciamento invasivo for barato e seguro, os médicos ainda podem decidir usá-lo, mesmo com 95% de chance de que ele proporcione uma magnitude importante de benefício. Assim, a análise bayesiana fornece um argumento direto, de importância clínica, para o paciente e para o médico, e complementa a análise frequentista para melhorar a interpretação dos dados e informar a tomada de decisão clínica [20-22].

4. Pela mesma razão, um efeito estatisticamente significativo em uma grande amostra pode representar um efeito real, mas clinicamente insignificante.

5. O valor de p fornece apenas informações de incerteza em relação a uma hipótese nula específica. Não fornece informação sobre a precisão estatística de uma estimativa. Isso significa que as comparações com o menor efeito clinicamente significativo (que pode não ser definível em experimentos de laboratório) não podem ser baseadas em valores de p do teste de hipótese convencional. Por exemplo, um risco relativo estatisticamente significativo de 2,1 observado em uma amostra pode corresponder a um risco relativo de 1,1, bem como a um de 10,0 na população. O significado estatístico vem da comparação com o risco relativo da hipótese nula de 1,0. Esse fator de risco na amostra tem um valor de p mais baixo do que outro que não diz nada sobre seu efeito relativo.

6. Quando a hipótese nula testada não tem sentido, o valor de p não será significativo. Por exemplo, a confiabilidade interobservador é frequentemente apresentada com um valor de p, mas a hipótese nula neste teste de hipótese é que não existe confiabilidade interobservador. Entretanto, por que dois observadores, observando o mesmo objeto, chegam a resultados completamente independentes? Esta não é uma hipótese significativa para testar usando valores de p. Mostrar o intervalo de valores plausíveis da confiabilidade entre observadores na população é muito mais relevante.

Assim, existem várias falácias associadas ao teste de hipóteses. Abaixo está uma pequena lista que ajudará o leitor a entendê-las melhor.

1. Se p=0,05, a hipótese nula tem apenas 5% de chance de ser verdadeira. Este é, sem dúvida, o mais difundido e pernicioso dos muitos conceitos errados sobre o valor de p. Perpetua a falsa ideia de que apenas os dados podem nos dizer qual a probabilidade de estarmos certos ou errados em nossas conclusões. A maneira mais simples de ver que isso é falso é notar que o valor de p é calculado sob a suposição de que a hipótese nula é verdadeira. Portanto, não pode ser simultaneamente uma probabilidade de que a hipótese nula seja falsa.

2. Uma diferença não significativa (p>0,05) significa que não há diferença entre os grupos. Uma diferença não significativa significa apenas que um efeito nulo é estatisticamente consistente com os resultados observados, juntamente com a gama de efeitos incluídos no intervalo de confiança. Não torna o efeito nulo o mais provável. O efeito melhor suportado pelos dados de um determinado experimento é sempre o efeito observado, independentemente de seu significado.

3. Um achado estatisticamente significativo é clinicamente importante. Isso geralmente é falso. Primeiro, a diferença pode ser pequena demais para ser clinicamente importante. O valor de p não carrega informações sobre a magnitude de um efeito, capturada pela estimativa do efeito e pelo intervalo de confiança. Segundo, o desfecho pode não ser clinicamente importante, como pode ocorrer com alguns desfechos substitutos: taxas de resposta versus sobrevida, contagem de CD4 versus doença clínica, etc.

4. Os estudos podem ter níveis diferentes de significância (probabilidade) mesmo quando as estimativas de efeitos do tratamento (ou do fator em estudo) são idênticas (Figura 14A). Isso ocorre devido à precisão/dispersão da estimativa,

a qual é usualmente influenciada pelo tamanho de amostra. Estudos conflitam estatisticamente quando a diferença dos resultados é improvável de ter ocorrido devido ao acaso, indicado por intervalos de confiança com mínima ou sem sobreposição numérica, e testado formalmente através de um teste de heterogeneidade.

5. Estudos com o mesmo valor de p fornecem a mesma evidência contra a hipótese nula. Diferentes efeitos podem ter o mesmo valor de p. A Figura 14B mostra os resultados de dois ensaios, um com efeito de tratamento de 3% (intervalo de confiança [IC], 0% a 6%) e outro com efeito de 19% (IC, 0% a 38%). Ambos têm um valor p de 0,05, mas o fato de que isso significa coisas diferentes é facilmente demonstrado. Se sentimos que um benefício de 10% era necessário para compensar os efeitos adversos dessa terapia, poderíamos muito bem adotar uma terapia com base no estudo mostrando o grande efeito e rejeitar fortemente essa terapia com base no estudo que mostra o pequeno efeito, que exclui um benefício de 10%. É claro que também é possível ter o mesmo valor de p, mesmo que o IC inferior não esteja próximo de zero. Essa aparente incongruência ocorre porque o valor de p define "evidência" relativa a apenas uma hipótese - a nula. Neste exemplo, a evidência mais forte de um benefício é de 3% em um estudo e 19% no outro. Se quantificássemos as evidências de maneira relativa e perguntássemos qual experimento forneceu maiores evidências para um efeito de 10% ou mais (versus o nulo), descobriríamos que as evidências eram muito maiores no estudo mostrando um benefício de 19%.

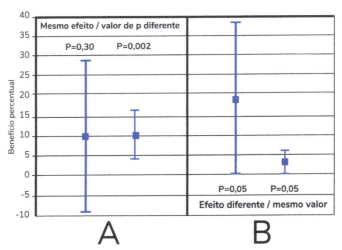

Figura 14 *Figura mostrando como os valores de p muito diferentes podem surgir de ensaios que mostram efeitos idênticos com precisão diferente (A, vide equívoco 4), ou como o mesmo valor de p pode ser derivado de resultados profundamente diferentes (B, vide equívoco 5).*

6. p=0,05 e p<0,05 significam a mesma coisa. Esse equívoco mostra o quão difícil é explicar ou entender os valores de p. Há uma grande diferença entre esses resultados em termos de peso de evidência, mas como o mesmo número (5%) está associado a cada um deles, essa diferença é literalmente impossível de se comunicar. Ela pode ser calculada e vista claramente apenas usando uma métrica de evidência bayesiana.

7. p=0,05 significa que, se você rejeitar a hipótese nula, a probabilidade de um erro do tipo I é de apenas 5%. Um erro do tipo I é um "falso positivo", uma conclusão de que há uma diferença quando não existe diferença. Se tal conclusão representa um erro, por definição não há diferença. Portanto, uma chance de 5% de uma rejeição falsa é equivalente a dizer que há uma chance de 5% de que a hipótese nula seja verdadeira.

8. O valor pequeno de p indica grandes efeitos. Isso está incorreto. O valor de p não diz nada sobre o tamanho de um efeito.

9. A significância estatística implica em importância clínica. Não. A significância estatística diz muito pouco sobre a importância clínica da relação. Há uma grande diferença entre significância estatística e significância clínica. Por definição estatística, p = 0,05 significa que 1 em 20 comparações nas quais a hipótese nula é verdadeira resultará em p<0,05.

Finalmente, com essas e muitas falácias sobre o teste de hipóteses, é bastante preocupante ler em periódicos como o teste de significância se tornou algo definitivo para estabelecer que uma determinada intervenção merece ou não ser adotada. Os valores de p não fornecem informações diretas sobre a magnitude ou a relevância clínica do efeito. Valores baixos de p (por exemplo, <0,05) não implicam relevância clínica e valores altos não implicam "nenhum efeito". Informações sobre o tamanho do efeito só podem ser obtidas através da construção de intervalos de confiança.

Dessa forma, olhar apenas para o valor de p não traz o real efeito de uma intervenção. É um equívoco achar que um valor muito pequeno de p signifique que a diferença entre os grupos é altamente relevante. Ao olharmos para o valor de p isoladamente, nossa atenção é desviada do tamanho do efeito.

7.3. Tamanho do efeito (Effect size)

The primary product of a research inquiry is one or more measures of effect size, not p values.

Cohen (1990) [23]

Talvez a crítica mais poderosa ao valor de p é a de que ele é uma medida de evidência que não leva em conta o tamanho do efeito observado. Um pequeno efeito em um estudo com grande amostra pode ter o mesmo valor de p que um grande efeito em um pequeno estudo. Essa crítica é a base da ênfase atual nos intervalos de confiança, e não nos valores de p [24-27].

É um objetivo comum da pesquisa detectar uma diferença entre dois medicamentos, procedimentos ou programas. Várias estatísticas são empregadas para medir a magnitude do efeito produzido por essas intervenções. Dois problemas são encontrados: o uso de um índice apropriado para medir o efeito e o tamanho do efeito. Uma diferença de 7 kg ou 10 mmHg terá um valor de p menor (e mais provável de ser significativo) do que uma diferença de 2 kg ou 4 mmHg.

Sabemos que o nível de significância corresponde à evidência de que o fenômeno existe ou ao risco de rejeitar erroneamente a hipótese nula [28,29]. Apesar de dominar a literatura científica, este parâmetro não autoriza a fazer qualquer afirmação sobre a probabilidade matemática de determinada hipótese.

O nível de significância é afetado por, pelo menos, sete características do estudo [29], sendo o tamanho da amostra a mais determinante [31]. Assim, é mais provável obter um valor de p significativo com grandes amostras e, inversamente, em amostras pequenas, ainda que o tamanho do efeito possa ser grande [30].

Um tamanho do efeito (effect size) é um cálculo estatístico que pode ser usado para comparar a eficácia de diferentes intervenções, quantificando o tamanho da diferença entre os tratamentos. O tamanho do efeito informa os clínicos sobre a magnitude dos efeitos do tratamento. Há 6 métodos para calcular o tamanho do efeito: (1) Intervalos de confiança, (2) teste d de Cohen, (3) risco relativo (RR), (4) razão de chances (OR), (5) número necessário para tratar (NNT) e (6) área sob a curva (AUC).

Estudo publicado por Siontis e Ioannidis, que selecionou artigos publicados pelas revistas *New England Journal of Medicine*, *JAMA*, *Lancet* e revisões da *Cochrane* com riscos relativos com variações entre 0,95 e 1,05, mostrou que tamanhos de efeito pequenos nominalmente significativos têm se tornado cada vez mais comuns. A interpretação simplificada de tais efeitos pequenos pela medida tradicional de evidência (valor p) pode ser enganosa, sendo que quase todos os artigos que apresentaram pequenos efeitos eram estudos observacionais ou metanálises [32]. Isso mostra que é extremamente necessária uma interpretação cuidadosa de um artigo científico e dos tamanhos de efeito dos mesmos.

A) Intervalos de confiança

Os valores de p são apenas uma ferramenta para avaliar evidências. Ao relatar os resultados de um ensaio clínico, os intervalos de confiança sempre devem ser relatados para identificar tamanhos de efeito que podem ser "descartados" (ou seja, tamanhos de efeito que são inconsistentes com os dados). Se um valor de p é significativo, implicando um efeito, a próxima pergunta natural é "qual é o efeito?" Intervalos de confiança abordam diretamente essa questão. Se um valor de p não for significativo, o que implica que você não foi capaz de descartar a possibilidade de "nenhum efeito", a próxima pergunta natural é "que efeitos podem ser descartados?" Intervalos de confiança novamente abordam diretamente essa questão. A subnotificação dos intervalos de confiança é uma falha grave na literatura médica. Intervalos de confiança não substituem os valores de p, mas devem ser fornecidos com valores de p. Os valores de p ainda são ferramentas úteis, particularmente na avaliação de tendências e interações. Intervalos de confiança também são frequentemente mal interpretados. Um intervalo de confiança de 95% pode ser considerado como um intervalo com 95% de probabilidade de cobrir o parâmetro de interesse (observe que isso é diferente de um valor com 95% de probabilidade de cair em um intervalo). Isto é, se um teste for repetido um número muito grande de vezes e cada vez for obtida uma estimativa do intervalo de confiança de 95% do efeito do tratamento, então 95% dos intervalos de confiança cobririam o verdadeiro efeito do tratamento. Uma má interpretação comum é que o verdadeiro efeito do tratamento tem maior probabilidade de estar próximo dos valores no centro do intervalo de confiança. Mas esse não é o caso, pois o centro do intervalo não tem mais probabilidade de cobrir o verdadeiro efeito do tratamento do que os valores dentro do intervalo, mas fora do centro.

Um amplo intervalo de confiança significa que o tamanho da amostra é muito pequeno. Um pequeno tamanho de amostra não significa que os resultados estão errados, mas que os dados são consistentes com uma ampla gama de hipóteses possíveis. Um intervalo amplo não pode fornecer informações significativas sobre o valor de um tratamento. Um intervalo de confiança estreito ou pequeno indica que se analisássemos uma amostra diferente, estaríamos razoavelmente certos de que obteríamos um resultado semelhante. Um amplo intervalo de confiança indica que temos menos certeza e talvez seja necessário coletar informações de um número maior de pacientes para aumentar nossa confiança. Portanto, intervalos de confiança são influenciados pelo número de pessoas que estão sendo pesquisadas.

B) Teste d de Cohen

O teste d de Cohen (Cohen-d) é usado quando os estudos relatam eficácia através de uma medição contínua, como uma pontuação em uma escala de classificação [32]. O Cohen-d é calculado a partir de dois valores médios e seu desvio padrão (DP), através da seguinte fórmula:

Cohen-d = $\dfrac{\text{Média do grupo experimental - Média do grupo controle}}{\text{DP para amostra inteira}}$

Cohen-d = 0 significa que o agente de tratamento e comparação não possui diferenças de efeito.

Cohen-d > 0 indica o grau em que um tratamento é mais eficaz que o outro. Uma regra convencional é considerar um Cohen-d = 0,2 como pequeno, 0,5 como médio e 0,8 como grande (Tabela 2).

Tamanho relativo	Tamanho do efeito	% do grupo controle abaixo da média do grupo experimental
Pequeno	0,2	58%
Médio	0,5	69%
Grande	0,8	79%

Tabela 2 *Tamanho do efeito pelo score Cohen-d.*

O Cohen-d é frequentemente acompanhado de um intervalo de confiança (IC) para que a confiabilidade da comparação possa ser avaliada. O cálculo de um IC de 95% em torno da pontuação Cohen-d pode facilitar a comparação dos tamanhos de efeito de diferentes tratamentos. Quando tamanhos de efeito de estudos semelhantes têm ICs que não se sobrepõem, isso sugere que os escores Cohen-d provavelmente representam verdadeiras diferenças entre os estudos.

Em estudo recente, Lamberink e colaboradores [34] mostraram que, em 136.212 ensaios clínicos publicados entre 1975 e 2014 extraídos de metanálises da Cochrane, o número de estudos com poder > 80% foi baixo (7%), mas aumentou ao longo do tempo: de 5% em 1975-1979 para 9% em 2010-2014. Em metanálises significativas, a proporção de ensaios com poder adequado aumentou de 9% para 15% nesses anos (o poder médio aumentou de 16% para 23%). Esse aumento deveu-se principalmente ao aumento do tamanho da amostra, enquanto o tamanho do efeito (*effect size*) permaneceu estável com uma mediana de Cohen-d de 0,20 (0,11-0,40). Os autores concluíram que o poder dos ensaios clínicos ainda é problemático. E o tamanho do efeito das intervenções avaliadas pelos estudos ainda é muito pequeno.

C) Risco relativo (RR)

O Cohen-d é útil para estimar o tamanho do efeito a partir de medidas contínuas. Para medidas categóricas, como "melhor" versus "pior" ou "presente" versus "ausente", duas medidas que podem ser usadas para avaliar os efeitos são o risco relativo (RR) e o *odds ratio* (OR). A consideração do RR é particularmente útil em estudos clínicos prospectivos para avaliar diferenças nos tratamentos. Ao tentar interpretar os efeitos do tratamento, o RR pode ser útil para avaliar a magnitude, a direção e a relevância dos efeitos.

O RR é a proporção de pacientes que melhoram com um tratamento dividido pela probabilidade de pacientes que melhoram com um tratamento diferente (ou placebo).

O RR pode variar de zero a infinito. Em um estudo de dois tratamentos, um RR de 1 indica que os resultados não diferiram nos dois grupos, enquanto um RR de 3 indica que o grupo tratamento A teve uma probabilidade três vezes maior do que o grupo tratamento B de mostrar melhora.

O efeito intrínseco de uma terapia (ou fator de risco) está no risco relativo e não no risco absoluto. Isto porque a redução absoluta do risco não depende apenas da terapia, mas também do risco basal do paciente. Esta medida, assim como o número necessário para tratar (NNT), varia de paciente para paciente. Para uma mesma terapia, pacientes de alto risco apresentam um NNT melhor (menor), enquanto pacientes de baixo risco apresentam um NNT pior (maior). Já o efeito relativo do tratamento não é influenciado pelo risco basal do paciente. Assim, a redução de risco relativo (RRR) mede o tamanho do efeito, enquanto a redução de risco absoluto (RRA) mede o impacto do tratamento.

Considere, por exemplo, um estudo no qual 20% dos pacientes do grupo controle morreram, mas apenas 15% dos pacientes que receberam um novo tratamento morreram. A forma mais comum de expressar o impacto do tratamento seria o risco relativo (RR): o risco de eventos para pacientes que recebem o novo tratamento em relação ao risco para pacientes do grupo controle. Neste caso, teríamos:

$$RR = 0{,}15 / 0{,}20 = 0{,}75 (= 75\%)$$

Um RR de 0,75 significa que o novo tratamento reduziu o risco de morte no grupo tratado em 25% (= 1-0,75) em comparação com o grupo controle. A isso damos o nome de redução de risco relativo (RRR), medida frequentemente utilizada nos ensaios clínicos randomizados. Quanto mais próximo o RR estiver de 1, menos eficaz será a terapia. Na análise de sobrevida, o RR é geralmente computado ao longo de um período de tempo e denominado taxa de risco. Em alguns cálculos estatísticos, particularmente o ajuste de covariáveis, o *odds ratio* (OR) é calculado em vez do RR. OR é a proporção de eventos para não eventos no grupo intervenção sobre a proporção de eventos para não eventos no grupo controle. Um OR pode ser razoavelmente interpretado como um RR, desde que o evento seja raro.

D) Odds ratio (OR)

Embora o RR seja uma medida apropriada para estudos prospectivos, como ensaios clínicos randomizados ou estudos de coorte, o OR é adequado para estudos de caso-controle, geralmente quando indivíduos com uma determinada característica são comparados com indivíduos sem a característica. Um benefício adicional do uso de OR em oposição ao RR é que, usando o log de OR na modelagem estatística, variáveis de confusão podem ser controladas. Embora o RR possa ser mais fácil de entender em termos de avaliação da significância das diferenças, o OR pode ser usado para o mesmo objetivo, embora de uma maneira menos intuitiva. Assim como RR, o OR pode ser útil para avaliar a magnitude, direção e relevância dos efeitos.

Para um ensaio clínico, um OR indica o aumento nas chances de melhora (ou piora) que pode estar associado a uma característica secundária em consideração. Um OR também pode ter um intervalo de confiança associado para que a confiabilidade da comparação possa ser avaliada. O OR tem particular utilidade na interpretação de comparações caso-controle retrospectivas. É usado com menos frequência na interpretação de ensaios clínicos randomizados, mas pode ser usado para avaliar resultados positivos (como melhora) e eventos adversos. Comparado com o RR, o OR tem valor em prever a probabilidade de resultados com baixa frequência, como efeitos colaterais, ou avaliar efeitos diferenciais do tratamento em indivíduos com várias características secundárias, como sexo, faixa etária ou condição comórbida.

E) Número necessário para tratar (NNT)

A redução de risco absoluto (RRA) pode ser considerada uma medida do efeito do tratamento, pois reflete o benefício absoluto esperado, levando em consideração o risco de base do paciente. A RRA é a diferença entre a proporção de pacientes do grupo controle com eventos e a proporção de pacientes do grupo intervenção com eventos. No nosso exemplo, a RRA é a seguinte:

$$RRA = 0,20 - 0,15 = 0,05 = 5\%$$

Para que a RRA seja melhor interpretável na prática clínica, seu recíproco, o número necessário para tratar (NNT), é geralmente usado [34]. O NNT é o número de pacientes que precisariam ser tratados com o novo tratamento para prevenir um evento indesejado [35].

$$NNT = 1 / RRA$$

Em nosso exemplo, o NNT seria de 1 / 0,05 = 20. Para evitar uma morte adicional, 20 pacientes necessitariam do tratamento.

O NNT é uma medida relacionada à redução absoluta do risco e é muito útil na avaliação da relevância dos efeitos do tratamento [37].

Um grande efeito do tratamento, na escala absoluta, leva a um pequeno NNT. Um tratamento que leva a uma vida salva para cada 10 pacientes tratados é claramente melhor do que um tratamento concorrente que economiza uma vida para cada 50 tratados. Um NNT especificado corretamente deve sempre fornecer ao comparador o resultado terapêutico, a duração do tratamento necessário para alcançar esse resultado, o IC de 95% e o risco de evento sem tratamento.

Um artigo publicado por Cook e Sackett ilustra bem esse conceito. Através de uma revisão sistemática os autores testaram o efeito do tratamento anti-hipertensivo em pacientes com níveis de pressão diastólica acima e abaixo de 110 mmHg [30]. Os autores utilizaram dados de uma revisão publicada sobre o benefício da terapia anti-hipertensiva para pacientes com hipertensão leve e moderada. Os estudos foram divididos em dois grupos: aqueles em que todos os pacientes tinham pressão arterial diastólica (PAD) < 110 mmHg na entrada e aqueles em que todos os pacientes tinham pressão arterial diastólica (PAD) < 115 mmHg na entrada. Pacientes com PAD < 115 mmHg e que receberam placebo, tiveram uma taxa de AVC em 5 anos de 20%; esse risco é reduzido para 12%

no grupo que recebeu drogas anti-hipertensivas, gerando uma redução de risco absoluta (RRA) de 20-12 = 8% e um número necessário para tratar (NNT) de 13. Já no grupo de pacientes com PAD < 110 mmHg, a RRA de AVC com anti-hipertensivos foi de 0,6%, o que gerou um NNT de 167. Por outro lado, quando os resultados são expressos sob a forma de risco relativo, fica claro como a redução de risco relativo falsamente sugere que o benefício do tratamento é semelhante nos dois grupos (redução de risco relativo em ambos os grupos de 40%).

No entanto, o NNT só pode ser calculado a partir de variáveis dicotômicas e está mais aliado à perspectiva do paciente.

O NNT para uma mesma intervenção pode variar conforme os estudos, dificultando a aplicabilidade clínica devido à dificuldade de extrapolação à realidade. Outra limitação importante é que são estimativas por ponto, ou seja, possui incertezas como toda estimativa. Ademais, é impossível saber, mesmo que corretamente indicado, qual paciente irá se beneficiar daquela conduta.

Embora seja uma parte importante na análise de relevância, é necessário correlacioná-lo ao tipo de desfecho analisado. Um NNT de 40 para morte por todas as causas tem magnitude diferente de um NNT de 40 para redução de infarto agudo do miocárdio.

A Tabela 3 mostra como interpretar de forma lógica o NNT.

Impacto do tratamento		
	Morte	Eventos não fatais
NNT < 25	Muito grande	Grande
NNT 25-50	Grande	Moderado
NNT 50-100	Moderado	Pequeno

Tabela 3 *Impacto do tratamento baseado nos valores de NNT*

F) Área sob a curva (AUC)

O método geralmente conhecido como AUC ou "área sob a curva ROC" também é descrito como a "curva de resposta a drogas e placebo", uma generalização da curva ROC (Figura 15).

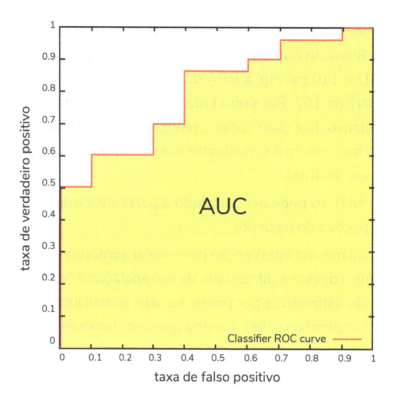

Figura 15 *Exemplo de curva ROC.*

Em qualquer situação em que se possa comparar as consequências clínicas experimentadas por dois pacientes, pode-se usar um tamanho de efeito que chamamos de AUC. Para uma amostra de pacientes A e pacientes B, a AUC é a probabilidade de o paciente A ter um resultado de tratamento preferível ao paciente B, ou seja:

$$AUC = \text{probabilidade}(A > B) + 0{,}5\ \text{probabilidade}(A = B)$$

Assim, se AUC = 0,50, o resultado dos pacientes A é tão provável que não seja melhor do que o dos pacientes B (ou seja, sem efeito), e se AUC = 1,0 significa que todos os pacientes A têm um resultado melhor do que aquele para todos os pacientes B. Se não houvesse diferença entre A e B, a curva ROC coincidiria com a linha diagonal principal, a ROC aleatória (AUC = 0,5). Quanto maior a curva ROC acima do ROC aleatório, maior a vantagem de A sobre B.

Analisemos um importante trabalho científico para entendermos melhor a importância do tamanho do efeito para correta interpretação de um ensaio clínico randomizado. O estudo chama-se EMPA-REG OUTCOME [38]. Este estudo randomizou pacientes com diabetes tipo 2 e doença cardiovascular estabelecida para empagliflozina, um inibidor do cotransportador 2 de sódio-glicose (SGLT-2) no túbulo renal, versus placebo. Trata-se de um estudo de não-inferioridade, o que já soa meio estranho. A hipótese nula é: a empagliflozina é inferior ao nada (placebo). Caso haja significância estatística, com rejeição da hipótese nula (p<0,05) [vamos aqui abstrair momentaneamente o conceito do valor de p], confirma-se que a empagliflozina é não-inferior ao placebo, ou seja, que a empagliflozina não é muito pior que o "nada". O entendimento do pensamento científico nesse tipo de análise estatística de não-inferioridade é que significância estatística significa semelhança e não diferença entre os grupos estudados como nos ensaios de superioridade. Qual o sentido filosófico-científico de se testar não-inferioridade contra placebo? Em outras palavras, alguém compraria um tratamento não muito pior que o placebo? Prossigamos.

Os estudos de não-inferioridade têm o interessante propósito de testar uma nova droga que tenha uma vantagem em relação à droga tradicional de referência, fazendo com que essa vantagem oferecida tenha impacto no paciente, onde essa nova droga não precisa ser melhor, nem equivalente à terapia tradicional. Dessa forma, teria sido mais coerente um ensaio de não-inferioridade do novo tratamento em relação a um tratamento tradicional, como fez o estudo CAROLINA [39], que testou linagliptina, um inibidor de DPP-4, contra glimepirida num ensaio de não-inferioridade. Se bem que, o mesmo grupo de pesquisadores, publicou o estudo CARMELINA [40], de não-inferioridade, que comparou linagliptina versus placebo no mesmo contexto do estudo CAROLINA (pacientes com diabetes tipo 2 e alto risco cardiovascular). Uma justificativa para isso seria a exigência das agências regulatórias no que se refere à segurança cardiovascular dos novos antidiabéticos orais, em face do que ocorreu com a medicação rosiglitazona [41]. De qualquer forma, já que os autores procuraram avaliar além da segurança, a eficácia da nova droga, não faz muito sentido realizar um estudo de não-inferioridade comparando a nova droga contra placebo.

Vamos, então, ao que interessa. A análise do tamanho do efeito da nova intervenção.

Com 3,1 anos de seguimento, a empagliflozina foi associada a uma redução na mortalidade cardiovascular, infarto do miocárdio não fatal ou acidente vascular cerebral não fatal (10,5% versus 12,1%; RR=0,86 IC 95% 0,74-0,99; p=0,04). O mecanismo que explica a redução de eventos cardiovasculares, entretanto, ainda não está claro, e não parece ser apenas pela redução de glicemia, já que a queda dos níveis de HbA1C foi modesta, por volta de 0,5%.

Quando nos deparamos com o resultado de um estudo positivo como foi o EMPA-REG devemos avaliar a precisão do resultado encontrado. Nesse estudo, observamos uma redução de risco relativo (RRR) de 14% do desfecho primário (RRR = 1-RR, ou seja, 1-0,86), sendo o risco relativo de 0,86 com intervalo de confiança de 0,74 a 0,99. Com esse intervalo de confiança sabemos que a RRR média de 14% teria na pior das hipóteses uma RRR de 1% [RRR = 1-0,99] (praticamente ausência de efeito) e na melhor das hipóteses uma RRR de 26% [RRR = 1-0,74]. O que notamos com isso é que há uma grande imprecisão nos resultados encontrados. Mas, ao calcularmos o intervalo de confiança do NNT para analisarmos o benefício real do paciente que fará o uso da medicação, percebemos que a imprecisão é gigantesca! Como calculamos o intervalo de confiança (IC) do NNT pelo risco relativo?

Desfecho no grupo controle 12,1%

12,1% x 1% (pior das hipóteses) = 0,12 → NNT = 100/0,12 = 833

12,1% x 26% (melhor das hipóteses) = 3,14 → NNT= 100/3,14 = 32

A magnitude do benefício que o paciente receberá com a droga testada (empaglifozina) tem um NNT médio de 62 [NNT = 100 / RRA = 100 / 12,1-10,5 = 100 / 1,6] com uma variação de 32 a 883. Em outras palavras, adotaríamos a medicação com NNT de 32? A resposta obviamente seria: SIM! E adotaríamos essa mesma medicação com o NNT de 883? A resposta, por outro lado, seria: NÃO! Isso demonstra o tamanho da imprecisão do resultado. O benefício da redução do desfecho primário (RRR de 14%) não é a certeza de 14%, é uma redução relativa do risco que varia entre 1% e 26%. A magnitude desse benefício com um NNT médio de 62, tem essa imprecisa variação de 32 a 883 pacientes a serem tratados para que apenas 1 paciente desfrute do benefício.

Isso mostra, por exemplo, porque o valor de p não é suficiente para chegarmos a uma conclusão sobre os benefícios clínicos de uma intervenção.

Significância estatística é a probabilidade de que a diferença observada entre dois grupos seja devida ao acaso. Com uma amostra suficientemente grande, um teste estatístico quase sempre demonstra uma diferença significativa, a menos que não exista nenhum efeito, ou seja, quando o tamanho do efeito é exatamente zero; contudo, diferenças muito pequenas, mesmo que significativas, geralmente não fazem sentido. Portanto, relatar apenas o valor de p significativo para uma análise não é adequado para os leitores entenderem completamente os resultados.

Um exemplo comumente citado desse problema é o *Physicians Health Study* com aspirina para prevenir o infarto do miocárdio (IM) [42]. O estudo envolveu mais de 22000 indivíduos, com uma média de 5 anos de seguimento, e mostrou que a aspirina esteve associada a uma redução estatisticamente significante de infarto do miocárdio, sem redução de morte cardiovascular (p<0,00001). O estudo foi encerrado precocemente devido às "evidências conclusivas". Como resultado desse estudo, muitas pessoas foram aconselhadas a tomar aspirina. No entanto, o tamanho do efeito foi muito pequeno: uma mísera diferença de risco absoluto de 0,77%, com r2 = 0,001 (um tamanho de efeito extremamente pequeno).

A estatística é um aspecto fundamental dos ensaios clínicos randomizados. Ela abrange desde o desenvolvimento do projeto e protocolo, monitoramento, análise e gerenciamento de dados até os resultados finais. Os conceitos estatísticos podem ser difíceis de entender para os não estatísticos. No entanto, é importante que os médicos envolvidos nos ensaios clínicos compreendam questões estatísticas fundamentais, a fim de manter a integridade de um estudo. O conhecimento da bioestatística básica e do desenho do estudo é, portanto, o elemento chave para a correta compreensão de um artigo científico.

Sabe-se que os pesquisadores geralmente aplicam inadequadamente métodos estatísticos devido ao pouco entendimento dos conceitos estatísticos. Além disso, aproximadamente metade dos artigos publicados em revistas médicas utiliza incorretamente os métodos estatísticos [43,44].

Existem várias preocupações quando analisamos, do ponto de vista estatístico, um ensaio clínico, tais como:

1. Incorreta interpretação do valor de p

2. Necessidade de apresentar os intervalos de confiança

3. Aderência ao princípio de intenção de tratar

4. Dados ausentes (missing data)

5. Multiplicidade de hipóteses a serem testadas

6. Análises de subgrupos

7. Associação x causalidade

8. Relatório adequado dos resultados do estudo

9. Probabilidade e estatística bayesiana

10. Significância clínica versus significância estatística - tamanho do efeito (Effect size)

Uma solução para melhorar as análises estatísticas dos ensaios clínicos é aquela proposta por Tom Siegfried e que transcrevemos aqui.

1) Não relatar apenas o valor de p

Uma das maiores falhas da pesquisa clínica é a excessiva dependência e má interpretação do valor de p, como já dissemos. Por exemplo, uma metanálise [45] constatou que entre quase 2 milhões de artigos biomédicos publicados nos últimos 25 anos, 96% apelaram ao valor de $p \leq 0,05$ para reivindicar significância de seus resultados. O valor de p deve ser interpretado no contexto de um teste de hipóteses em que são desenvolvidas hipóteses complementares, uma hipótese nula (assumida como verdadeira) e uma hipótese alternativa (que os pesquisadores desejam provar). O valor de p é definido como a probabilidade de observar dados mais extremos que os dados observados, se a hipótese nula for verdadeira (observe que o valor de p não é a probabilidade de uma hipótese ser verdadeira). Se essa probabilidade for baixa (por exemplo, <0,05), então: (1) a observação desses dados é um evento raro ou (2) a hipótese nula não é verdadeira. A prática padrão é rejeitar a hipótese nula (a favor da hipótese alternativa) quando o valor de p for baixo. Se o valor de p não for baixo, haverá uma falha em rejeitar a hipótese nula. Pode-se interpretar os resultados de um teste de hipóteses de maneira semelhante ao resultado de um julgamento em que a hipótese nula é a suposição de inocência e a hipótese alternativa é que a pessoa é culpada. Se houver evidências suficientes para rejeitar a hipótese nula de inocência (ou seja, veredicto de "culpado"), então pode-se concluir que foram encontradas evidências para concluir a culpa. No entanto, se a hipótese nula de inocência não for rejeitada (ou seja, veredicto de "não culpado"), não se pode dizer que a inocência foi comprovada, apenas que houve uma falta de evidência para concluir a culpa. Assim, não se prova a hipótese nula, você apenas falha em rejeitá-la. "Ausência de evidência não é evidência de ausência" [46].

2) Enfatize a estimativa

Uma falha importante nos testes de hipótese nula do tipo sim ou não é que a resposta certa é quase sempre "não". Em outras palavras, uma hipótese nula raramente é verdadeira. Raramente algo que valha a pena testar tem um efeito absolutamente zero. Com dados suficientes, você pode descartar virtualmente qualquer hipótese nula, como apontaram os psicólogos John Kruschke e Torrin Liddell [47].

A questão importante não é se há um efeito, mas quão grande é o efeito. E o teste de hipótese nula não ajuda nisso. "O resultado de um teste de hipótese não revela nada sobre a magnitude do efeito ou a incerteza de sua estimativa, que são as principais coisas que devemos saber", afirmam Kruschke e Liddell [47].

Cumming [48] defende o uso da estatística para estimar a magnitude real do efeito, em vez do teste de hipótese nula, que "nos leva a ver o mundo como preto ou branco, e a formular nossos objetivos de pesquisa e tirar nossas conclusões em termos dicotômicos - um efeito... existe ou existe não."

3) Repense o intervalo de confiança

É importantíssimo que um estudo avalie a precisão do efeito do tratamento testado. Para isso, é fundamental que o estudo forneça os intervalos de confiança. O intervalo de confiança permite uma melhor estimativa do valor deste efeito na população geral e não apenas na amostra utilizada no estudo e, por isso, é importante que os autores forneçam o intervalo de confiança dos efeitos descritos no estudo [49,50].

O intervalo de confiança indica a incerteza ou imprecisão acerca do tamanho do efeito calculado usando a amostra de estudo para estimar o verdadeiro tamanho do efeito na população de origem. Calcular o intervalo de confiança é uma estratégia que leva em conta o erro amostral: o tamanho do efeito e seu intervalo de confiança representam valores plausíveis para a população de origem, e quanto mais estreito é o intervalo de confiança, maior é a certeza de que a estimativa baseada na população de estudo representa o verdadeiro tamanho do efeito na população de origem. Um resultado anunciado como "estatisticamente significativo", por exemplo, pode ter um intervalo de confiança que cobre uma faixa tão ampla que o tamanho real do efeito pode ser pequeno ou gigantesco.

Quando se calcula um intervalo de confiança, o tamanho do intervalo é determinado pelo tamanho da amostra (Figura 16).

O intervalo de confiança no nível 95% (IC 95%) significa que o resultado estará dentro daquele intervalo em 95 dos 100 estudos hipoteticamente realizados. Quanto mais estreito o intervalo de confiança, mais precisa é a estimativa.

Existe uma relação única entre o intervalo de confiança de 95% e o nível de significância bicaudal de 5%. Quando o intervalo de confiança de 95% para diferenças de efeito não inclui 0 para medidas de associação absolutas (diferenças de médias, por exemplo) ou 1 para medidas de associação relativas (razões de chances, por exemplo), pode-se inferir que a associação é estatisticamente significativa ($p < 0,05$). A vantagem do intervalo de confiança de 95% sobre o valor de p é que o intervalo de confiança de 95% fornece informações sobre o tamanho do efeito (effect size), a incerteza da estimativa na população e a direção do efeito.

Lembre-se de que boa parte dos grandes ensaios clínicos são desenhados para mostrar pequenas diferenças que se tornam "estatisticamente relevantes" e servem para "vender" uma droga ou um procedimento. No entanto, estas pequenas diferenças podem não ter nenhum significado clínico. Por isso, conclusões baseadas única e exclusivamente em valores de p são inaceitáveis.

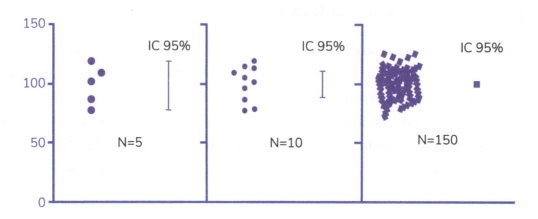

Figura 16 *Intervalo de confiança para 3 amostras com tamanhos diferentes.*

4) Melhora das metanálises

Como observam Kruschke e Liddell [47], cada amostra de uma população produzirá uma estimativa diferente de um efeito. Portanto, nenhum estudo fornece um resultado completamente confiável. "Portanto, devemos combinar os resultados de todos os estudos comparáveis para obter uma estimativa mais estável do verdadeiro efeito subjacente". A combinação de estudos em uma metanálise já é prática comum, mas as condições necessárias para uma metanálise confiável raramente são atendidas [46]. Por um lado, é importante obter resultados de todos os estudos sobre o assunto, mas muitos não são publicados e estão indisponíveis. Estudos que descobrem um suposto efeito têm mais probabilidade de serem publicados do que aqueles que não o fazem, enviesando metanálises para validar efeitos que realmente não existem.

Uma metanálise de vários estudos pode, em princípio, aumentar a precisão do tamanho estimado de um efeito. Porém, a maioria das metanálises geralmente cria amostras muito grandes para que pequenos efeitos alegados possam alcançar significância estatística em um teste de hipótese nula. Uma abordagem melhor é enfatizar a estimativa e esquecer o teste de hipóteses. "A metanálise não precisa usar testes estatísticos de hipótese nula", argumenta Cumming [48].

5) Exigir pré-registro dos desenhos dos estudos

Uma questão relacionada à transparência é a necessidade de registrar antecipadamente os planos experimentais. Muitos dos problemas da ciência decorrem de práticas estatísticas de má qualidade, como escolher o resultado a ser relatado depois de testar várias coisas diferentes e encontrar uma que se mostrou estatisticamente significativa. Financiadores e periódicos devem exigir que todos os experimentos sejam pré-registrados, com declarações claras sobre o que está sendo testado e como as estatísticas serão aplicadas. Na maioria dos casos, por exemplo, é importante especificar antecipadamente qual será o tamanho da amostra, impedindo a técnica desonesta de continuar aumentando a amostra até que você obtenha o resultado desejado. Esse programa de pré-registro já foi implementado para ensaios clínicos, como o clinicaltrials (https://clinicaltrials.gov).

6) Alterar a estrutura de incentivos

Auxílios à pesquisa, promoção, fama e fortuna são normalmente alcançados por muitos pesquisadores através da publicação de artigos. O sistema atual é mantido refém por esses incentivos.

A solução real para as descrições estatísticas ruins virá quando os autores aprenderem mais sobre o desenho e as estatísticas da pesquisa; quando os estatísticos melhorarem sua capacidade de comunicar as estatísticas aos autores, editores e leitores; quando os pesquisadores começam a envolver estatísticos no início da pesquisa, e não apenas no final; quando os editores de manuscritos começarem a entender e aplicar as diretrizes estatísticas; quando mais periódicos conseguirem examinar com mais cuidado os artigos contendo análises estatísticas; e quando os leitores aprenderem a interpretar estatísticas e começarem a esperar, senão exigir, relatórios estatísticos adequados.

REFERÊNCIAS

1. McKenzie R, O'Fallon A, Dale J, et al. Low-dose hydrocortisone for treatment of chronic fatigue syndrome: a randomized controlled trial. JAMA 1998;280:1061-6.

2. Fisher RA. The arrangement of field experiments. Journal of the Ministry of Agriculture of Great Britain 1926;33:503-13.

3. Amrhein V, Greenland S, McShane B. Scientists rise up against statistical significance. Nature 2019;567(7748):305-7.

4. Schafranski MD. Medicina Baseada em Evidências - Novo Paradigma ou Pseudociência? Rev Bras Cir Cardiovasc 2012;27(2):334-7.

5. Ziliak ST, McCLoskey DN. The cult of statistical significance: how the standard error costs US jobs, justice, and lives. Ann Arbor: University of Michigan Press; 2008.

6. Johnson VE. Revised standards for statistical evidence. Proceedings of the National Academy of Sciences 2013;110 (48):19313-7.

7. Wetzels R, Matzke D, Lee MD et al. Statistical evidence in experimental psychology: An empirical comparison using 855 t tests. Perspect Psychol Sci 2011;6(3):29-8.

8. Colquhoun D. An investigation of the false discovery rate and the misinterpretation of p-values. R Soc Open Sci 2014;1(3):140216.

9. Benjamin DJ, Berger JO, Johannesson M, et al. Redefine statistical significance. Nat Hum Behav 2018;2(1):6-10.

10. Gelman A, Carlin J. Beyond Power Calculations: Assessing Type S (Sign) and Type M (Magnitude) Errors. Perspect Psychol Sci 2014;9(6):641-51.

11. Fanelli D, Costas R, Ioannidis JP. Meta-assessment of bias in science. Proc Natl Acad Sci U S A 2017;114(14):3714-9.

12. Sterne JAC, Smith GD, Cox DR. Sifting the evidence - what's wrong with significance tests? Another comment on the role of statistical methods. BMJ 2001;322:226-31.

13. Browner WS, Newman TB. Are all significant P values created equal? The analogy between diagnostic tests and clinical research. JAMA 1987;257:2459-63.

14. Goodman SN, Royall R. Evidence and scientific research. Am J Public Health 1988;78:1568-74.

15. Hunter JM. Editorial 1- ethics in publishing; are we practising to the highest possible standards? Br J Anaesth 2000;85:341-3.

16. Altman DG, Bland M. Statistics notes: absence of evidence is not evidence of absence. BMJ 1995;311:485.

17. Cannon CP, Weintraub WS, Demopoulos LA, et al. Comparison of early invasive and conservative strategies in patients with unstable coronary syndromes treated with the glycoprotein IIb/IIIa inhibitor tirofiban. N Engl J Med 2001;344:1879-87.

18. Sackett DL. Superiority, equivalence and noninferiority trials. In: Haynes RB, Sackett DL, Guyatt GH, Tugwell P, editors. The Principles Behind the Tactics of Performing Therapeutic Trials. Clinical Epidemiology: How to Do Clinical Practice Research. 3rd edition. Philadelphia, PA: Lippincott Williams & Wilkins, 2006: 193-6.

19. Kaul S, Diamond DA. Trial and Error. How to Avoid Commonly Encountered Limitations of Published Clinical trials. J Am Coll Cardiol 2010;55:415-27.

20. Diamond GA, Kaul S. Bayesian approaches to the analysis and interpretation of clinical megatrials. J Am Coll Cardiol 2004;43:1929-39.

21. Burton PR, Gurrin LC, Campbell MJ. Clinical significance not statistical significance: a simple Bayesian alternative to p values. J Epidemiol Comm Health 1998;52:318-23.

22. Brophy JM, Joseph L. Placing trials in context using Bayesian analysis. GUSTO revisited by Reverend Bayes. JAMA 1995;273:871-5.

23. Cohen J. Things I have learned (so far). Am Psychol 1990;45:1304-12.

24. Altman DG. Confidence intervals in research evaluation. ACP J Club 1992;Suppl 2:A28-9.

25. Berry G. Statistical significance and confidence intervals [Editorial]. Med J Aust 1986;144:618-9.

26. Braitman LE. Confidence intervals extract clinically useful information from data [Editorial]. Ann Intern Med 1988;108:296-8.

27. Simon R. Confidence intervals for reporting results of clinical trials. Ann Intern Med 1986;105:429-35.

28. Cohen J. Statistical power analysis for the behavioral sciences (2nd ed.). Hillsdale, NJ: Erlbaum, 1988.

29. Cohen J. A power primer. Psychological Bulletin 1992;112(1):155-9.

30. Schneider AL, Darcy RE. Policy Implications of Using Significance Tests in Evaluation Research. Eval Rev 1984;8:573.

31. Snyder P, Lawson S. Evaluating Results Using Corrected and Uncorrected Effect Size Estimates. J Exp Educ 1993;61(4):334-49.

32. Siontis GCM and Ioannidis JPA. Risk factors and interventions with statistically significant tiny effects. Int J Epidemiol 2011;40(5):1292-307.

33. Cohen J. The statistical power of abnormal-social psychological research: a review. J Abnorm Soc Psychol 1962;65:145-53.

34. Lamberink HJ, Otte WM, Sinke MRT, et al. Statistical power of clinical trials increased while effect size remained stable: an empirical analysis of 136,212 clinical trials between 1975 and 2014. J Clin Epidemiol 2018;102:123-8.

35. Osiri M, Suarez-Almazor ME, Wells GA, et al.Number needed to treat (NNT): implication in rheumatology clinical practic Ann Rheum Dis 2003;62:316-21.

36. Laupacis A, Sackett DL, Roberts RS. An assessment of clinically useful measures of the consequences of treatment N Engl J Med 1988;318:1728-33.

37. Cook RJ, Sackett DL. The number needed to treat: a clinically useful measure of treatment effect. BMJ 1995;310:452-4.

38. Zinman B, Wanner C, Lachin JM, et al. Empagliflozin, Cardiovascular Outcomes, and Mortality in Type 2 Diabetes. N Engl J Med 2015;373:2117-28.

39. Rosenstock J, Kahn SE, Johansen OE, et al. Effect of Linagliptin vs Glimepiride on Major Adverse Cardiovascular Outcomes in Patients With Type 2 Diabetes. JAMA 2019;322(12):1155-66.

40. Rosenstock J, Perkovic V, Johansen OE, et al. Effect of Linagliptin vs Placebo on Major Cardiovascular Events in Adults With Type 2 Diabetes and High Cardiovascular and Renal Risk. JAMA 2019;321(1):69-79.

41. Rosiglitazone no longer recommended. Lancet 2008;372(9649):1520.

42. Bartolucci AA, Tendera M, Howard G. Meta-analysis of multiple primary prevention trials of cardiovascular events using aspirin. Am J Cardiol 2011;107(12):1796-801.

43. Altman DG, Bland JM. Improving Doctors' Understanding of Statistics. J R Statist Soc A 1998;154:223-67.

44. Glantz SA. How to Detect, Correct and Prevent Errors in the Medical Literature. Biostatistics 1980;61:1-7.

45. Chavalarias D, Wallach JD, Li AHT, Ioannidis JPA. Evolution of reporting P values in the biomedical literature, 1990-2015. JAMA 2016;315(11):1141-8.

46. Altman DG, Bland JM. Absence of Evidence is Not Evidence of Absence. BMJ 1995;311:485.

47. Kruschke J and Liddell T. The Bayesian New Statistics: Hypothesis Testing, Estimation, Meta-Analysis, and Power Analysis from a Bayesian Perspective. Psychon Bull Rev 2018;25(1):178-206.

48. Cumming G. The New Statistics. Why and How. Psychological Science 2014;25(1):7-29.

49. Lopez-Jimenez F. Clinical interpretation of statistical significance. Rev Invest Clin 1996;48:231-8.

50. Attia A. Why should researchers report the confidence interval in modern research? Middle East Fertil Soc J 2005;10:78-81.

CAPÍTULO 8

MEDICINA BASEADA EM EVIDÊNCIAS VERSUS MEDICINA BASEADA EM CIÊNCIAS

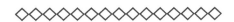

Resultados positivos têm cerca de duas vezes mais chances de serem publicados do que resultados negativos. Este é um câncer no cerne da medicina baseada em evidências.

Ben Goldacre

A MBE representa uma mudança de paradigma? Para responder a essa pergunta, precisamos especificar a alternativa com a qual estamos comparando a MBE. Uma alternativa à MBE é a abordagem da ciência básica: estudar os mecanismos fisiológicos do corpo e as propriedades bioquímicas das drogas. Pensamos que a MBE claramente não é uma mudança de paradigma em relação a isso, pois a MBE é complementar à ciência básica [1].

A principal fraqueza da MBE é que ela se baseia, como o nome indica, apenas em evidências clínicas para determinar se um tratamento é apropriado ou não. Isso pode soar razoável, mas deixa deliberadamente uma parte importante da evidência científica de escanteio: a plausibilidade.

Quando a MBE foi proposta pela primeira vez, a ideia era que os médicos não deveriam usar tratamentos simplesmente porque fazem sentido. Precisamos de evidências para mostrar que os tratamentos são realmente seguros e eficazes. Isso é razoável, mas a solução foi eliminar o "sentido" (ou plausibilidade) da equação. Cada tratamento era considerado conceitualmente como uma lousa em branco ou com igualdade de condições - a única coisa que importava era a evidência clínica.

Infelizmente, a MBE veio aproximadamente ao mesmo tempo em que as práticas de saúde duvidosas estavam sendo renomeadas como "medicina complementar e alternativa" (MCA). Ao nivelar o campo de jogo, a MBE inadvertidamente removeu a objeção primária à maioria das modalidades da MCA: elas são altamente implausíveis. Não ocorreu aos primeiros defensores da MBE que alguém iria seriamente propor um tratamento altamente implausível e tentar estudá-lo cientificamente? Os proponentes da MCA se apaixonaram pela MBE, porque lhes deu a oportunidade de apresentar seus tratamentos com uma aparência de legitimidade científica. Para a MCA, se você puder apontar qualquer evidência (não importa quão pobre e conflitante), então você pode chamar sua prática de "baseada em evidências".

Um dos portadores da MBE é a *Cochrane Collaboration*, que publica revisões sistemáticas de questões clínicas. As revisões da *Cochrane* rapidamente se tornaram maduras para a exploração da MCA. Um exemplo é uma revisão da Cochrane sobre a substância homeopática *Oscillococcinum* para o tratamento da gripe [2]. Se alguma coisa deve ser tratada como tendo uma tosca plausibilidade, é isso. No entanto, os autores concluíram:

> *"Embora promissores, os dados não foram suficientemente fortes para fazer uma recomendação geral para o uso do Oscillococcinum no tratamento de primeira linha de síndromes do tipo gripal e influenza. Mais pesquisas são necessárias, mas os tamanhos de amostra necessários são grandes. A evidência atual não apoia um efeito preventivo de medicamentos*

homeopáticos do tipo de *Oscillococcinum* em *síndromes influenza* e *influenza-like*" [2].

Enquanto eles estão essencialmente dizendo que a evidência é negativa, eles caracterizam o tratamento como "promissor" e recomendam "mais pesquisas".

A medicina baseada em ciências (MBC) adotaria uma abordagem diferente. Uma revisão da MBC consideraria explicitamente a plausibilidade científica, trazendo à compreensão a física, química e biologia, que representam um corpo de evidências científicas muito maior e mais confiável do que os poucos estudos clínicos com *Oscillococcinum*. Também consideraria a totalidade da pesquisa em homeopatia no contexto da nossa compreensão atual dos padrões de evidência na literatura médica.

Uma revisão da MBC concluiria que a base científica para a existência de *Oscillococcinum* não é convincente para dizer o mínimo, e na verdade é uma pseudociência. A homeopatia em si também se qualifica como pseudociência, porque está em desacordo com nossa compreensão básica de física e química. Teríamos de rejeitar todo o conhecimento acumulado ao longo dos séculos para que a homeopatia se aproximasse de um grau de plausibilidade aceitável. E qualquer mecanismo proposto para o funcionamento da homeopatia teria de violar princípios científicos assentes em bases muito mais sólidas que qualquer ensaio clínico - que são propícios a vieses e erros.

Portanto, temos uma aplicação ineficaz de uma substância inexistente. Além disso, não há razão científica para presumir que esse tratamento seja eficaz para a gripe. Finalmente, a evidência clínica é insuficiente (sem surpresa) para concluir que o tratamento funciona. Como um todo, parece que esse tratamento não é promissor, e qualquer pesquisa adicional seria um desperdício de recursos a ponto de ser antiético.

Assim, a MBC parte do pressuposto de que a MBE apresenta algumas limitações por colocar demasiada ênfase nos resultados de estudos clínicos e pela exclusão da plausibilidade na avaliação de novos dados.

Num primeiro olhar, estes dois pontos parecem irrelevantes. Mas são essenciais para distinguir de que modo a MBE, aos olhos da MBC, pode nos levar a conclusões errôneas.

Os ensaios clínicos randomizados e controlados são uma ferramenta para eliminar vieses de julgamento na avaliação de tratamentos. Mas estes ensaios não estão livres de outros erros – vieses inconscientes, análises post-hoc, estudos não comparáveis, erros estatísticos, conclusões errôneas, fraude, etc.

E no léxico da MBE, a evidência é quase sempre sinônimo de ensaios clínicos randomizados e controlados. Os estudos experimentais, baseados em fisiologia, investigação em laboratório e ciência básica são pouco valorizados e considerados apenas quando não existem ensaios clínicos.

A MBC considera que a MBE não avalia racionalmente toda a evidência científica disponível. O conhecimento científico é um conjunto de diferentes disciplinas e ignorar, por exemplo, conceitos básicos de fisiologia ou de química, ou estudos preliminares em laboratório não é avaliar devidamente toda a evidência.

É aí que pode se estruturar uma crítica ao tratamento das hipercolesterolemias, seja em prevenção primária seja em prevenção secundária, como veremos a seguir.

Mas talvez nem tudo seja cinzento. Por exemplo, estas questões de plausibilidade e ciência básica serviram de base para criticar as conclusões de uma revisão sistemática sobre oração intercessora.

Na revisão sistemática original pode-se ler:

> "As evidências apresentadas até agora são interessantes o suficiente para justificar mais estudos sobre os aspectos humanos dos efeitos da oração. No entanto, é impossível provar ou refutar em estudos qualquer suposto benefício que deriva da resposta de Deus à oração" [3].

A revista, por sua vez, assim concluiu:

> "A mistura de argumentos teológicos e científicos da revisão da Cochrane é infundada e inútil e, se aceita, tornará todos os esforços científicos sem sentido. A revisão fracassa em atender aos altos padrões exigidos pelas revisões da Cochrane e, portanto, sugerimos que seja retirada" [4].

É curioso descobrir que uma revisão sistemática sobre oração intercessora sirva de exemplo para explicar como a mera introdução do conceito de plausibilidade nos pode elucidar como a MBE, como tem sido praticada até agora, pode nos conduzir ao erro.

O eminente professor da *Stanford University*, John Ioannidis fez uma forte análise crítica dos trabalhos clínicos publicados até o ano de 2005. Ele mostrou que a maioria dos estudos publicados chega a conclusões errôneas, não apresenta metodologias replicáveis (ou seja, sem fonte de confirmação) e apresenta um forte viés falso-positivo. Argumenta que a pesquisa não está sendo adequadamente representada e é resumida apenas em valores de p [5]. Este efeito é agravado em proporção à implausibilidade da questão clínica.

Simmons e colaboradores demonstraram que, ao explorar o "grau de liberdade", quase qualquer conjunto de dados pode parecer estatisticamente significativo [6]. Em outras palavras, é possível manipular os dados apenas tomando decisões sobre como coletar e analisar os dados que podem alcançar um resultado falsamente, porém, estatisticamente significativo. Estudos individuais, portanto, raramente devem ser convincentes. Os dados só são verdadeiramente confiáveis quando são replicados de forma independente, especialmente de uma forma que elimina os graus de liberdade.

Em um comentário para a revista Nature, Regina Nuzzo fez duras críticas sobre o excesso de confiança nos valores de p, que é a medida estatística sobre se os dados são ou não significativos e, portanto, se devem ser levados a sério [7]. Como vimos, valores de p não são tão confiáveis quanto muitos supõem.

Em julho de 2019, a revista *The New England Journal of Medicine*, publicou uma análise em que se discute o abandono dos valores de p para descrever os resultados dos desfechos primários dos seus artigos publicados. A revista menciona que os artigos recém-publicados vêm relatando apenas as razões de risco e os intervalos de confiança para os efeitos de uma intervenção, limitando o uso de valores de p para comparações secundárias e outras comparações. Diz a revista que os editores e consultores estatísticos estão cada vez mais preocupados com o uso excessivo e a interpretação errônea de testes de significância e valores de p na literatura médica [8]. Isso, no entanto, ainda é pouco.

Conclusão

A filosofia central da MBC é usar a melhor conclusão possível que a ciência atualmente tem a oferecer na tomada de decisões clínicas. Isso inclui os estudos clínicos mais rigorosos possíveis. No entanto, também deve considerar a ciência pré-clínica e básica. Isso significa considerar a plausibilidade científica geral de qualquer alegação clínica. A evidência clínica enfrenta muitos desafios, incluindo viés do pesquisador, viés de publicação e os caprichos da análise estatística. A maioria dos estudos realizados são imperfeitos (eles podem ser muito pequenos, não contabilizar suficientemente todas as variáveis, podem ter falhas no cegamento e precisam fazer muitas escolhas - como quais resultados medir e comparar).

Muitas vezes, leva décadas para que a pesquisa clínica progrida a ponto de termos ensaios clínicos altamente rigorosos e definitivos. Enquanto isso, temos que tomar decisões com base em evidências imperfeitas. A plausibilidade da ciência básica ajuda a contextualizar as evidências clínicas, melhorando nossa capacidade de tomar decisões confiáveis com base em dados clínicos preliminares. É por isso que MBE deve evoluir na direção da MBC.

REFERÊNCIAS

1. Sehon SR, Stanley DE. A philosophical analysis of the evidence-based medicine debate. BMC Health Services Research 2003;3:14.

2. Vickers AJ, Smith C. Homoeopathic Oscillococcinum for preventing and treating influenza and influenza-like syndromes. Cochrane Database Syst Rev 2006;(3):CD001957.

3. Roberts L, Ahmed I, Hall S. Intercessory prayer for the alleviation of ill health. Cochrane Database Syst Rev 2007(1):CD000368.

4. Jørgensen KJ, Hróbjartsson A, Gøtzsche PC. Divine intervention? A Cochrane review on intercessory prayer gone beyond science and reason. J Negat Results Biomed 2009;8:7.

5. Ioannidis JPA. Why Most Published Research Findings Are False. PLoS Med 2005;2(8):e124.

6. Simmons JP, Nelson LD, Simonsohn U. False-positive psychology: undisclosed flexibility in data collection and analysis allows presenting anything as significant. Psychol Sci 2011;22(11):1359-66.

7. Nuzzo R. Scientific method: Statistical errors. Nature 2014;506:150-2.

8. Harrington D, D'Agostinho RB, Gatsonis C, et al. New Guidelines for Statistical Reporting in the Journal. N Engl J Med 2019;381(3):285-6.

CAPÍTULO 9

PRAGMATISMO NA MEDICINA

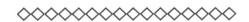

No particular results then, so far, but only an attitude of orientation, is what the pragmatic method means. The attitude of looking away from first things, principles, 'categories', supposed necessities; and of looking towards last things, fruits, consequences, facts.

William James [1]

CAPÍTULO 9

PRAGMATISMO
NA MEDICINA

O pragmatismo surgiu nos Estados Unidos no final do século XIX e começo do século XX, mais precisamente em 1870 quando um grupo de intelectuais de Cambridge, Massachusetts, se reuniu para discutir filosofia. Esse grupo, de maneira irônica, se auto-denominou *The Metaphysical Club* - uma alusão crítica à metafísica clássica e ao mesmo tempo uma tomada de posição em defesa de uma metafísica pragmática. O grupo incluía, entre outros pensadores, William James, Charles Sanders Peirce, Oliver Wendell Holmes Jr. e Nicholas Saint John Green.

O pragmatismo, em termos filosóficos, é uma corrente de pensamento que considera o valor prático como critério da verdade. Ser pragmático, portanto, é ter objetivos bem definidos.

O pragmatismo fundamenta-se na noção de que uma ideia é desprovida de sentido se não ela não tem relação com a experiência. Ações concretas precisam fundamentar uma determinada teoria. Por isso, podemos dizer, sem sombras de dúvida, que o pragmatismo é a base filosófica da medicina baseada em evidências.

Importante termos em mente esses avanços conceituais para entendermos a ciência do século XXI.

Uma reflexão não pragmática pode nos levar à seguinte questão: qual forma de fazer conhecimento nos aproxima da "verdade"? Os defensores da MBE responderam essa questão ao propor uma "hierarquia de evidências" para ordenar os diferentes métodos. A "hierarquia de evidências" nos diz que revisões sistemáticas de ensaios clínicos randomizados (ECRs) são as formas mais valiosas de evidência, seguidos pelos ECRs individuais, estudos não controlados, estudos de coorte, estudos descritivos e relato de casos. Essa hierarquia prioriza métodos experimentais e quantitativos e deslegitima estudos de caso ou métodos qualitativos. A hierarquia tem sido criticada na literatura médica, uma vez que os ECRs não conseguem elucidar os processos pelos quais os resultados foram produzidos. Uma abordagem pragmática acrescenta um quadro útil a tais críticas, argumentando que não existe um método absolutamente "melhor", mas cada método é bom para atingir fins específicos. Para fazer um julgamento sobre os méritos relativos das diversas práticas de conhecimento, um pragmático perguntaria primeiro: Em relação a quais interesses estamos julgando essas práticas?

Tem havido, no entanto, uma tentativa por parte da MBE de minimizar as críticas à hierarquia de evidências, com a introdução dos assim chamados estudos pragmáticos.

Estudos pragmáticos são estudos conduzidos em condições menos rígidas, mais próximas à realidade da prática clínica, com o objetivo de estabelecer uma base científica adequada para tomada de decisão.

Schwartz e Lellouch propuseram uma distinção entre estudos explanatórios, que confirmam uma hipótese fisiológica ou clínica, e ensaios pragmáticos, que informam uma decisão clínica, fornecendo evidências para a adoção da intervenção na prática clínica do mundo real [2].

Os estudos pragmáticos podem ser caracterizados por [3]:

- Recrutamento de investigadores e participantes:

  * Elegibilidade: Até que ponto os participantes do estudo são semelhantes aos pacientes que recebem a mesma intervenção se ela fizesse parte do tratamento habitual?
  * Recrutamento: Quanto esforço extra é feito para recrutar participantes para além do que é usado no ambiente de cuidados habituais?
  * Cenário: Quão diferentes são os cenários do estudo do cenário habitual de cuidado ao paciente?

- Intervenção e sua entrega

  * Organização: Quão diferentes são os recursos, a experiência do provedor e a organização da prestação de cuidados no grupo intervenção do estudo daqueles disponíveis no tratamento habitual?
  * Flexibilidade na entrega: Quão diferente é a flexibilidade em como a intervenção é fornecida a partir da flexibilidade nos cuidados habituais?
  * Flexibilidade na aderência: Quão diferente é a flexibilidade na forma como os participantes são monitorados e incentivados a aderir à intervenção a partir da flexibilidade prevista nos cuidados habituais?

- Seguimento dos participantes: Quão diferente é a intensidade da medição e o seguimento dos participantes do estudo do seguimento típico nos cuidados habituais?

- Determinação e análise dos resultados

  * Desfecho primário: Até que ponto o desfecho primário do estudo é relevante para os participantes?
  * Análise primária: Até que ponto todos os dados são incluídos na análise do desfecho primário?

Muitos estudos podem ser considerados pragmáticos em relação a pelo menos uma dessas características, mas poucos são verdadeiramente pragmáticos em todas.

Para provar essa hipótese, Janiaud e colaboradores realizaram uma análise dos estudos pragmáticos recentemente publicados [4]. Os autores concluíram que os ensaios clínicos randomizados rotulados como pragmáticos são principalmente ensaios multicêntricos randomizados ao nível dos participantes. Eles tipicamente comparam uma intervenção de interesse com o cuidado usual ou com o mesmo tipo de intervenção que usa diferentes modos de administração, e são conduzidos em um único país. Notavelmente, os ensaios clínicos randomizados ditos pragmáticos (79%) foram apoiados apenas por fundos públicos. Poucos estudos tiveram mais de 12 meses de seguimento, mas a maioria dos estudos levou vários anos para ser publicada, sugerindo atrasos tanto no recrutamento quanto na publicação após o término. Além disso, os autores mostraram que a maioria não dispunha de protocolos publicamente disponíveis. Os autores de 45% dos artigos não justificaram ou discutiram o pragmatismo alegado de seus estudos, e muitas outras justificativas eram questionáveis e pobres de conteúdo.

O termo pragmático no título pode ser atraente para os leitores e tomadores de decisão, mas a inclusão do termo pode não garantir a aplicação do pragmatismo. O uso de ferramentas como o PRECIS-2 [5] para avaliar o grau de pragmatismo pode ajudar a comunidade científica a rotular adequadamente os projetos de estudo de maneira transparente e padronizada.

E porque, nos últimos anos, tem se dado tanta importância aos estudos pragmáticos? Provavelmente porque os estudos experimentais apresentam execução complexa e cara, o que faz com que muitas práticas em saúde sejam baseadas em estudos não experimentais, ou em ensaios clínicos randomizados.

Portanto, será que os estudos pragmáticos resolvem o problema da MBE? Provavelmente, não!

REFERÊNCIAS

1. James W. Pragmatism: A New Name for Some Old Ways of Thinking Lecture II, "What Pragmatism Means", 1907.

2. Schwartz D, Lellouch J. Explanatory and pragmatic attitudes in therapeutical trials. J Chronic Dis 1967;20:637-48.

3. Ford I, Norrie J. Pragmatic Trials. N Engl J Med 2016;375:454-63.

4. Janiaud P, Dal-Ré R, Ioannidis JPA. Assessment of Pragmatism in Recently Published Randomized Clinical Trials. JAMA Intern Med 2018;178(9):1278-80.

5. Loudon K, Treweek S, Sullivan F, et al. The PRECIS-2 tool: designing trials that are fit for purpose. BMJ 2015;350:h2147.

CAPÍTULO 10

O CRITICISMO NA MEDICINA MODERNA

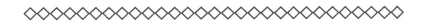

Onde está a sabedoria que nós perdemos no conhecimento?
Onde está o conhecimento que nós perdemos na informação?

Thomas Stearns Eliot, The Rock, 1934

CAPÍTULO 10

O CRITICISMO NA MEDICINA MODERNA

Voltemos a Kant. Lembremos do que o sábio filósofo nos disse: "a crítica é um convite feito à razão para empreender de novo a mais difícil das tarefas, o conhecimento de si mesma, e para instituir um tribunal que a garanta nas suas pretensões legítimas e que possa, em contrapartida, condenar todas as usurpações sem fundamento" [1].

Essa frase aplica-se perfeitamente à moderna MBE e como se chegam a resultados muitas vezes sem fundamento, baseados apenas na valorização estatística.

Sem dúvida alguma o século XX foi marcado por um extraordinário avanço da medicina. A especulação filosófica deu lugar à experimentação. No entanto, se por um lado toda essa evolução possibilitou um ganho na expectativa de vida da população e o surgimento de novos medicamentos e novas intervenções que proporcionam a cura ou o controle satisfatório de muitas doenças, a menoridade, como bem descreveu Kant, de alguns pesquisadores e muitos médicos têm tornado a medicina um objeto de interesses mercantilistas, em detrimento do bem-estar da população.

Uma análise crítica dos trabalhos científicos e dos métodos empregados torna-se cada vez mais fundamental e coloca em xeque a tão propalada MBE.

Augusto Cury, em seu livro "Seja líder de si mesmo" [2] já nos alertava que não devemos ser guiados por pensamentos e teorias, muitas das vezes equivocados, elaborados por outras pessoas. Isso pode ser perfeitamente aplicado às ciências. Ou como você acha que Copérnico colocou em dúvida a teoria geocêntrica ptolomaica de que a Terra era o centro do Universo, indo contra os dogmas eclesiásticos de sua época? Interessante fazer um paralelo entre a ciência e medicina atuais e aquilo que Augusto Cury sugere, de forma psicofilosófica, em seu livro: a técnica DCD, ou seja, Duvidar, Criticar e Determinar. Trazendo para nossa realidade médica, poderíamos assim interpretar:

- **Duvide** daquilo que é uma verdade estabelecida, mas que não está tão claro assim. Exemplos: quanto mais baixo o LDL colesterol, menor é a taxa de morte cardíaca? Cirurgia de revascularização do miocárdio reduz mortalidade em pacientes com doença arterial coronariana e disfunção ventricular esquerda? Aspirina reduz a taxa de eventos cardiovasculares em pacientes com doença coronariana crônica?

- **Critique:** para um bom pesquisador, é mais útil criticar do que aplaudir, porque sem críticas, sem insatisfação, sem o debate, não há progresso. É preciso haver oposição, assim como na política. A unanimidade é burra, e leva-nos ao obscurantismo.

- **Determine:** a partir da dúvida e da crítica, elabore estratégias, explicações, análises para determinar o melhor caminho quanto ao entendimento correto de uma determinada hipótese.

Portanto, em medicina, observação, experiência e julgamento são mais importantes na prática clínica do que instrumentos sofisticados usados para diagnosticar e até mesmo curar.

A partir do que foi exposto, vamos analisar de forma crítica a Hipótese Lipídica. E convido você a pensar. Desfaça-se de seus pré-conceitos. Sapere aude, caro leitor!

REFERÊNCIAS

1. Kant I. Crítica da Razão Pura. Lisboa: Fundação Calouste Gulbenkian, 2001. Introdução, Seção I.

2. Cury A. Seja líder de si mesmo. Ed. Sextante, Edição 1, 2004.

CAPÍTULO 11

HIPERCOLESTEROLEMIA E ATEROSCLEROSE: A HIPÓTESE LIPÍDICA

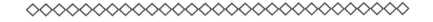

A grande tragédia da ciência - o assassinato de uma bela hipótese por um fato horrível.

Thomas Huxley

CAPÍTULO 11

HIPERCOLESTEROLEMIA E ATEROSCLEROSE: A HIPÓTESE LIPÍDICA

11.1. Breve explicação sobre a fisiologia do colesterol

É evidente que as estatinas inibem a produção do colesterol – e elas fazem isso muito bem. Mas será que os médicos esqueceram o que aprenderam nas aulas de bioquímica a respeito das muitas funções bioquímicas do colesterol?

Cada célula do corpo humano é composta por colesterol. O colesterol é um constituinte primário que fornece integridade às membranas celulares. Sem níveis adequados de colesterol, as células desintegram-se na corrente sanguínea. Outra função crítica do colesterol é servir como um antiinflamatório, impedindo a formação de lipídios pró-inflamatórios, que quando presentes, geram grandes quantidades de radicais livres. Por exemplo, se não ligado, o ácido araquidônico (AA), uma das gorduras provenientes do ômega-6, pode converter-se em lipídios pró-inflamatórios, como tromboxano e leucotrieno. Níveis adequados de colesterol podem, portanto, impedir que isso aconteça [1,2].

O LDL é o "carregador" do colesterol, enviando colesterol para várias partes do corpo, quando necessário. O HDL leva o colesterol de volta ao fígado. Se o LDL está alto, isso indica que há uma maior necessidade de colesterol nos tecidos do corpo. Chamar o LDL de "colesterol ruim" não explica o que de fato está ocorrendo no organismo. Por que o LDL está elevado? Nesse caso, é mais provável que estejam ocorrendo condições pró-inflamatórias no corpo, que exigem colesterol adicional para deter a inflamação excessiva nos tecidos. Basicamente, o colesterol está fazendo exatamente o que deveria fazer, protegendo você contra os radicais livres nocivos e a morte celular. Então, a pergunta mais correta deveria ser: por quê há inflamação nos tecidos? O colesterol sérico elevado pode ser apenas um marcador de risco secundário às causas reais [3].

Por exemplo, nos casos de dislipidemia, o aumento dos níveis de colesterol não é o agente causador ou o mecanismo bioquímico subjacente responsável pela disfunção endotelial e pelo desenvolvimento da aterosclerose. O acúmulo excessivo de colesterol LDL no plasma é tratado pelo sistema imunológico inato como um evento indesejável. Portanto, é promovida uma resposta inflamatória na parede endotelial para reduzir a ameaça através da remoção do excesso de LDL e LDL oxidado da corrente sanguínea para o subendotélio, onde são engolidos por monócitos emigrados [4,5]. Inflamação e infecções também podem induzir uma variedade de alterações no metabolismo lipídico, incluindo diminuição do colesterol HDL sérico, aumento de triglicerídeos, lipoproteína (a) e LDL. Essas mudanças nos níveis lipídicos podem inicialmente amortecer a inflamação ou combater a infecção; no entanto, a inflamação sustentada pode contribuir para o aumento do risco de aterosclerose [6]. Além de afetar os níveis lipídicos séricos, a inflamação também afeta adversamente a função das lipoproteínas; o LDL é mais facilmente oxidado, pois a capacidade do HDL de impedir a oxidação do LDL diminui, enquanto vários passos na via reversa de transporte de colesterol também são afetados adversamente durante a inflamação. Quanto maior a gravidade da doença inflamatória subjacente, mais consistentes são essas anormalidades nos lipídios e lipoproteínas. Assim, não são o colesterol sérico e as lipoproteínas que influenciam o endotélio, mas a resposta inflamatória que afeta a integridade e a funcionalidade do endotélio.

Além disso, não devemos nos esquecer que o colesterol é também o precursor de múltiplos hormônios e vitaminas: hormônios adrenais (cortisol e aldosterona), hormônios sexuais (estrógenos, progesterona e testosterona) e vitamina D. Os hormônios mencionados são sintetizados através de pequenas modificações da molécula de colesterol nas adrenais, ovários e células testiculares. E o metabolismo da vitamina D começa nas células da pele pela ativação do colesterol pela luz solar. Além disso, o colesterol é o precursor de cinco ácidos biliares que ajudam na digestão, facilitando a absorção de gorduras e agindo como fatores de transcrição que controlam os níveis de esteróides e a síntese da ciclo-oxigenase-2 (COx-2), uma enzima que acelera a produção de certos mensageiros químicos, chamados prostaglandinas, que desempenham um papel fundamental na promoção da inflamação.

Assim, frente a redução do colesterol - seja devido a um erro inato de metabolismo ou induzido por dieta e drogas - é possível esperar que ocorra uma disfunção na produção dos hormônios suprarrenais o que pode conduzir a:

a. Disglicemias
b. Edema
c. Deficiências minerais
d. Inflamação crônica
e. Dificuldade nos processos de cura
f. Alergias, asma
g. Libido reduzida
h. Infertilidade e outros problemas do aparelho reprodutor

O colesterol também funciona como um poderoso antioxidante, protegendo-nos contra o câncer e o envelhecimento [7,8].

O colesterol é vital para a própria função neurológica [9,10]. Tem um papel fundamental na formação da memória e na captação de hormônios no cérebro, inclusive da serotonina, a substância química que oferece a sensação de bem-estar ao corpo. Quando os níveis de colesterol estão demasiadamente baixos, os receptores de serotonina não conseguem funcionar. O colesterol é a principal molécula orgânica no cérebro, consistindo de mais da metade do peso seco do córtex cerebral. Além disso, estudos recentes têm associado níveis baixos de LDL com acidente vascular cerebral hemorrágico, especialmente em mulheres [11] e lesões em nervos periféricos em pacientes com diabetes tipo 2 [12], enquanto níveis mais altos de colesterol, podem ser protetores contra o declínio cognitivo [13].

Defeitos no metabolismo do colesterol levam a doenças estruturais e funcionais do sistema nervoso central, como a síndrome de Smith-Lemli-Opitz, a doença de Niemann-Pick tipo C e a doença de Alzheimer. Essas doenças afetam diferentes vias metabólicas do colesterol, como a biossíntese do colesterol, o transporte lipídico e a montagem das lipoproteínas, apolipoproteínas, receptores de lipoproteínas e moléculas de sinalização.

O colesterol é fortemente regulado pelas principais células cerebrais - neurônios e glia, isto é, astrócitos, microglia e oligodendrócitos - e é essencial para o desenvolvimento normal do cérebro. O colesterol é necessário para a formação de sinapses e dendritos [14] e para orientação axonal [15]. A depleção de colesterol leva à degeneração da coluna sináptica e dendrítica, falha na neurotransmissão e diminuição da plasticidade sináptica [16]. A redução do colesterol pela terapia com estatinas melhora a memória em alguns casos, mas não em outros. Inúmeros relatórios, bem como pequenos estudos, sugeriram que a terapia com estatinas pode causar comprometimento cognitivo [17].

O LDL fornece colesterol às células do corpo, com exceção do cérebro, uma vez que essa lipoproteína transportadora de colesterol não atravessa a barreira hematoencefálica. As estatinas, no entanto, atravessam. Células cerebrais, neurônios e células gliais produzem seu próprio colesterol e outros produtos da via do mevalonato [18]. Assim, um amplo espectro de reações cognitivas adversas pode ocorrer ao tomar estatinas, incluindo confusão, esquecimento, desorientação, deficiência de memória, amnésia global transitória e demência [19,20].

11.2. Framingham Heart Study e a hipótese lipídica

All truth passes through three stages. First, it is ridiculed; second, it is violently opposed; and third, it is accepted as self-evident.

Arthur Schopenhauer

A primeira pessoa a estabelecer uma associação entre colesterol e aterosclerose foi, indiretamente, o patologista alemão Rudolf Virchow no século XIX [21]. Ele sugeriu que o colesterol era filtrado pelo revestimento interno dos vasos, onde se acumularia.

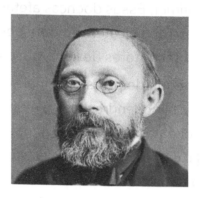

Rudolf Virchow (1821-1902)

Em 1910, Windaus relatou que placas ateroscleróticas de aortas de seres humanos continham concentrações 20 vezes mais altas de colesterol do que as aortas normais [22].

Em 1913, Nikolai Anitschkow (1885-1964) mostrou que a adição de colesterol ao óleo de girassol na dieta de coelhos induzia precocemente a formação de lesões na parede arterial muito semelhantes às da aterosclerose. Os controles alimentados apenas com o óleo de girassol não apresentaram lesões [23]. É justo dizer que este artigo marcou o início da era moderna da pesquisa em aterosclerose.

Todavia, Anitschkow foi muito decisivo ao argumentar que a aterosclerose é uma doença multifatorial:

> "Mas, repetindo, seria errado se, com base nesses resultados experimentais, considerarmos esse fator como de importância etiológica exclusiva. Pelo contrário, todas as observações pertinentes registradas nessas experiências apontam para a probabilidade de vários fatores contribuírem para a gênese da aterosclerose - fatores de natureza geral e local."

Anitschkow rejeitou a visão míope de que o colesterol é "a causa" da aterosclerose, como se qualquer molécula pudesse ser a causa única de uma doença complexa. No entanto, ele considerou essencial para a doença. Um pré-requisito, mas não o único fator.

> *"Seria totalmente errado se, com base nessas conclusões, descrevêssemos a colesterina, ou melhor, a hipercolesterinemia como "a causa" da aterosclerose. Mas que a colesterina desempenha um papel importante nesse processo, no que diz respeito à sua etiologia, tem sido definitivamente estabelecida como fato por esses experimentos. Em resumo, a aterosclerose nunca se desenvolve sem colesterina."*

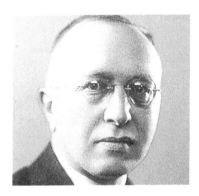

Nikolai N. Anitschkow (1885-1964)

Em 1939, Carl Muller (1886-1983), um professor norueguês de medicina interna, publicou pela primeira vez na literatura mundial uma detalhada descrição do elo entre a presença de xantomas, hipercolesterolemia e doença coronariana [24].

Em meados da década de 1960, a compreensão genética dessa síndrome, que veio a ser conhecida como hipercolesterolemia familiar (HF), foi mais amplamente estudada por Avedis Khachadurian [25]. Ele delineou duas formas clinicamente distintas de HF em famílias endogâmicas: a forma homozigótica, na qual indivíduos afetados manifestam hipercolesterolemia grave ao nascer (com níveis plasmáticos de colesterol de cerca de 800 mg/dl) e infarto do miocárdio aos 5 anos de idade; e a forma heterozigótica, caracterizada por níveis de colesterol na faixa de 400 mg/dl e ocorrência de infarto do miocárdio prematuro tipicamente entre 35 e 60 anos de idade.

Nos anos 50, Ancel Keys postulou que a gordura causava doenças cardíacas. Tudo começou em 1951, quando Keys observou que o povo de Nápoles (Itália) tinha uma dieta pobre em carne e rica em vegetais, e apresentava baixa taxa de doença coronariana

[26]. A tese de Keys foi o resultado de seu estudo da seleção de seis países dos quais ele extraiu correlação entre mortalidade por doença coronariana e consumo de gordura [27]. Em outro estudo, vários anos depois, foram selecionados 7 países (Estados Unidos, Itália, Finlândia, Grécia, Holanda, Japão e Iugoslávia, hoje desmembrada em Croácia e Sérvia) e o The Seven Countries Study se tornou um marco da literatura mundial, ao revelar uma relação entre a quantidade de gordura saturada consumida na alimentação e a incidência de doenças cardíacas (Figura 1) [27]. O artigo encontra-se disponível para consulta gratuita no seguinte link: http://www.wisenutritioncoaching.com.au/wp-content/uploads/2013/07/Keys-Atherosclerosis-A-Problem-in-Newer-Public-Health.pdf.

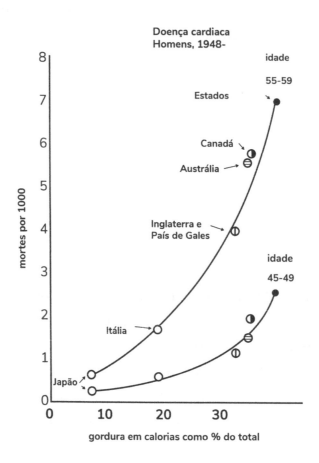

Figura 1 Relação entre mortalidade por doença cardíaca e o consumo de gordura total como uma porcentagem do total de calorias na dieta para cada país em homens com idades entre 45-49 e 55-59 anos. Adaptado de Keys A [27].

No leste da Finlândia, onde o colesterol sérico foi em média superior a 260 mg/dl, o número de ataques cardíacos fatais por 1.000 homens em um período de 10 anos foi de cerca de 70. Em contraste, o Japão teve menos de 5 mortes, o que Keys atribuiu ao fato de que o colesterol médio nos japoneses foi de cerca de 160 mg/dl. A contribuição das gorduras saturadas para a ingestão calórica total diária em homens finlandeses foi superior a 20%, quase dez vezes maior que os 2,5% dos japoneses. Keys concluiu que o risco de ataques cardíacos fatais era proporcional ao nível de colesterol no sangue, que, por sua vez, era proporcional à ingestão de gordura saturada [28].

A partir de então, a culpa era da gordura saturada e não de qualquer gordura.

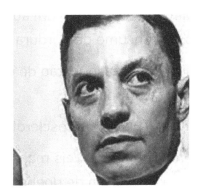

Ancel Keys (1904-2004)

No entanto, quando Keys publicou os resultados de seu estudo, ele dispunha de dados confiáveis sobre o consumo de alimentos de 22 países, mas usou os dados de apenas 7. Keys conseguiu, a partir da seleção dos países que confirmavam sua hipótese, criar um argumento para a relação entre o consumo de gorduras e as doenças cardiovasculares.

No entanto, a comparação entre o consumo de gordura saturada e mortalidade por doença coronariana é uma "correlação ecológica". Em tais correlações, é difícil descartar os efeitos de vários outros fatores que diferem entre os grupos. Para a maioria dos fatores de risco discutidos neste trabalho, são apresentadas análises em relação à mortalidade total. Isso foi omitido na sessão sobre dieta e não se pode deixar de suspeitar que tenha havido uma ocultação de dados aqui [29].

Outra evidência desmistificadora da relação entre consumo de gordura saturada e doença cardiovascular provém do estudo MONICA [30]. Este estudo avaliou as tendências nas taxas de eventos para infarto agudo do miocárdio e acidente vascular cerebral fatais e não fatais e as tendências dos fatores de risco cardiovascular (hipertensão arterial, tabagismo e dislipidemia) em homens e mulheres com idades entre 25 e 64 anos, em 21 países durante 10 anos de seguimento. O estudo mostrou que os 8 primeiros países em consumo de gordura saturada apresentaram taxas de mortalidade cardíaca mais baixas do que todos os oito países que consumiram menos gordura. Na França, por exemplo, o consumo de gordura saturada foi três vezes maior do que o do Azerbaijão, com apenas 1/8 da taxa de mortes por doenças cardíacas [31]. Todavia, alguns críticos argumentam que o "paradoxo francês" pode ter ocorrido devido à subnotificação de doença coronariana e distorções estatísticas [32].

Portanto, podemos afirmar que a hipótese lipídica foi desenvolvida a partir de 5 linhas de evidências:

1. Experimentos com dieta que relataram um aumento nos níveis de colesterol total com o aumento no consumo de gordura saturada;

2. Uma associação positiva entre a ingestão de gordura saturada de um país e a mortalidade por doença coronariana;

3. Presença de colesterol em placas ateroscleróticas de artérias de humanos;

4. Pesquisas populacionais em que níveis mais altos de colesterol total foram associados a uma maior incidência de doença coronariana;

5. Experimentos em que animais, geralmente coelhos, quando alimentados com grandes quantidades de colesterol desenvolviam altos níveis de colesterol e depósitos de colesterol nas artérias.

Este último item merece uma discussão particular. Experimentos com dieta rica em colesterol em coelhos têm sido propagados como uma evidência inequívoca da teoria lipídica. Será?

Coelhos têm sido frequentemente usados para coletar informações sobre o processo aterosclerótico humano. Quando alimentados com gordura e colesterol, os coelhos desenvolvem altos níveis de colesterol total e subsequentes depósitos de gordura nos vasos sanguíneos. Quando o colesterol é retirado da dieta, os níveis de colesterol total geralmente diminuem e os depósitos de gordura podem regredir. Com base nesses dados, poder-se-ia dizer que esses experimentos apoiam a hipótese de que, sob condições de altos níveis de colesterol, é provável que este se deposite nas artérias de seres humanos. Tais evidências influenciaram o pensamento em relação ao papel da dieta no processo aterosclerótico em humanos.

McLetchie demonstrou que o ateroma poderia ser produzido em coelhos por um mecanismo não dietético que não envolveria aumento nos níveis de colesterol total nos animais [33]. Além disso, Ross e colaboradores forneceram evidências de que uma dieta baixa em gordura saturada / baixa em colesterol, porém, enriquecida com sacarose produzia hipercolesterolemia e aterosclerose em coelhos [34].

É possível que essas lesões tenham suas contrapartes em condições diferentes das observadas em humanos. Os altos níveis de colesterol total produzidos em coelhos alimentados com uma dieta rica em gordura e colesterol resultaram em depósitos arteriais de gordura considerados de natureza xantomatosa e indicativos de um distúrbio de armazenamento de gordura. Isso pode ter sua contrapartida na hipercolesterolemia familiar, onde as lesões também são generalizadas e xantomatosas. Nesse caso, os altos níveis de colesterol total resultam de um defeito genético dos receptores de colesterol. O processo aterosclerótico, possivelmente iniciado como resposta a uma lesão, provavelmente envolverá trombose. O colesterol pode não ter um papel causador nesse processo, pois ocorre na presença de uma ampla variação de níveis de colesterol em humanos e mesmo em coelhos com colesterol normal.

A partir destas controvérsias envolvendo as pesquisas sobre o mecanismo da aterosclerose e o papel do colesterol, as portas foram abertas para o desenvolvimento do *Framingham Heart Study*.

Framingham Heart Study é um estudo de coorte cardiovascular com residentes da cidade de Framingham, Massachusetts, Estados Unidos. O estudo começou em 1948 com 5209 indivíduos adultos, e atualmente encontra-se em sua terceira geração de participantes [35].

Antes disso, pouco se sabia sobre a epidemiologia da doença cardiovascular hipertensiva ou aterosclerótica. Pode-se afirmar que o *Framingham Heart Study* é a origem do termo "fator de risco". Antes deste estudo, pouca importância se dava aos aspectos relacionados à prevenção. A partir de então, consolidou-se a ideia de que níveis elevados de LDL colesterol estão associados a um aumento no risco de doença aterosclerótica.

Mas será que estamos diante de uma relação de causa e efeito ou de uma associação entre hipercolesterolemia e doença aterosclerótica?

O argumento geral em apoio à hipótese lipídica é que numerosos estudos em pessoas jovens e de meia idade mostraram que o colesterol total ou LDL alto predizem doença cardiovascular. Isso está correto, mas associação não é a mesma coisa que causalidade (veremos adiante). Poucos autores realizaram ajustes para outros fatores promotores de doença cardiovascular, como estresse mental, fatores de coagulação, inflamação, infecções e sensibilidade endotelial, todos intimamente relacionados a anormalidades no receptor de LDL. Por exemplo, o estresse mental pode aumentar o colesterol total [36], possivelmente porque o colesterol é necessário para a produção de cortisol e outros hormônios esteroidais envolvidos no estresse, e o estresse mental pode causar doença cardiovascular por um aumento na produção de epinefrina e noradrenalina, que contribuem para a hipertensão e a hipercoagulação. A razão pela qual o colesterol total alto é um fator de risco apenas para pessoas jovens e de meia-idade pode ser devido ao estresse mental, que é mais comum entre trabalhadores do que entre idosos aposentados.

A medição e o registro de dados físicos, biológicos e sociais revelam que a maioria das coisas exibe uma distribuição normal ou uma curva em forma de sino. Este fenômeno é observado há séculos. A curva de Gauss tem certas características. Por exemplo, se medirmos a altura da população dentro de um país, descobriremos que a maioria das pessoas tem uma estatura média, um pequeno número de pessoas é muito alta e um pequeno número de pessoas é muito baixa. Esta é uma distribuição normal e é representada pela curva de Gauss.

Como seria de se esperar, a faixa de valores encontrada para os níveis de colesterol dentro de uma população também segue uma distribuição normal. E os níveis de colesterol variam enormemente entre pessoas diferentes. Apoiadores de medicamentos para baixar o colesterol nos fazem acreditar que o nível ideal de colesterol está abaixo de 200 mg/dl, mas sabemos há décadas que o colesterol varia de 105 mg/dl a 343 mg/dl em pessoas perfeitamente saudáveis.

A Figura 2 mostra a distribuição dos níveis séricos de colesterol total em homens de Framingham de 30 a 49 anos (A) e 50 a 62 anos (B) com e sem doença coronariana. A calibração desigual da idade, um afastamento da prática aceita, em cada eixo X (conforme publicado), acentua a diferença na distribuição de colesterol em ambos os gráficos. Se os intervalos de idade tivessem sido iguais, a sobreposição bruta dos gráficos teria sido maior. Esses gráficos indicam que a grande maioria dos indivíduos com doença arterial coronariana, mesmo os jovens, não é hipercolesterolêmica.

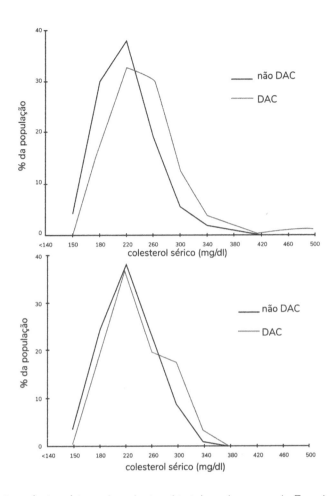

Figura 2 Distribuição dos níveis séricos de colesterol total em homens de Framingham de 30 a 49 anos (A) e 50 a 62 anos (B) com e sem doença arterial coronariana (DAC). Adaptado de Stehbens [37].

Não faz muito tempo que nos disseram que o colesterol total acima de 250 mg/dl era muito alto. E nos últimos anos, o limiar foi progressivamente reduzido - sem evidências científicas para apoiar essa redução. É claro que, cada vez que o limiar é reduzido, milhões de pessoas se tornam elegíveis para medicamentos redutores de colesterol - aumentando maciçamente o tamanho do mercado para os medicamentos.

No entanto, o que a maioria dos estudantes de medicina, médicos e o público não sabe é que apenas aquelas pessoas com níveis geneticamente muito altos de colesterol total (acima de 380 mg/dl) são mais propensas a morrer de doença coronariana.

A associação entre doença coronariana e níveis de colesterol foi tão fraca que William Castelli, um dos co-diretores do estudo *Framingham*, declarou na revista médica *Atherosclerosis* em 1996 que, a menos que o LDL fosse superior a 300 mg/dl "não tinha valor isoladamente em prever os indivíduos com risco de desenvolver doença coronariana" [38].

É interessante notarmos, que nos últimos 30 anos, 44 estudos controlados e randomizados não revelaram nenhum benefício de mortalidade cardiovascular devido à dieta ou às diferentes drogas hipolipemiantes. O mais notável destes foi o estudo ACCELERATE [39], com mais de 12000 pacientes com alto risco de doença aterosclerótica que não revelou reduções de IAM, AVC ou morte com evacetrapib (inibidor da CETP (colestheril ester transfer protein)), apesar de uma redução de 37% no LDL basal, já baixo neste estudo (LDL basal de 81 mg/dl).

Recente estudo avaliou a associação entre LDL e mortalidade por todas as causas [40]. Os autores usaram os dados da Pesquisa Nacional de Saúde e Nutrição de 1999-2014 (NHANES) com 19.034 pessoas. No modelo ajustado por idade (modelo 1), descobriu-se que o grupo de LDL mais baixo tinha um risco maior de mortalidade por todas as causas (RR 1,708 [1,432-2,037]) do que LDL 100-129 mg/dL como um grupo de referência. O modelo bruto ajustado (modelo 2) sugere que as pessoas com o nível mais baixo de LDL tiveram 1600 (IC 95% 1.325-1.932) vezes mais chances de morte em comparação com o grupo referência, após o ajuste para idade, sexo, raça, estado civil, escolaridade, tabagismo, índice de massa corporal (IMC). No modelo totalmente ajustado (modelo 3), as pessoas com o nível mais baixo de LDL tiveram 1373 (IC 95% 1,130-1,668) vezes mais chances de morte em comparação com o grupo referência, após ajuste adicional para hipertensão, diabetes, doenças cardiovasculares e câncer com base no modelo 2. Os resultados da curva Spline plot mostraram que quando a concentração de LDL (130 mg/dL) foi usada como referência, há uma relação em forma de U entre o nível de LDL e mortalidade por todas as causas (Figura 3). O estudo mostra que baixo nível de LDL está associado a maior risco de mortalidade por todas as causas. A associação observada persistiu após o ajuste para possíveis fatores de confusão.

A aterosclerose foi originalmente considerada um processo contínuo e uma parte normal do envelhecimento. Essa percepção foi verificada quando um estudo de necrópsia foi realizado com soldados mortos durante a Guerra da Coreia. Neste estudo observacional, Enos e colaboradores [41] descreveram as autópsias de 300 soldados do sexo masculino, com idade média de 22 anos, e observaram que 77% tinham doença coronariana. O estudo da Guerra da Coreia foi posteriormente corroborado pelo estudo da Guerra do Vietnã. McNamara e colaboradores estudaram 105 soldados mortos na Guerra do Vietnã, com idade média de 22 anos, e relataram que 45% apresentavam doença coronariana [42]. Ambos os estudos de autópsia demonstraram que a doença coronariana começa em uma idade muito mais jovem e não é necessariamente predominante apenas nos idosos.

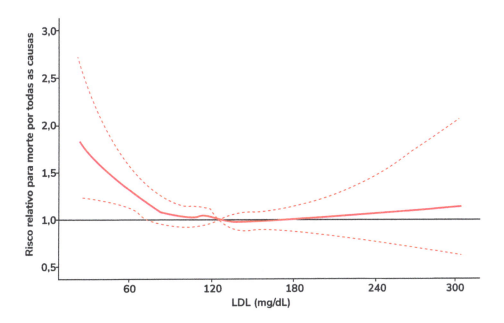

Figura 3 Spline plot do nível de LDL e taxa de mortalidade por todas as causas. As razões de probabilidade ajustadas e os intervalos de confiança (ICs) de 95% foram calculados com modelos de regressão logística após ajuste para idade (linha contínua), sexo, raça, estado civil, nível de escolaridade, tabagismo, IMC (linha contínua), hipertensão, diabetes, doença cardiovascular e câncer.

Obs: Spline plot é um gráfico de linhas que usa curvas em vez de linhas retas. Ele foi projetado para enfatizar tendências de dados ao longo de um período de tempo, mas de maneira mais suave e gradual do que um gráfico de linhas. Os spline plots são uma maneira clara e fácil de fornecer uma representação gráfica de uma ou mais variáveis dependentes do tempo.

A aterosclerose não é uma única entidade. Na verdade, as lesões ateroscleróticas representam uma resposta da artéria a numerosas formas de insulto. O exame de lesões ateroscleróticas revela que cada lesão contém os elementos de uma resposta inflamatória, juntamente com vários níveis de resposta fibroproliferativa [43,44].

A lesão inicial, chamada de estria gordurosa, consiste em grande parte de macrófagos derivados de monócitos e linfócitos T. Ou seja, é uma resposta inflamatória pura e altamente especializada. As lesões intermediárias e avançadas também contêm esses elementos, juntamente com células musculares lisas, que migram, proliferam e estabelecem-se na matriz extracelular, presumivelmente como parte de uma resposta de cura ao insulto e à inflamação. Juntamente com a resposta proliferativa fibroinflamatória, tanto o acúmulo lipídico intracelular quanto extracelular pode ser encontrado em associação com muitas das lesões [45].

Os ensaios clínicos publicados vêm sistematicamente mostrando correlação entre uso de medicamentos hipolipemiantes e redução de eventos cardiovasculares (IAM ou AVC). Só que nos esquecemos que correlação, em estatística, não é sinônimo de causa.

Todavia, na moderna medicina baseada em evidências, a correlação estatística tem sido assumida e aceita em uma ampla variedade de ensaios clínicos e metanálises, nos quais as diretrizes atuais são baseadas, como um paradigma de perde e ganha, como vimos anteriormente.

É importante termos em mente que as extrapolações estatísticas e epidemiológicas geralmente carecem de evidências bioquímicas totalmente esclarecidas, enquanto associações e correlações, como dissemos, não significam necessariamente causa. Além disso, é notório verificarmos que revisões sistemáticas e metanálises frequentemente apresentam resultados contraditórios em relação aos resultados iniciais que foram introduzidos por estudos epidemiológicos em estágio inicial sem 1) consistência, 2) gradiente biológico e 3) coerência. Assim, essas extrapolações podem levar ao direcionamento prematuro e unilateral de um determinado fator de risco a um resultado não desejável. Visar o controle de um possível fator de risco, como o colesterol alto, pode diminuir as probabilidades de uma doença, mas geralmente não pode impedir a causa de doenças crônicas.

Assim, nas palavras de Popper, a ciência exige testabilidade: "Se a observação mostra que o efeito previsto está definitivamente ausente, então a teoria é simplesmente refutada". Isso significa que uma boa teoria deve ter um elemento de risco para ela. Ela pode ser provada errada sob condições estabelecidas.

As controvérsias em relação à Hipótese Lipídica são múltiplas. O estudo HUNT 2, prospectivo, executado na Escandinávia (a mesma região onde ocorreu o estudo 4S) incluiu 52.087 noruegueses, com idades entre 20 e 74 anos, que foram acompanhados por 10 anos [46]. Isso é 510.297 pessoas-ano no total. O poder estatístico e a falta de conflito de interesses tornam o estudo uma boa fonte de evidência, ainda mais forte do que o estudo de *Framingham*. Com base nos resultados, os autores claramente contradizem a ideia popularizada pelo *Framingham Heart Study* de uma relação positiva e linear entre colesterol e doença cardiovascular fatal e concluem que as suposições subjacentes a respeito do colesterol nas diretrizes clínicas para prevenção podem ser falhas.

Estudo de Krumholz [47], do departamento de medicina da Universidade de Yale, seguiu 997 idosos com mais de 70 anos de idade durante 4 anos e revelou que aqueles com colesterol total baixo (<200 mg/dl) tiveram uma mortalidade cardiovascular duas vezes maior comparados com os que tinham colesterol total alto (>240 mg/dl).

Uma análise mais atenta do estudo de *Framingham* mostra, na verdade, que níveis altos de colesterol têm efeito protetor nas pessoas com mais de 60 anos. O estudo geral, que contempla todas as idades, revelou aumento do risco coronariano em pessoas com colesterol alto apenas para homens adultos entre 29 e 47 anos, mesmo assim numa proporção que não ultrapassou 5%. Caso as pessoas com hipercolesterolemia familiar fossem retiradas da amostra, não haveria diferença entre os dois grupos. A análise de 5 anos do estudo *Framingham* que revelou o aumento da morbidade cardiovascular em homens de 29 a 47 anos, foi publicada no final da década de 50. Esse estudo foi o grande patrocinador da Hipótese Lipídica. Entretanto, o seguimento de 16 anos do mesmo estudo revelou quase nenhuma diferença entre os dois grupos (colesterol normal versus alto). O seguimento de 30 anos revelou que nos homens acima de 47 anos a mortalidade não foi alterada pelos níveis de colesterol. Ainda mais surpreendente foi a revelação no seguimento de 30 anos, em que a diminuição do colesterol no período esteve associada a um maior risco de morte.

Embora o estudo tenha constatado que uma queda no colesterol estava associada ao aumento das mortes coronarianas, ele foi citado como suporte ao vínculo colesterol-doença coronariana na revista *The Cholesterol Facts*, uma publicação conjunta da *American Heart Association* e do *NIH*. Nesta publicação, os autores afirmaram que "Os resultados do estudo *Framingham* indicam que uma redução de 1% no colesterol corresponde a uma redução de 2% no risco de doença coronariana" [48].

A verdade sobre dieta e colesterol surgiu em um artigo publicado no *Archives of Internal Medicine* em 1992, onde William Castelli, diretor do estudo *Framingham* na época, afirmou que "em *Framingham*, Massachusetts, quanto mais gordura saturada se ingeriu, mais colesterol se ingeriu, mais calorias se ingeriu, menor foi o colesterol sérico da pessoa" [49].

Vimos, portanto, que a Hipótese Lipídica foi construída com base em dois postulados. O primeiro diz que uma alta ingestão de gordura saturada aumenta o colesterol no sangue e o segundo, que o colesterol alto leva à aterosclerose e às doenças cardiovasculares.

O primeiro postulado é obviamente tão vago que nenhuma observação é excluída. O segundo, prevê que todas as placas ateroscleróticas devem conter colesterol, a molécula que supostamente iniciou sua formação. A existência de placas ateroscleróticas que contêm pouco ou nenhum colesterol é explicada pela remoção do colesterol por outro processo hipotético, o transporte reverso do colesterol [50]. Ao usar uma teoria não comprovada [51-53] para explicar inconsistências em outra, cria-se uma hipótese não-falseável, o que segundo Popper, não é científico.

As diretrizes internacionais atuais estabelecem que uma dieta pobre em gorduras, especialmente gorduras saturadas, é uma excelente medida não farmacológica para prevenir doenças cardiovasculares. Será? Estudos de autópsia têm mostrado que baixos consumidores de gordura saturada são tão ateroscleróticos quanto altos consumidores de gorduras saturadas [54]. Um estudo mostrou que o aumento do consumo de gordura para 50% do total de calorias melhorou o estado nutricional dos participantes do estudo e não afetou negativamente seus fatores de risco para doenças cardíacas [55].

Estudos de autópsia com indivíduos que morreram de causas não médicas confirmaram a observação de Landé e Sperrys, de 1936, da ausência de uma associação entre colesterol total ou LDL e o grau de aterosclerose, medida antes da morte ou imediatamente após a morte [56]. No entanto, alguém poderia questionar se uma análise de colesterol após a morte pode refletir sua concentração ao longo da vida. Todavia, Mathur e colaboradores encontraram que as concentrações de colesterol são praticamente constantes até 16 horas após a morte [57]. Outros estudos de autópsia têm mostrado correlações inconsistentes entre o colesterol LDL ou colesterol total e aterosclerose [58].

Uma metanálise de ensaios clínicos randomizados publicados antes de 1983, com 2467 homens, avaliou a relação entre o consumo de gorduras, colesterol sérico e o desenvolvimento de doença coronariana. O estudo não mostrou diferenças entre os grupos intervenção e controle quanto aos desfechos morte por todas as causas [RR=0,996 (IC 95% 0,865-1,147)] e morte por doença coronariana [RR=0,989 (IC 95% 0,784-1,2470)]. Os autores concluíram que as recomendações dietéticas introduzidas à época para 220 milhões de americanos e 56 milhões de britânicos não eram apoiadas por evidências [59].

Em coortes de pessoas com hipercolesterolemia familiar (HF), LDL ou colesterol total não predizem doença coronariana futura ou aterosclerose periférica; aqueles com colesterol moderadamente elevado correm o mesmo risco daqueles cujo colesterol é 2 a 3 vezes maior do que o valor médio de pessoas normais [60-63]. Vários estudos de pessoas não tratadas com HF mostraram que o LDL não difere significativamente entre aqueles com e sem doença cardiovascular [64-67]. Muito provavelmente, um pequeno conjunto de indivíduos com HF e seus parentes herdam fatores de risco para doença cardiovascular que são mais importantes do que os elevados valores de LDL.

Até mesmo Brown e Goldstein estavam cientes da falta de uma associação entre colesterol e doença cardiovascular nessas pessoas.

Nos anos 70, Goldstein e Brown publicaram um dos mais importantes estudos sobre o metabolismo do colesterol. Os autores, que ganhariam o Prêmio Nobel de Fisiologia e Medicina em 1985, identificaram o receptor da lipoproteína de baixa densidade (LDL), descrevendo o defeito associado com a HF, uma doença que aflige na sua forma heterozigótica 1:500 indivíduos.

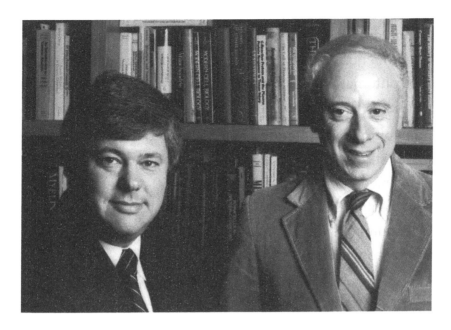

Michael Stuart Brown (1941-) e Joseph Leonard Goldstein (1940-)

Em um artigo de 1983, eles escreveram: "Nos pacientes com HF (heterozigotos e homozigotos), há considerável variação na taxa de progressão da aterosclerose, apesar dos níveis de LDL uniformemente elevados" [68].

A explicação pode ser que outras anormalidades hereditárias são vistas em algumas dessas pessoas, por exemplo, uma predisposição a distúrbios do sistema de coagulação, que é um forte fator de risco para doença coronariana na HF [69].

Como um distúrbio hereditário do metabolismo do colesterol, em que o corpo não possui os mecanismos normais para a remoção do colesterol, os níveis de colesterol total em pessoas com essa doença são frequentemente elevados. É uma doença específica, onde defeitos ou redução no número de receptores de colesterol podem resultar em níveis excessivamente altos de colesterol total e deposição de colesterol em órgãos e vasos sanguíneos. O colesterol pode ser depositado em muitos locais, incluindo fígado, coração e vasos sanguíneos, e a morte prematura por doença cardíaca é comum nas formas graves da doença. Acredita-se que o colesterol total alto e a maior incidência de mortes cardíacas na HF homozigótica ofereçam evidências de uma associação causal entre colesterol total e doença coronariana na população normal. O professor Stehbens afirma que "a hipercolesterolemia homozigótica é considerada a evidência mais forte de que a hipercolesterolemia é a causa ou fator primordial na aterogênese" e "... crucial para a validade da controvérsia sobre a Hipótese Lipídica" [70]. No entanto, ele ressalta que as lesões vistas na hipercolesterolemia homozigótica são diferentes daquelas presentes na aterosclerose. Em sua opinião, elas são de natureza xantomatosa e "as alterações vasculares indicam uma doença de armazenamento de gordura, em vez de aterosclerose." Stehbens afirma que a "isquemia miocárdica em homozigotos é a consequência do estreitamento xantomatoso dos óstios da artéria coronária, e não da ruptura intimal e trombose secundária. Os dois distúrbios são fundamentalmente diferentes."

Comentando sobre os resultados após 30 anos de seguimento, os pesquisadores de *Framingham* afirmaram que "...Existe uma associação entre a morte por doença cardiovascular e os níveis séricos de colesterol aos 50 anos em homens e mulheres" e "Não há associação entre os níveis de colesterol e morte por doença cardiovascular aos 60 anos" [71]. Nenhuma menção foi feita neste relatório sobre a possível influência da inclusão de pessoas com hipercolesterolemia homozigótica.

Em uma crítica ao relatório de *Framingham*, Okuyama e colaboradores [72] comentam: "A correlação entre os valores de colesterol total e a mortalidade por doença cardiovascular foi clara nas gerações mais jovens, mas não nas gerações acima dos 50 anos de idade. Aqueles com altos valores de colesterol total aos 30 e 40 anos de idade provavelmente apresentavam distúrbios genéticos, como HF, que desenvolvem doença coronariana a taxas 10 vezes mais altas e morrem mais jovens". Portanto, parte da relação entre colesterol total alto e incidência de doença coronariana pode ser explicada pela inclusão de números desconhecidos de pessoas com HF no estudo de Framingham.

Para confirmar estes achados, em 2016, uma revisão sistemática não revelou associação entre LDL colesterol e doenças cardíacas e mostrou associação inversa com mortalidade por todas as causas em pessoas com mais de 60 anos; em outras palavras, quanto maior o seu colesterol nessa faixa etária, mais tempo você viverá [73].

Atualmente, com o advento de técnicas de imagem não invasivas que permitem a determinação da carga e a progressão da placa coronariana, tornou-se possível avaliar a relação entre fatores de risco tradicionais e emergentes e a extensão da doença coronariana subclínica e, em particular avaliar a hipótese de que o LDL leva à aterosclerose coronariana. Em estudo publicado na revista *Medical Hypothesis*, William Ware mostrou que, consistente com estudos prévios de autópsia, o uso de tomografia de feixe de elétrons e técnicas de angiografia por tomografia computadorizada com contraste aumentou o conjunto de evidências que parecem desmistificar a Hipótese Lipídica. O grande número de resultados nulos para a associação entre os níveis séricos de colesterol LDL e a prevalência ou progressão de placas calcificadas e não calcificadas no leito vascular, envolvendo um grande número de homens e mulheres ao longo de uma ampla faixa etária, etnia, carga de placa e níveis de colesterol não pode ser descartado. Se a hipótese é falsa, isso tem um impacto significativo sobre as opiniões atualmente mantidas sobre fatores de risco e intervenções terapêuticas no caso de indivíduos assintomáticos. Além disso, se a hipótese é falsa, então o uso de variações no LDL como um desfecho substituto para julgar a importância de vários fatores de risco para a aterosclerose silenciosa e, portanto, para doença arterial coronariana, pode ser questionado [74]. Em resumo, se a hipótese é falsa, a conclusão é incorreta. Buscou-se, através de uma relação de causa e efeito, estabelecer-se uma correlação entre colesterol alto e doença aterosclerótica, sem a preocupação de verificar se esses achados eram fisiologicamente plausíveis.

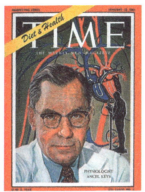 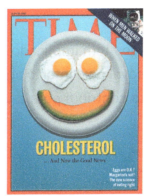

Mídia em 1961 e 1984

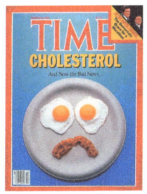 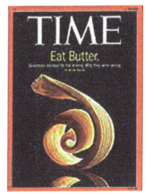

Mídia em 1999 e 2014

Também, não podemos nos esquecer do papel da mídia nesse contexto. A mídia representou grande parte da disseminação da associação entre gordura e colesterol ruim. Sabemos que a pesquisa é muitas vezes transmitida de forma sensacionalista, sem muita reflexão sobre sua qualidade e as complexidades atribuíveis à doença. Vide o que presenciamos, recentemente, sobre a pandemia do novo coronavírus. Muitas vezes, repórteres sem formação adequada relatam questões médicas e a população, em geral, recebe conselhos e informações imprecisas. Um bom exemplo é o modo como a revista *Time* fez uma volta de 180 graus ao comemorar Ancel Keys e colocar o colesterol como vilão da doença aterosclerótica entre as décadas de 1960 e 1980 e, posteriormente, como a mesma revista promoveu positivamente o colesterol nos anos 2000. É importante lembrar que, mesmo a partir da década de 1960, havia muita pesquisa refutando a alegação de que o colesterol era um vilão.

11.3. Uma nova hipótese lipídica: hipótese da modificação lipídica

> *Cholesterol is just a lab number, who cares about lowering cholesterol unless it actually translates into a benefit for patients?*
>
> Professor Rita Redberg

Uma série de estudos tem implicado a inflamação vascular crônica de baixo grau como principal responsável pelo infarto agudo do miocárdio e o acidente vascular cerebral, pois este processo contribui para a vulnerabilidade e ruptura da placa aterosclerótica (Figura 4).

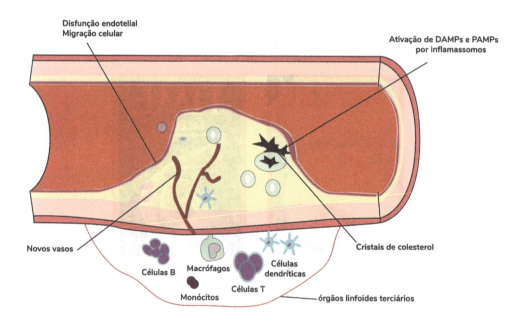

Figura 4 *Inflamação e aterosclerose.*

Estudos têm mostrado que o aumento dos níveis de um marcador lipídico de inflamação, o LDL oxidado (OxLDL), pode significar um risco maior de aterosclerose e infarto agudo do miocárdio [75-78].

No entanto, há que se destacar que outras evidências argumentam contra o potencial inflamatório do colesterol. A localização e a morfologia das estrias gordurosas mudam com a idade, sugerindo que as estrias gordurosas resolvem-se rotineiramente sem deixar sequelas [79]. Além disso, a captação de colesterol pelos macrófagos, como no desenvolvimento de estrias gordurosas, não é necessariamente seguida por inflamação e fibrose. A lâmina própria da vesícula biliar contém abundantes macrófagos carregados de colesterol na colesterolose, uma condição assintomática que não leva à colecistite. Da mesma forma, xantoma plano e xantoelasma são tumores compostos em grande parte por macrófagos carregados de colesterol e não estão associados a inflamação ou fibrose.

Não há dúvida de que, pelo menos, uma proporção significativa de colesterol na íntima não é aterogênica. Para manter a teoria lipídica, pode-se continuar procurando uma fração de colesterol com atividade aterogênica convincente até que cada fração seja excluída. Esse processo científico foi chamado de "degenerativo" pelo filósofo da ciência Imre Lakatos, porque nesses processos a teoria é alterada para acomodar fatos conhecidos, em vez de utilizada para fazer previsões até então inesperadas e testáveis [80]. Como alternativa, a teoria pode ser abandonada em favor do que Lakatos chamou de 'processo de pesquisa progressiva', que faz previsões testáveis.

De qualquer forma, a teoria do LDL oxidado argumenta que as LDLs plasmáticas, na sua relação normal com a parede dos vasos, atravessam as células endoteliais através da endocitose. Simionescu e colaboradores demonstraram a formação de invaginações na membrana da célula endotelial chamadas de "coated pits", onde localizar-se-iam os receptores específicos da apoB-100. Estas invaginações se transformam em vesículas de endocitose, carregando as partículas de LDL para o interior da célula endotelial. O aumento da concentração de LDL nativa no interior das células endoteliais induz ao maior consumo de óxido nítrico e de acentuada produção de radicais livres. Cerca de 10% das partículas de LDL atingem a camada íntima do vaso [81].

Na íntima, essas LDL são aprisionadas numa trama de fibras e fibrilas secretadas pelas células parietais [81,82]. As LDLs nativas são reconhecidas e não se acumulam em quantidade apreciável nos macrófagos. As lipoproteínas captadas na íntima subendotelial podem ser modificadas por oxidantes ou enzimas derivadas das células endoteliais, monócitos ou células do músculo liso. A modificação oxidativa da LDL parece ocorrer em dois estágios. O primeiro estágio ocorre antes que os monócitos sejam ativados, resulta na oxidação dos lípides da LDL, com pequena alteração na apoB-100 (LDL minimamente oxidada - MM-OxLDL). O segundo estágio começa quando os monócitos são ativados e convertidos em macrófagos, que contribuem com sua grande capacidade oxidativa. Nesse estágio, os lípides da LDL e a fração proteica (apo B-100) são totalmente oxidados. Desse modo, a partícula de OxLDL consiste de componentes pró-oxidantes, incluindo hidroperóxidos de ácidos graxos e fosfolipídios, bem como um componente maior, produto do ácido linoleico, o 13-hidroperoxioctadecadienoico (13-HPODE). A partir destas modificações, a partícula passa a ser reconhecida por receptores acetilados e CD-36 na superfície dos macrófagos [83,84]. Tais receptores não são regulados pela concentração intracelular de colesterol. Como resultado, a internalização da OxLDL é extremamente arriscada, visto que os macrófagos não têm o mecanismo de feedback encontrado em todas as outras células. Este mecanismo desencadeia o fenômeno de inibição da síntese de receptores de LDL. No macrófago, inexistindo esta regulação, há uma contínua internalização de OxLDL levando ao ateroma. Esta captação da OxLDL torna mais suscetível à agregação e formação de células espumosas [83].

As OxLDLs são moléculas biologicamente ativas e potentes agentes pró-inflamatórios na parede das artérias, bem como imunogênicas na presença de anticorpos anti--OxLDL encontrados na circulação e nas placas ateroscleróticas [85,86].

Apesar destas observações, não existem evidências, até o momento, que sustentem a suplementação com agentes antioxidantes (como as vitaminas C e E) para prevenção de aterosclerose ou infarto agudo do miocárdio.

11.4. As estatinas e a aterosclerose

A key drive for unreliable research: the greater the financial interest in a given field the greater the likelihood the research findings are to be false.

Prof John Ioannidis

A ideia disseminada é que altos níveis de colesterol são a principal causa da aterosclerose e doença coronariana. Vamos, então, discutir o conceito de aterosclerose.

Quando envelhecemos, nossas artérias tornam-se mais rígidas. As células musculares lisas e as fibras elásticas que envolvem nossos vasos sanguíneos são gradualmente substituídas por tecidos mais ou menos fibrosos e rígidos. Ao mesmo tempo, ou mais tarde, o colesterol, várias gorduras e até o cálcio ficam aderidos na parede dos vasos sanguíneos.

As artérias provavelmente se tornam duras como uma medida de proteção, para evitar que a pressão do sangue dentro delas faça com que elas se dilatem demais. Assim, a remodelação das artérias não ocorre de maneira uniforme. É mais pronunciada onde a tensão sobre a parede da artéria é maior, por exemplo, onde os vasos sanguíneos se ramificam, como os vasos cerebrais e coronarianos. Tal espessamento localizado é chamado de ateroma ou placa. A aterosclerose aumenta com a idade, assim como a pressão sanguínea, sendo mais pronunciada em indivíduos com pressão alta.

Outro fato curioso. As veias nunca se tornam escleróticas, provavelmente porque a pressão sanguínea nelas é muito baixa. Se um cirurgião substitui uma artéria coronária entupida por um pedaço de veia safena, essa veia, agora exposta à pressão arterial elevada, logo pode se tornar esclerótica.

Por razões ainda desconhecidas, em algumas pessoas a incorporação de colesterol na parede arterial torna-se irregular e se projeta para o interior da artéria. A incorporação de colesterol também pode progredir até que o vaso se torne tão estreito que o coração passa a receber menos sangue e, portanto, pouco oxigênio. Essas obstruções têm sido consideradas como causa de infartos do miocárdio.

A aterosclerose é dita ser a causa da doença coronariana, mas a questão não é tão simples. Qualquer coisa que obstrua as artérias coronárias pode produzir doença coronariana. Estudos sobre os corações de pessoas que morreram de um ataque cardíaco revelaram que em cerca de um quinto dos pacientes não há evidências de aterosclerose coronariana. Para complicar ainda mais a história, uma artéria coronária pode estar totalmente obstruída sem quaisquer sintomas e sem danos ao coração. O fechamento lento e gradual das artérias coronárias pode levar à formação de ramos colaterais que se comunicam entre si.

Assim, um infarto do miocárdio pode ocorrer mesmo que as artérias coronárias estejam totalmente normais, e a insuficiência coronariana (presença de sintomas) pode estar ausente, mesmo que as artérias coronárias estejam completamente entupidas (doença coronariana).

Tendo em vista essas observações, à medida que aumentavam as evidências de que altos níveis de colesterol no sangue estavam ligados a doenças cardíacas, cientistas da academia e da indústria começaram a procurar drogas para reduzir o colesterol no sangue.

O triparanol (MER / 29), introduzido nos Estados Unidos em 1959, foi o primeiro agente redutor de colesterol. No entanto, foi retirado do mercado no início dos anos 1960 por causa dos graves efeitos colaterais, incluindo a catarata [87].

As propriedades redutoras do colesterol do ácido nicotínico foram descobertas em 1955 pelo patologista canadense Rudolf Altschul [88]. Naquela época, o ácido nicotínico era a única droga eficaz na redução tanto do colesterol quanto dos triglicérides.

O clofibrato foi sintetizado na *Imperial Chemical Industries* na Inglaterra e comercializado em 1958 [88]. Na década de 1960, muitos derivados do clofibrato, chamados fibratos, que eram mais potentes e mais seguros que o clofibrato foram desenvolvidos. Na maioria dos pacientes, o efeito redutor de colesterol dos fibratos foi mínimo a moderado.

A colestiramina foi desenvolvida pela Merck no final da década de 1950. É uma resina de troca aniônica que atua através da ligação dos ácidos biliares no lúmen intestinal, interferindo assim em sua reabsorção e aumentando sua excreção fecal. Em 1959, Bergen e colaboradores relataram que a colestiramina era capaz de reduzir em até 20% o colesterol total sérico em humanos. Isso marcou a descoberta de um segundo agente efetivo para a hipercolesterolemia, após a niacina no início da década [90,91]. A colestiramina é altamente eficaz no tratamento de muitos pacientes com hipercolesterolemia, mas, não é tolerado por todos os pacientes. Portanto, nenhum desses agentes pode ser considerado ideal em termos de eficácia ou segurança.

Durante o trabalho na Sankyo Company em 1976, o bioquímico japonês Akira Endo isolou um fator a partir do fungo *Penicillium citrinum* que foi identificado como um inibidor competitivo da 3-hidroxi-3-metil-glutaril-coenzima A redutase (HMG-CoA redutase). Esta substância, que ele chamou de compactina ou mevastatina, foi a primeira estatina a ser administrada a humanos [92,93].

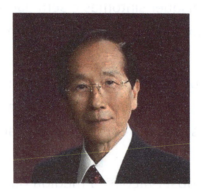

Akira Endo (1933-)

A compactina reduziu o colesterol plasmático no cão, coelho e macaco. No entanto, alguns pesquisadores permaneceram céticos, já que a compactina não reduziu o colesterol plasmático no rato, o que foi posteriormente demonstrado como resultado da indução maciça da HMG-CoA redutase no fígado dos ratos pelos inibidores da enzima.

Estudos clínicos com compactina no Japão foram realizados posteriormente, bem como estudos experimentais em todo o mundo. Em 1978, Alfred Alberts e colaboradores descobriram um potente inibidor da HMG-CoA redutase em um caldo de fermentação de *Aspergillus terreus*, que foi nomeado lovastatina, mevinolina ou monacolina K [94].

Coincidentemente, Akira Endo identificou, independentemente, o mesmo composto no mesmo ano da descoberta de Alberts.

Como os estudos de segurança animal com lovastatina não revelaram problemas de toxicidade, que se acreditava estarem associados à compactina, em 1983 a Merck iniciou um programa de desenvolvimento clínico, inicialmente apenas em pacientes com risco muito alto de infarto do miocárdio.

A experiência com a lovastatina inspirou esforços para modificar quimicamente as estatinas naturais para produzir derivados ainda mais eficazes. Pesquisadores da *Merck* sintetizaram um análogo de éster de cadeia lateral da lovastatina (conhecido como sinvastatina) com uma atividade 2,5 vezes melhor na inibição da atividade da HMG-CoA redutase.

Investigadores da *Warner-Lambert* sintetizaram um composto H-pirrole substi-tuído conhecido como atorvastatina. Esta droga era aproximadamente 3-4 vezes mais potente em modelos de ratos, quando comparada à lovastatina. Várias outras estatinas - incluindo crilvastatina, nisvastatina e cerivastatina - foram sintetizadas por diferentes empresas farmacêuticas.

A consolidação das estatinas no tratamento da hipercolesterolemia e na redução de eventos cardiovasculares veio com a publicação do estudo clínico 4S, em 1994 [95].

O 4S foi um estudo randomizado, multicêntrico, placebo-controlado, duplo-cego, de prevenção secundária (ou seja, em pacientes com doença coronariana estabelecida) que comparou sinvastatina contra placebo. O estudo foi interrompido precocemente (ou seja, foi um estudo truncado), com a justificativa de que a estatina reduziu o risco de morte por todas as causas (11,5% versus 8,2%; p=0,0003; NNT=30). Posteriormente, faremos uma análise crítica deste e de outros ensaios clínicos randomizados publicados na literatura envolvendo as estatinas e as doenças cardiovasculares, mas já podemos adiantar que o fato deste estudo ter sido truncado, comprometem os resultados, pois estudos truncados podem superestimar a diferença entre os grupos ou em alguns casos indicar uma diferença inexistente. O truncamento é ótimo para a indústria, pois garante o resultado e ainda proporciona uma economia nos altos custos associados a um ensaio clínico multicêntrico.

11.5. As estatinas e seu mecanismo de ação

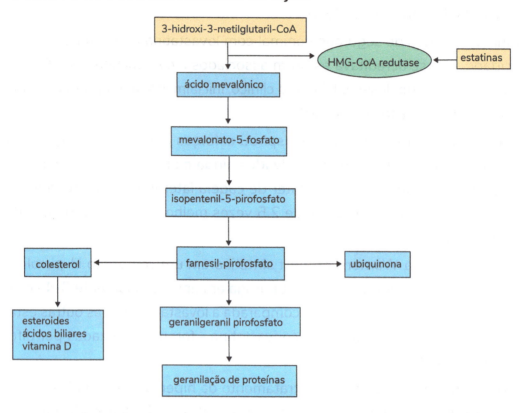

Figura 5 Via do mevalonato e mecanismos de estatina.

Como dito anteriormente, estatinas bloqueiam a enzima HMG-CoA redutase na via do mevalonato mitocondrial (Figura 5). Ela definitivamente reduz a produção de colesterol e ubiquinona, também conhecida como coenzima Q10.

A coenzima Q10 ou ubiquinona é fundamental para a respiração celular, biossíntese mitocondrial e produção de energia. Dos quatro complexos enzimáticos da cadeia respiratória da mitocôndria, três são dependentes da coenzima Q10. O coração demanda grande quantidade de coenzima Q10, pois uma célula cardíaca é composta por aproximadamente 75% de mitocôndria. A ubiquinona é encontrada em todas as membranas celulares, e é de grande importância na manutenção da condução nervosa e integridade muscular. A coenzima Q10 participa na formação do colágeno e da elastina, daí o aumento da ruptura ligamentar em quem usa estatina. As células com maior quantidade de mitocôndria são as que mais sofrem com o uso da estatina, como as células do fígado, do miocárdio e dos músculos. A produção de energia nessas células cai drasticamente.

No Canadá, o lipitor® (atorvastatina) vem com uma advertência na caixa alertando os consumidores de que a droga reduz os níveis da coenzima Q10 e L-carnitina.

Foi demonstrado por Silver e colaboradores que a atorvastatina piora a função diastólica e que a suplementação com coenzima Q10 em tais pacientes melhora os parâmetros diastólicos [96].

Você, caro leitor, atento e crítico, pode então se perguntar: Como um medicamento que tira a energia das células e dos órgãos pode auxiliar o organismo?

Como bem disse Mejía Viana em artigo publicado na revista *Journal of Cardiology & Current Research*: "Não me equivoco em dizer que um tratamento a longo prazo com estatina é uma doença mitocondrial iatrogênica" [97].

11.6. As estatinas, os ensaios clínicos e o método científico

> *The scientific man does not aim at an immediate result. He does not expect that his advanced ideas will be readily taken up. His work is like that of the planter - for the future. His duty is to lay the foundation for those who are to come, and point the way.*
>
> Nikola Tesla

Para trazer um pouco de ordem a um mundo caótico e hostil, tentamos encontrar as leis que governam a "bagunça" que observamos. Pesquisadores médicos querem descobrir as ameaças contra a vida e a saúde humanas, e saber o que causa a doença e a morte prematura, a fim de curar ou prevenir esses problemas. Para este fim, foi desenvolvida uma técnica laboriosa, mas altamente bem-sucedida, chamada método científico.

Quando usamos o método científico, o primeiro passo é registrar todos os fatos sobre uma doença. Quem são as vítimas - homens ou mulheres, jovens ou velhos? Como eles vivem e o que eles fazem para viver? O que eles comem e bebem? Qual é a composição química do sangue deles? Quão limpo ou sujo é o ar que respiram? Os cientistas medem e analisam tudo, de forma meticulosa, o que possa ser importante.

Cada nova peça do quebra-cabeça nos leva a especular sobre as causas de uma doença e a formular uma hipótese. Para ver se a nossa hipótese está correta, nós a testamos de todas as formas possíveis. Algum fator está presente em todos os casos da doença? A doença pode ser produzida por esse fator, e podemos prevenir ou curar a doença se eliminarmos o fator?

Se não passar em todos os testes, nossa hipótese está errada e deve ser rejeitada. Então, construímos uma nova hipótese que esperamos que se adapte melhor à realidade. Nós testamos e observamos novamente. Se necessário - e muitas vezes é necessário

- reformulamos nossa hipótese e repetimos nossos testes uma terceira, quarta e quinta vez até, finalmente, encontrarmos a verdade, se é que a encontraremos. Os verdadeiros cientistas colocam a solução para um problema médico primeiro e não a preservação de sua própria hipótese, não importa quão inteligente a hipótese possa parecer ou quão orgulhosos de si mesmos possam estar por criá-la.

Os cientistas sabem que é muito raro que o primeiro pensamento inspirado resolva um problema científico. Portanto, em busca por soluções, os cientistas estão tão interessados em resultados de testes que destroem nossa hipótese quanto em resultados que a confirmam. E não culpamos ninguém por uma má ideia, desde que ela seja abandonada assim que suas falhas se tornarem óbvias.

Um corolário da hipótese do colesterol postula que os pacientes com maior risco devem obter o maior benefício da redução do colesterol. No entanto, estudos com estatinas em idosos (PROSPER), em pacientes com insuficiência cardíaca (CORONA, GISSI-HF), em pacientes com estenose aórtica (SEAS) e em pacientes com insuficiência renal (4D, AURORA, SHARP) não conseguiram demonstrar benefício na mortalidade. Uma metanálise da Cochrane com 18 estudos envolvendo hipolipemiantes (alguns com estatinas) em pacientes com doença arterial periférica também não conseguiu demonstrar benefício na mortalidade [98]. Outra metanálise da Cochrane que avaliou o efeito das estatinas após síndromes coronarianas agudas concluiu que não houve benefício na mortalidade [99]. Por outro lado, o *Cholesterol Treatment Trialists* (CTT) realizou uma metanálise de 27 estudos de estatinas e concluiu que as estatinas foram claramente benéficas na redução de eventos cardiovasculares [100]. No entanto, quando os mesmos 27 estudos foram avaliados quanto ao desfecho mortalidade, nenhum benefício foi visto.

O escore de cálcio coronariano é considerado um dos melhores preditores de risco cardiovascular, mas o *St. Francis Heart Study* não demonstrou benefício clínico em pacientes assintomáticos com escores de cálcio coronariano > percentil 80 randomizados para estatina versus placebo [101].

E finalmente, três ensaios clínicos controlados randomizados especificamente planejados para avaliar o efeito das estatinas em pacientes com diabetes falharam em demonstrar benefício em termos de mortalidade [102-104].

O estudo HPS [105], o maior estudo com estatinas realizado até o momento, investigou o uso de estatina na prevenção de doenças cardiovasculares. Trata-se de um estudo fatorial 2x2 (estatina versus placebo e antioxidante versus placebo). O estudo testou a hipótese de que a sinvastatina na dose de 40 mg/dia reduziria a morbimortalidade cardiovascular em pacientes considerados de alto risco (por já serem portadores de doença coronariana, doença cerebrovascular, doença vascular periférica, diabetes ou hipertensão arterial sob tratamento) e colesterol total sérico >135 mg/dl. Os pacientes em uso de sinvastatina, como era de se esperar, apresentaram maiores reduções dos níveis médios de colesterol LDL do que os que usaram placebo: diferença de 37 ± 0,8 mg/dl. Em relação à ocorrência do desfecho primário (morte por todas as causas), o estudo mostrou uma redução de risco relativo de 12,3% (12,9 versus 14,7%), porém, uma redução de risco absoluto de apenas 1,8% com um NNT de 56. Ou seja, o efeito do tratamento com a sinvastatina foi modesto. Além disso, os resultados foram apresentados comparando todos os pacientes que tomavam sinvastatina, ou seja, 50% da coorte, com todos os pacientes que tomavam placebo, quer eles também estivessem tomando antioxidantes ou não. Em outras palavras, não podemos determinar, pelos resultados apresentados, qual foi o efeito da sinvastatina administrada isoladamente quando comparada com o placebo administrado isoladamente. Metade dos pacientes estavam tomando antioxidantes com sinvastatina ou placebo. Para excluir qualquer interação não planejada, é evidente que os resultados dos quatro grupos deveriam ter sido relatados separadamente. Este é um requisito mínimo e, caso contrário, é suspeito. O não cumprimento deste requisito deve levantar suspeitas de que a comparação da sinvastatina isolada com o placebo isoladamente não foi conclusiva. Outro problema digno de nota, é que 26% de todos os indivíduos elegíveis se retiraram do estudo após tomar sinvastatina por 1 mês antes do início formal do estudo (chamado de período de *run-in*). A razão para a retirada não foi fornecida, mas uma provável explicação pode ser que eles não toleraram os efeitos adversos da droga. Assim, qualquer estudo que tenha um período em que indivíduos com eventos adversos possam se retirar antes do início do estudo formal tem um viés inerente contra fornecer uma representação real da taxa de eventos adversos.

Recentemente, uma nova classe de medicamentos redutores de colesterol emergiu no mercado. São os inibidores da enzima PCSK9. Descoberta em 2003 [106], a PCSK9 é uma proteína produzida pelo fígado que aumenta a remoção de receptores de LDL da superfície das células hepáticas. Estes receptores de LDL são extremamente importantes na remoção do colesterol LDL sérico da circulação. A partir desta descoberta, diversos estudos clínicos mostraram que os inibidores da enzima PCSK9 realmente reduzem, de forma eficiente, os níveis de LDL colesterol. Ao mostrar que a medicação realmente reduz o colesterol, o próximo passo foi mostrar que a medicação é capaz de reduzir desfechos clínicos cardiovasculares.

O estudo ODYSSEY LONG TERM [107] mostrou que, após um período de 78 semanas, o alirocumab quando associado à estatina em dose máxima tolerada, reduz significativamente os níveis de LDL colesterol. Numa análise post-hoc, houve redução na taxa de eventos cardiovasculares com alirocumab. Os níveis basais de LDL da população do estudo eram, em média, de 122 mg/dl. A droga em questão reduziu o LDL em 61%, ou seja, para valores próximos a 47 mg/dl. Mas o que este estudo de fato mostrou? Nada além do fato que o alirocumab reduz o colesterol. A análise criteriosa do estudo, permite-nos concluir que:

1. Os desfechos clínicos foram analisados por uma análise post-hoc, que consiste numa análise estatística não pré-especificada. Muitas das associações encontradas através deste tipo de metodologia estatística são falsas.

2. Não sabemos ao certo quais são os impactos sobre a saúde humana de uma redução tão drástica no perfil lipídico.

O estudo OSLER [108], por sua vez, avaliou a eficácia e segurança do evolocumab, outro inibidor da PCSK9, adicionado à terapia padrão (estatina com ou sem ezetimibe), em reduzir LDL e eventos cardiovasculares no seguimento de 11 meses. O estudo mostrou que o evolocumab realmente reduziu os níveis de LDL (redução de 61%, partindo de um LDL médio de 120 mg/dl). Embora os autores do estudo tenham concluído que a medicação reduziu significativamente os desfechos cardiovasculares (morte, IAM, AVC, AIT, angina instável, revascularização coronariana ou insuficiência cardíaca), uma análise atenta do trabalho não mostra isso. A redução de risco absoluto foi de apenas 1,23%, o que resultou num NNT extremamente modesto de 81. A taxa de eventos foi extremamente baixa em ambos os grupos de tratamento (2,18% versus 0,95% para evolocumab e placebo, respectivamente).

Numa metanálise publicada pela revista Lancet em 2008 com 18.686 indivíduos com diabetes, os autores concluíram que as estatinas deveriam ser prescritas para todos os pacientes com diabetes [109]. O estudo, segundo os autores, mostrou uma redução significativa de morte por todas as causas (p=0,02) e morte vascular (p=0,008). O que os autores, no entanto, não explicaram é que o efeito dessa redução, em verdade, não foi significativo (morte por todas as causas: RR=0,91; IC 99% 0,82-1,01 e morte vascular: RR=0,87; IC 99% 0,76-1,00).

O fato é que enquanto as estatinas e mesmo os inibidores de PCSK9 reduzem os níveis de LDL, eles não parecem fornecer muita proteção contra a doença cardiovascular. Em teoria, apenas 1 em cada 50 pessoas irão se beneficiar desses medicamentos.

Ainda não conseguimos prever se uma intervenção testada funcionará para um paciente individual ou uma categoria de pacientes e que efeitos colaterais ela produzirá. Isso faz com que as amostras de participantes de um estudo sejam heterogêneas de várias maneiras imprevisíveis. Além disso, considerações éticas levam ao recrutamento de indivíduos geralmente mais jovens, saudáveis e menos medicados que a população-alvo, o que faz com que a amostra de participantes do estudo não seja representativa da população. Essas incertezas, combinadas com vários vieses e conflitos de interesse envolvidos no financiamento, planejamento, análise e relatório dos ensaios clínicos, são uma das principais razões por trás da surpreendentemente baixa eficácia de muitos medicamentos e alta incidência de efeitos colaterais graves.

É óbvio que todos queremos viver mais e de forma saudável. Mas não há milagres em ciência. Existe um mercado multibilionário por trás de tudo isso. Por exemplo, o lipitor®, produzido pela Pfizer, começou a ser vendido em 1997 e se tornou a droga mais vendida na história dos medicamentos antes de sua patente expirar em 2011. As vendas ultrapassaram US$ 164 bilhões (Figura 6). O crestor®, produzido pela AstraZeneca, foi a estatina mais vendida em 2013, gerando US$ 5,2 bilhões em receita naquele ano.

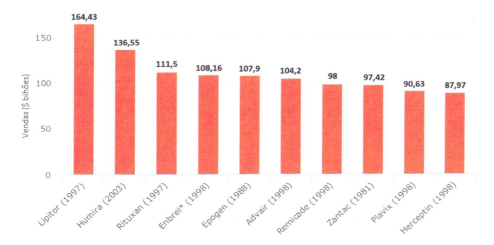

Figura 6 Medicamentos mais vendidos da história desde o lançamento até 2018 (Fonte: https://www.evaluate.com/vantage).

A Pfizer, em um anúncio, proclamou: "O lipitor® reduz o risco de ataque cardíaco em 36%", com base nos achados de um grande estudo randomizado no qual 10.305 indivíduos foram randomizados para lipitor ou placebo (ASCOT-LLA) [110]. No entanto, uma análise novamente cuidadosa do estudo mostra que apenas 1,9% das pessoas que tomaram lipitor® sofreram um ataque cardíaco enquanto a ocorrência no grupo placebo foi de 3,0%. Uma redução de risco absoluto de apenas 1,1% com NNT de 91.

Talvez, o pequeno benefício que as estatinas oferecem ao lidar com a prevenção de doença cardiovascular aterosclerótica vem de seus efeitos anti-inflamatórios não-lipídicos, especialmente de sua capacidade de suprimir o fator nuclear kappa B (NF-kB), um fator de transcrição relacionado com a intensificação da resposta inflamatória [111]. Mas mesmo que não tenham efeitos colaterais gravemente prejudiciais, o número necessário para tratar (NNT) para as estatinas pesa contra o seu uso (ver Tabela 1 com os principais ensaios clínicos randomizados com estatinas e seus NNTs).

Estudo	Tamanho da amostra	Características da amostra	Intervenção	Seguimento médio	Redução do colesterol	Redução de morte	Redução de eventos CV
PROSPER [111]	5804	risco CV alto	pravastatina versus placebo	3,2 anos	34% no LDL	Não	RRA de 2,1% de morte por doença coronariana, IAM não fatal e AVC fatal ou não fatal (p=0,014; NNT=47,6); RRA de 0,9% de morte por doença coronariana (p=0,043; NNT=111)
ASCOT-LLA [109]	10305	risco CV alto	atorvastatina vs placebo	3,3 anos	33% no LDL	Não	RRA de 1,1% de IAM não fatal ou morte coronariana (p=0,0005; NNT=91)
HOPE-3 [112]	12705	risco CV intermediário	rosuvastatina versus placebo	5,6 anos	26,5% no LDL	Não	RRA de 1,1% de morte CV, IAM não fatal, AVC não fatal (p=0,002; NNT=91)

Estudo	Tamanho da amostra	Características da amostra	Intervenção	Seguimento médio	Redução do colesterol	Redução de morte	Redução de eventos CV
WOSCOPS [113]	6595	risco CV intermediário	pravastatina versus placebo	4,9 anos	20% no colesterol total e 26% no LDL	Não	RRA de 2,4% de IAM não fatal ou morte por doença coronariana (p<0,001; NNT=41,7); RRA de 0,5% de morte por doença coronariana (p=0,13; NNT=200)
MEGA [114]	3966	risco CV intermediário	pravastatina versus placebo	5,3 anos	11,5% no LDL	Não	RRA de 1,7% de doença coronariana (p=0,01; NNT=59)
METEOR [115]	984	risco CV intermediário	rosuvastatina versus placebo	2 anos	49% no LDL	Não aplicado	maior redução da espessura médio-intimal da carótida com rosuva
AFCAPS-TexCAPS [116]	6605	Risco CV baixo	Lovastatina versus placebo	5,2 anos	25% no LDL	Não	RRA de 0,82% por ano de IAM fatal ou não fatal, angina instável ou morte cardíaca (NNT=122 por ano) Estudo truncado
4S [94]	4444	DAC crônica	sinvastatina versus placebo	5,4 anos	25% no colesterol total e 35% no LDL	Sim	RRA de 3% de morte total (p=0,0003; NNT=30) Estudo truncado
CARE [117]	4159	DAC crônica	pravastatina versus placebo	5 anos	28% no LDL	Não	RRA de 3,0% de morte por doença coronariana ou IAM não fatal (p=0,003; NNT=33,3); RRA de 0,9% de morte por doença coronariana (p=0,10; NNT=111)

Estudo	Tamanho da amostra	Características da amostra	Intervenção	Seguimento médio	Redução do colesterol	Redução de morte	Redução de eventos CV
ALLHAT-LLT [118]	10355	DAC crônica	pravastatina versus placebo	4,8 anos	28% no LDL	Não	Sem efeito sobre morte por todas as causas
LIPID [119]	9014	DAC crônica	pravastatina versus placebo	6,1 anos	25% no LDL	Sim	RRA de 1,9% de morte por doença coronariana (p<0,001; NNT=52,6)
TNT [120]	10001	DAC crônica	atorvastatina 80 versus 10 mg/dia	4,9 anos	24% no LDL	Não	RRA de 2,2% de morte cardiovascular, IAM não fatal, PCR ou AVC não fatal (p<0,001; NNT=46)
IDEAL [121]	8888	DAC crônica	atorvastatina 80 versus sinvastatina 20 mg/dia	4,8 anos	20% no LDL	Não	RRA de 1,1% de morte coronariana, IAM não fatal ou PCR com Ressuscitação (p=0,07; NNT=91); RRA de 0,1% de morte coronariana (p=NS)
SEARCH [122]	12064	DAC crônica	sinvastatina 80 versus 20 mg/dia	6,7 anos	13,5 mg/dl no LDL	Não	RRA de 1,2% de morte coronariana, IAM, AVC ou revascularização miocárdica (p=0,10)
ASTEROID [123]	349	DAC crônica	rosuvastatina 40 mg/dia	24 meses	53,2% no LDL	Não aplicado	redução de 6,8% no volume do ateroma
SATURN [124]	1039	DAC crônica	atorvastatina 40 versus rosuvastatina 20 mg/dia	104 semanas	42% no LDL com atorva e 48% com rosuva	Não aplicado	rosuvastatina não superior à atorvastatina na variação do volume do ateroma

Estudo	Tamanho da amostra	Características da amostra	Intervenção	Seguimento médio	Redução do colesterol	Redução de morte	Redução de eventos CV
CORONA [125]	5011	DAC crônica e insuficiência cardíaca (FEVE < 40%)	rosuvastatina versus placebo	2,7 anos	45% no LDL	Não	RRA de 0,9% de morte cardiovascular, IAM não fatal ou AVC não fatal (p=0,12; NNT=111); RRA de 0,3% de morte CV (p=0,60)
IMPROVE-IT [126]	18444	DAC aguda	sinvastatina + ezetimibe versus sinvastatina	6 anos	24% no LDL	Não	RRA de 2% de morte CV, evento CV maior ou AVC não fatal (p=0,016; NNT=50)
PROVE-IT [127]	4162	DAC aguda	atorvastatina versus pravastatina	24 meses	11% no LDL com pravastatina e 42% com atorvastatina	Não	RRA de 3,9% de morte por qualquer causa, IAM, angina instável com necessidade de nova internação, AVC e nova revascularização com atorvastatina (p=0,005; NNT=26)
SECURE-PCI [128]	4191	DAC aguda	atorvastatina versus placebo	30 dias	28,3% no LDL com atorva e 31% com placebo	Não	atorvastatina não superior ao placebo
HPS [129]	20536	DAC ou alto risco para DCV	sinvastatina versus placebo	5 anos	35% no LDL	Sim	RRA de 1,8% de morte total (p=0,0003; NNT=56)
SHARP [130]	9270	doença renal crônica	sinvastatina + ezetimibe versus placebo	4,9 anos	31% no LDL	Não	RRA de 2,1% de IAM não fatal, morte coronariana, AVC isquêmico ou qualquer revascularização arterial (p=0,0021; NNT=48)

Estudo	Tamanho da amostra	Características da amostra	Intervenção	Seguimento médio	Redução do colesterol	Redução de morte	Redução de eventos CV
AURORA [131]	2776	doença renal crônica dialítica	rosuvastatina versus placebo	3,8 anos	42,9% no LDL	Não	rosuvastatina não superior ao placebo
ALERT [132]	2102	Transplante renal	fluvastatina versus placebo	5,1 anos	32% no LDL	Não	Sem diferenças em relação ao desfecho primário (morte cardíaca, IAM não fatal ou intervenção coronariana)
SPARCL [133]	4731	AVC ou AIT	atorvastatina versus placebo	4,9 anos	53% no LDL	Não	RRA de 1,9% de AVC fatal ou não fatal (p=0,05; NNT=53)
INTREPID [134]	252	HIV controlado	pitavastatina versus pravastatina	52 semanas	20,9% com pitavastatina e 31,1% com pravastatina	Não aplicado	Não avaliou desfechos clínicos
SEAS [135]	1873	estenose aórtica leve a moderada	sinvastatina + ezetimibe versus placebo	4,4 anos	50% no LDL	Não	RRA de 2,9% de morte CV, substituição de valva aórtica, IC, IAM não fatal, hospitalização por angina instável, cirurgia de revasc miocárdica, ICP ou AVC isquêmico (p=0,59; NNT=35)
JUPITER [136]	17802	pacientes com PCR-us elevado	rosuvastatina versus placebo	1,9 anos	49% no LDL	Não	RRR de 44% de IAM não fatal, AVC não fatal, hospitalização por angina instável, revascularização arterial ou morte CV (p<0,00001) Estudo truncado

Estudo	Tamanho da amostra	Características da amostra	Intervenção	Seguimento médio	Redução do colesterol	Redução de morte	Redução de eventos CV
ENHANCE [137]	720	hipercolesterolemia familiar	sinvastatina versus sinvastatina + ezetimibe	2 anos	55% no LDL	Não aplicado	RRA de 0,0053% de mudança na medida ultrassonográfica na espessura da camada médio - íntima da carótida em relação à medida de base (p=0,29) sem avaliação de desfechos clínicos
GISSI-HF [138]	7975	Insuficiência cardíaca NYHA II a IV	rosuvastatina versus placebo	3,9 anos	16% no LDL	Não	Sem efeito sobre morte por todas as causas
4D [139]	1255	diabetes e hemodiálise	atorvastatina versus placebo	4 anos	42% no LDL	Não	Sem efeito sobre o desfecho primário (morte cardíaca, IAM não fatal ou AVC)
CARDS [140]	2838	diabetes	atorvastatina versus placebo	3,9 anos	40% no LDL	Não	RRA de 3,2% de síndrome coronariana aguda, revascularização coronariana ou AVC (NNT=31). Estudo truncado
FIELD [141]	9795	Diabetes e alto risco CV	fenofibrato versus placebo	5 anos	12% no LDL	Não	RRA de 1,3% de IAM não fatal ou morte coronariana (p=0,16; NNT=77)
REDUCE-IT [142]	8179	Doença cardiovascular ou fatores de risco e triglicérides 150-499	ômega 3+ estatina versus placebo+estatina	4,9 anos	18,3% no TG e aumento de 3,1% no LDL	Sim	RRA de 4,8% de morte cardiovascular, IAM, AVC, revascularização coronariana ou angina instável (p<0,001; NNT=21)

Estudo	Tamanho da amostra	Características da amostra	Intervenção	Seguimento médio	Redução do colesterol	Redução de morte	Redução de eventos CV
FOURIER [143]	27564	DCV aterosclerótica	evolocumab versus placebo	2,2 anos	59% no LDL	Não	RRA de 1,5% de morte CV, IAM, AVC, hospitalização por angina instável ou revascularização (p<0,001; NNT=67)
ODYSSEY OUTCOMES [144]	18924	DCV estabelecida	alirocumab versus placebo	2,8 anos	61% no LDL	Não	RRA de 1,6% de morte coronariana, IAM não fatal, AVC isquêmico ou angina instável com necessidade de hospitalização (NNT=63)
ACCELERATE [145]	12092	DCV de alto risco	evacetrapib versus placebo	26 meses	37% no LDL	Não	Sem diferenças na taxa de morte CV, IAM, AVC, revascularização coronariana ou hospitalização por angina instável (p=0,91)
REVEAL [146]	30449	DCV aterosclerótica	anacetrapib versus placebo	4,1 anos	38% no LDL	Não	RRA de 1% de morte por causa coronariana, IAM ou revascularização coronariana (NNT=100)

Tabela 1 Ensaios clínicos randomizados que avaliaram os efeitos das terapias hipolipemiantes na prevenção primária e secundária de doença cardiovascular. DCV = doença cardiovascular; RRA = redução de risco absoluto; NNT = número necessário para tratar; IAM = infarto agudo do miocárdio; AVC = acidente vascular cerebral; AIT = ataque isquêmico transitório.

Como podemos observar nos ensaios clínicos acima descritos, o efeito clínico das estatinas e outras medicações hipolipemiantes sobre os desfechos clínicos ou mesmo fisiológicos da placa de ateroma são muito pouco impactantes. As reduções de risco absoluto e os consequentes números necessários para tratar são, em sua esmagadora maioria, decepcionantes. Além disso, alguns estudos importantes são truncados ou apresentam algum outro problema metodológico grave.

Portanto, um exame cuidadoso dos ensaios clínicos com estatinas mostra claramente que, ao contrário do que tem sido reivindicado há décadas, as estatinas não têm um efeito significativo na prevenção primária e secundária da doença cardiovascular. No entanto, essa análise crítica dos estudos vai contra a conclusão da maioria deles.

Peguemos o exemplo do estudo JUPITER [137]. Trata-se de um ensaio de prevenção primária. Cerca de 18.000 participantes com níveis moderadamente elevados de proteína C-reativa (PCR) foram randomizados para placebo ou rosuvastatina. O objetivo primário foi testar a rosuvastatina contra placebo. Um objetivo adicional implícito era testar se os níveis de PCR poderiam servir como indicadores para a prescrição de um medicamento para baixar o colesterol, mesmo em pacientes com níveis normais ou mesmo baixos de colesterol no sangue. O JUPITER, portanto, deveria demonstrar que a rosuvastatina estaria indicada para uma categoria "nova" e específica de pacientes, ou seja, aqueles com níveis de PCR ligeiramente aumentados [148-150].

Como o investigador principal do JUPITER também detinha parte da licença para o kit de ensaio da PCR - sendo o outro proprietário um grande hospital de Boston - este objetivo adicional implicava que conflitos de interesse muito sérios estavam presentes [147].

E o que o JUPITER mostrou? Resumidamente, até o final de 2007, os pesquisadores e os patrocinadores anunciaram resultados altamente favoráveis com a rosuvastatina e que o estudo deveria ser descontinuado [151]. Segundo eles, seria antiético deixar milhões de pacientes sem tratamento, quando já estava demonstrado o efeito protetor altamente significativo da rosuvastatina, notadamente na taxa de mortalidade cardiovascular [148]. Assim, em março de 2008, um comunicado à imprensa anunciou a interrupção do estudo JUPITER, após um seguimento médio de menos de dois anos por paciente. A adequação dessa interrupção prematura foi fortemente contestada [148-150], mas foi finalmente confirmada por um comitê supostamente "independente do patrocinador".

Em novembro de 2008, os resultados do JUPITER foram publicados e a controvérsia cresceu ainda mais, pois muitos perceberam que os dados de mortalidade não foram apresentados corretamente. Críticas abundaram, desencadeando inúmeras respostas dos investigadores. À medida que o debate avançava, novos dados (previamente não lançados) foram relatados pelos pesquisadores e/ou pelo patrocinador, surpreendentemente acompanhados por modificações nas curvas de sobrevida [148-150]. Isso finalmente resultou no relato de pelo menos cinco versões diferentes de dados de mortalidade cardiovascular [148-150], o que obviamente é tão inaceitável quanto a modificação das curvas de sobrevida.

Conforme relatado por Nicholas Schork [152], os 10 medicamentos mais vendidos no mercado americano não melhoram as condições em 75% a 96% dos pacientes que os tomam (Figura 7). Entre eles, é claro, está a rosuvastatina. Assim, permanece uma questão remanescente sobre se alguns medicamentos altamente prescritos realmente funcionam. Mais ameaçadoramente, os medicamentos prescritos se tornaram a terceira principal causa de morte nos EUA e na Europa, depois de doenças cardiovasculares e câncer [153].

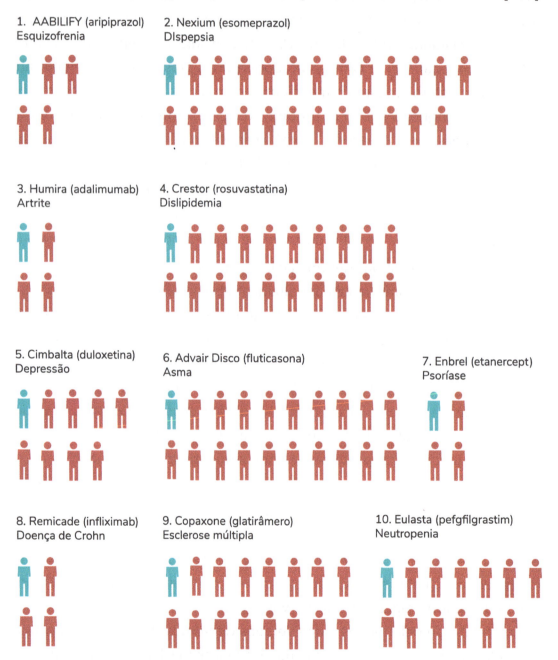

Figura 7 Para cada pessoa que os medicamentos ajudam (em azul), os dez medicamentos mais vendidos nos EUA fracassam em melhorar as condições de saúde entre 3 e 24 pessoas (vermelho). Adaptado de Schork [152].

11.7 Perspectivas críticas

A validade e a reprodutibilidade da pesquisa biomédica, incluindo os ensaios clínicos, têm sido motivo de grande preocupação por mais de duas décadas [154]. Como um exemplo impressionante, Ioannidis [155] descobriu que, dos 26 ensaios clínicos randomizados controlados mais citados nos principais periódicos médicos, que alegaram efeitos positivos de intervenções médicas e foram posteriormente testados novamente em grupos maiores de pacientes, 9 estudos (35%) foram refutados ou tiveram seus efeitos considerados muito exagerados.

O grande problema é que os ensaios clínicos ignoram o método científico e se focam na metodologia estatística. E, por mais que um ensaio clínico seja controlado, adequadamente randomizado, cego de maneira confiável, perfeitamente executado e fielmente relatado, ainda é suscetível de gerar conhecimento falso e resultados não reprodutíveis.

A presença de deficiências na metodologia estatística utilizada nos ensaios clínicos não significa que eles devam ser abandonados. Quando cuidadosamente planejados e adequadamente conduzidos, podem produzir uma riqueza de conhecimentos empíricos sobre a doença e as respostas dos pacientes aos tratamentos. Isso pode ser especialmente valioso quando a doença e/ou os efeitos ou os efeitos colaterais das intervenções testadas são muito heterogêneos. No entanto, para que os ensaios sejam eficazes e a inferência de seus resultados seja válida, a metodologia estatística deve ser consideravelmente mais rígida, fortalecida com rigorosas análises matemáticas e combinada com o conhecimento biomédico da doença, bem como com a ação biológica e/ou farmacológica dos tratamentos comparados [156].

Diante desses fatos, precisamos que os pesquisadores respeitem e executem corretamente o método e tenham ética na pesquisa clínica. Quanto aos leitores, é preciso que sejam críticos com aquilo que leem. A aceitação de determinadas teorias com metodologias falhas e conclusões, consequentemente, equivocadas, torna-nos refém de algo que está aí para nos ajudar. A medicina baseada em evidências tornou-se vítima da incompetência e ganância dos homens.

REFERÊNCIAS

1. Zagryagskaya AN, Aleksandrov DA, Pushkareva MA, et al. Biosynthesis of leukotriene B4 in human polymorphonuclear leukocytes: regulation by cholesterol and other lipids. J Immunotoxicol 2008;5(4):347-52.

2. Aleksandrov DA, Zagryagskaya AN, Pushkareva MA, et al. Cholesterol and its anionic derivatives inhibit 5-lipoxygenase activation in polymorphonuclear leukocytes and MonoMac6 cells. FEBS J 2006;273(3):548-57.

3. Ravnskov U. The questionable role of saturated and polyunsaturated fatty acids in cardiovascular disease. J Clin Epidemiol 1998;51(6):443-60.

4. Catapano AL, Pirillo A, Norata GD. Vascular inflammation and low-density lipoproteins: Is cholesterol the link? A lesson from the clinical trials. Br J Pharmacol 2017;174:3973-85.

5. Ma X, Feng Y. Hypercholesterolemia Tunes Hematopoietic Stem/Progenitor Cells for Inflammation and Atherosclerosis. Int J Mol Sci 2016;17:1162.

6. Feingold KR, Grunfeld C. The Effect of Inflammation and Infection on Lipids and Lipoproteins. In Endotext; De Groot LJ, Chrousos G, Dungan K, et al. Eds.; MDText.com, Inc.: South Dartmouth, MA, USA, 2000.

7. Smith LL. Another cholesterol hypothesis: cholesterol as antioxidant. Free Radic Biol Med 1991;11(1):47-61.

8. Tomás M, Latorre G, Senti M, al. The antioxidant function of high density lipoproteins: a new paradigm in atherosclerosis. Rev Esp Cardiol 2004;57(6):557-69.

9. Hussain G, Wang J, Rasul A, et al. Role of cholesterol and sphingolipids in brain development and neurological diseases. Lipids in Health Dis 2019;18(1):26.

10. Björkhem I, Leoni V, Meaney S. Genetic connections between neurological disorders and cholesterol metabolismo. J Lipid Res 2010;51(9):2489-2503.

11. Rist PM, Buring JE, Ridker PM, et al. Lipid levels and the risk of hemorrhagic stroke among women. Neurology 2019;92(19):e2286-e2294.

12. Jende JME, Groener JB, Rother C, et al. Association of Serum Cholesterol Levels With Peripheral Nerve Damage in Patients With Type 2 Diabetes. JAMA Netw Open 2019;2(5):e194798.

13. Zhou F, Deng W, Ding D, et al. High Low-Density Lipoprotein Cholesterol Inversely Relates to Dementia in Community-Dwelling Older Adults: The Shanghai Aging Study. Front Neurol 2018;9:952.

14. Goritz C, Mauch DH, Pfrieger FW. Multiple mechanisms mediate cholesterol-induced synaptogenesis in a CNS neuron. Mol Cell Neurosci 2005;29(2):190-201.

15. de Chaves EI, Rusinol AE, Vance DE, et al. Role of lipoproteins in the delivery of lipids to axons during axonal regeneration. J Biol Chem 1997;272(49):30766-73.

16. Koudinov R, Koudinova NV. Cholesterol homeostasis failure as a unifying cause of synaptic degeneration. J Neurol Sci 2005;229-230:233-40.

17. Orth M, Bellosta S. Cholesterol: Its Regulation and Role in Central Nervous System Disorders. Cholesterol 2012(3):292598.

18. Mauch DH, Nagler K, Schumacher S. CNS synaptogenesis promoted by glia-derived cholesterol. Science 2001:294:1354-1457.

19. Schultz BG, Patten DK, Berlau DJ. The role of statins in both cognitive impairment and protection against dementia: a tale of two mechanisms. Transl Neurodegener 2018;7:5.

20. McDonagh. Statin-Related Cognitive Impairment in the Real World. You'll Live Longer, but You Might Not Like It. JAMA Intern Med 2014;174(12):1889.

21. Mayerl C, Lukasser M, Sedivy R, et al. Atherosclerosis research from past to present - on the track of two pathologists with opposing views Carl von Rokitansky and Rudolf Virchow. Virchows Arch 2006;449:96-103.

22. Goldstein JL, Brown HS. Cholesterol: a century of research. HHMI Bull 2003;16(3):10-19.

23. Steinberg D. In celebration of the 100th anniversary of the lipid hypothesis of atherosclerosis. J Lipid Res 2013;54:2946-49.

24. Muller C. Angina pectoris in hereditary xanthomatosis. Arch Int Med 1939;64:675-700.

25. Khachadurian AK. The inheritance of essential familial hypercholesterolemia. Am J Med 1964;37:402-7.

26. Keys A. Mediterranean diet and public health: personal reflections. Am J Clin Nutr 1995;61(6 Suppl):1321S-1323S.

27. Keys A. Atherosclerosis: a problem in newer public health. J Mt Sinai Hosp N Y 1953;20(2):118-39.

28. Keys A. Seven Countries: A multivariate analysis of death and coronary heart disease. Cambridge, MA.: Harvard University Press; 1980.

29. Feinleib M. Seven Countries: A Multivariate Analysis of Death and Coronary Heart Disease. JAMA 1981;245(5):511-12.

30. Tuomilehto J, Kuulasmaa K. WHO MONICA project: assessing CHD mortality and morbidity. Int J Epidemiol 1989;18(suppl 1):S38-45.

31. Le Fanu J. The case of the missing data. BMJ 2002;325:490-3.

32. Law M, Wald N. Why heart disease mortality is low in France: the time lag explanation. BMJ 1999;318(7196):1471-80.

33. McLetchie NG. The pathogenesis of ateroma. Am J Pathol 1952;28:413-35.

34. Ross AC, Minick CR, Zilversmit DB. Equal Atherosclerosis in Rabbits Fed Cholesterol-Free, Low-Fat Diet or Cholesterol-Supplemented Diet. Atherosclerosis 1978;29:301-15.

35. Mahmood SS, Levy D, Vasan RS, Wang TJ. The Framingham Heart Study and the epidemiology of cardiovascular disease: a historical perspective. Lancet 2014;383(9921):999-1008.

36. Dimsdale JE, Herd A. Variability of plasma lipids in response to emotional arousal. Psychosom Med 1982;44:413-30.

37. Stehbens WE. Coronary Heart Disease, Hypercholesterolemia, and Atherosclerosis II. Misrepresented Data. Experimental and Molecular Pathology 2001;70:120-39.

38. Castelli WP. Lipids, risk factors and ischaemic heart disease. Atherosclerosis 1996;124 Suppl:S1-9.

39. Lincoff AM, Nicholls SJ, Riesmeyer JS, et al. Evacetrapib and Cardiovascular Outcomes in High-Risk Vascular Disease. N Engl J Med 2017;376(20):1933-42.

40. Liu Y, Liu F, Zhang L, et al. Association between low density lipoprotein cholesterol and all-cause mortality: results from the NHANES 1999-2014. Sci Rep 2021;11(1):22111.

41. Enos WF, Holmes RH, Beyer J. Coronary Disease among United States Soldiers Killed in Action in Korea: Preliminary Report. JAMA 1953;152:1090-1993.

42. McNamara JJ, Molot MA, Stremple JF, Cutting RT. Coronary Artery Disease in Combat Casualties in Vietnam. JAMA 1971;216:1185-7.

43. Ross R. The pathogenesis of atherosclerosis: A perspective for the 1990s. Nature 1993;362(6423):801-9.

44. Stary HC, Chandler AB, Dinsmore RE, et al. A definition of advanced types of atherosclerotic lesions and a histological classification of atherosclerosis. A report from the Committee on Vascular Lesions of the Council on Arteriosclerosis, American Heart Association. Circulation 1995;92(5):1355-74.

45. Ross R, Glomset JA. The pathogenesis of atherosclerosis. N Eng J Med 1976;295(8):420-5.

46. Petursson H, Sigurdsson JA, Bengsson C, et al. Is the use of cholesterol in mortality risk algorithms in clinical guidelines valid? Ten years prospective data from the Norwegian HUNT 2 study. J Eval Clin Pract 2012;18(1):159-68.

47. Krumholz HM, Seeman TE, Merrill SS, et al. Lack of association between cholesterol and coronary heart disease mortality and morbity and all cause mortality in persons older than 70 years. JAMA 1994;272:1335-40.

48. La Rosa JC, Hunninghake D, Bush D, et al. The cholesterol facts. A summary of the evidence relating dietary fats, serum cholesterol, and coronary heart disease. A joint statement by the American Heart Association and the National Heart, Lung, and Blood Institute. The Task Force on Cholesterol Issues, American Heart Association. Circulation 1990;81:1721-33.

49. Castelli WP. On the possibility of a nut. Arch Int Med 1992;152:1371-72.

50. Schwartz CJ, Valente AJ, Sprague EA, et al. The pathogenesis of atherosclerosis: an overview. Clin Cardiol 1991;14(I):I1-I16.

51. Illingworth DR. Lipoprotein metabolism. Am J Kidney Dis 1993;22(1):90-7.

52. Gordon DJ, Rifkind BM. High-density lipoprotein - the clinical implications of recent studies. N Eng J Med 1989;321:1311-6.

53. Silverman DI, Ginsburg GS, Pasternak RC. High-density lipoprotein subfractions. Am J Med 1993;94:636-45.

54. Ravnskov U. The questionable role of saturated and polyunsaturated fatty acids in cardiovascular disease. J Clin Epidemiol 1998;51:44-60.

55. Meksawan K, Pendergast DR, Leddy JJ, et al. Effect of low and high fat diets on nutrient intakes and selected cardiovascular risk factors in sedentary men and women. J Am Coll Nutr 2004;23(2):131-40.

56. Ravnskov U. Is atherosclerosis caused by high cholesterol. Q J Med 202;95:397-403.

57. Mathur KS, Patney NL, Kumar V, Sharma RD. Serum cholesterol and atherosclerosis in man. Circulation 1961;23:847-52.

58. Sharrett AR. Serum cholesterol levels and atherosclerosis. Coron Artery Dis 1993;4:867-70.

59. Harcombe Z, Baker JS, Cooper SM, et al. Evidence from randomised controlled trials did not support the introduction of dietary fat guidelines in 1977 and 1983: a systematic review and meta-analysis. Open Heart 2015;2(1):e000196.

60. Miettinen TA, Gylling H. Mortality and cholesterol metabolism in familial hypercholesterolemia. Arteriosclerosis 1988;8:163-7.

61. Neil HAW, Seagroatt V, Betteridge DJ, et al. Established and emerging coronary risk factors in patients with heterozygous familial hypercholesterolaemia. Heart 2004;90:1431-7.

62. Rodriguez G, Bertolini S, Nobili F, et al. Regional cerebral blood flow in familial hypercholesterolaemia. Stroke 1994;25:831-6.

63. Hopkins PN, Stephenson S, Wu LL, et al. Evaluation of coronary risk factors in patients with heterozygous familial hypercholesterolemia. Am J Cardiol 2001;87:547-53.

64. Seed M, Hoppichler F, Reaveley D, et al. Relation of serum lipoprotein(a) concentration and apolipoprotein(a) phenotype to coronary heart disease in patients with familial hypercholesterolemia. N Engl J Med 1990;322:1494-9.

65. Wiklund O, Angelin B, Olofsson SO, et al. Apolipoprotein(a) and ischaemic heart disease in familial hypercholesterolaemia. Lancet 1990;335:1360-3.

66. Vuorio AF, Turtola H, Piilahti KM, et al. Familial hypercholesterolemia in the finnish north Karelia. A molecular, clinical, and genealogical study. Arterioscler Thromb Vasc Biol 1997;17:3127-38.

67. Wittekoek ME, de Groot E, Prins MH, et al. Differences in intima-media thicknessin the carotid and femoral arteries in familial hypercholesterolemic heterozygotes with and without clinical manifestations of cardiovascular disease. Atherosclerosis 1999;146:271-9.

68. Brown MS, Goldstein JL. Lipoprotein metabolism in the macrophage: Implications for cholesterol deposition in atherosclerosis. Ann Rev Biochem 1983;52:223-61.

69. Jansen AC, van Aalst-Cohen ES, Tanck MW, et al. Genetic determinants of cardiovascular disease risk in familial hypercholesterolemia. Arterioscler Thromb Vasc Biol 2005;25:1475-81.

70. Mann GV. Coronary Heart Disease. The Dietary Sense and Nonsense - An Evaluation by Scientists. Ed. London, England: Janus Publishing Company. p. 22-27, 1993.

71. Anderson KM, Castelli WP, Levy D. Cholesterol and Mortality. 30 Years of Follow-up from the Framingham Study. JAMA 1987;257:2176-80.

72. Okuyama H, Ichikawa Y, Sun Y, et al. The Association of Total Cholesterol with Coronary Heart Disease Differs among Different Age Groups, Which Is Likely to Be Correlated with Familial Hypercholesterolemia. In: Okuyama H, Ed., Prevention of Coronary Heart Disease from the Cholesterol Hypothesis to Omega 6/ Omega 3 Balance Prevention of Coronary Heart Disease World Rev Nutr Diet, Karger, Basel, 2007, Vol. 96, 27-31.

73. Ravnskov U, Diamond DM, Hama R, et al. Lack of an association or an inverse association between low-density-lipoprotein cholesterol and mortality in the elderly: a systematic review. BMJ Open 2016;6(6):e010401.

74. Ware WR. The mainstream hypothesis that LDL cholesterol drives atherosclerosis may have been falsified by non-invasive imaging of coronary artery plaque burden and progression. Med Hypotheses 2009;73(4):596-600.

75. Trpkovic A, Resanovic I, Stanimirovic J. Oxidized low-density lipoprotein as a biomarker of cardiovascular diseases. Crit Rev Clin Lab Sci 2015;52:70-85.

76. Gómez M, Vila J, Elosua R. Relationship of lipid oxidation with subclinical atherosclerosis and 10-year coronary events in general population. Atherosclerosis 2014;232:134-40.

77. Tsimikas S, Mallat Z, Talmud PJ. Oxidation-specific biomarkers, lipoprotein(a), and risk of fatal and nonfatal coronary events. J Am Coll Cardiol 2010;56:946-55.

78. Meisinger C, Baumert J, Khuseyinova N, et al. Plasma oxidized low-density lipoprotein, a strong predictor for acute coronary heart disease events in apparently healthy, middle-aged men from the general population. Circulation 2005;112:651-7.

79. Sloop GD, Perret RS, Brahney JS, Oalmann M. A description of two morphologic patterns of fatty steaks and a hypothesis of their pathogenesis. Atherosclerosis 1998;141:153-60.

80. Lakatos, EM; Marconi, M de A. Metodologia científica. 2. ed. São Paulo: Atlas, 1991.

81. Simionescu N, Simionescu M. Endothelial Cell Biology in Health and Disease. New York: Plenun Press, 1988.

82. Berliner JA, Navab M, Fogelman AM, et al. Atherosclerosis: Basic Mechanisms. Oxidation, inflammation, and genetics. Circulation 1995;91:2488-96.

83. Sparrow CP, Parthasarathy S, Steinberg D. A macrophage receptor that recognizes oxidized low density lipoprotein but not acetylated low density lipoprotein. J Biol Chem 1989;264:2599-604.

84. Endemann G, Stanton LW, Madden KS, et al. CD-36 is a receptor for oxidized low density lipoprotein. J Biol Chem 1993;268:1811-6.

85. Tsimikas S, Bergmark C, Beyer RW, et al. Temporal increases in plasma markers of oxidized low-density lipoprotein strongly reflect the presence of acute coronary syndromes. J Am Coll Cardiol 2003;41(3):360-70.

86. Tornvall P, Waeg G, Nilsson J, et al. Autoantibodies against modified low-density lipoproteins in coronary artery disease. Atherosclerosis 2003;167:347-53.

87. Blohm TR, Mackenzie RD. Specific inhibition of cholesterol biosynthesis by a synthetic compound (MER-29). Arch Biochem Biophys 1959;85:245-9.

88. Altschul R, Hoffer A, Stephen JD. Influence of nicotinic acid on serum cholesterol in man. Arch Biochem Biophys 1955;54(2):558-9.

89. Thorp JM, Waring WS. Modification of metabolism and distribution of lipids by ethyl chlorophenoxyisobutyrate. Nature 1962;194:948-9.

90. Bergen SS Jr, Van Itallie TB, Tennent DM, Serbrell WH. Effect of an anion exchange resin on serum cholesterol in man. Proc Soc Exp Biol Med 1959;102:676-9.

91. Tennent DM, Siegel H, Zanetti ME, et al. Plasma cholesterol lowering action of bile acid binding polymers in experimental animals. J Lipid Res 1960;1:469-73.

92. Endo A, Kuroda M, Tsujita Y. ML-236A, ML-236B and ML-236C, new inhibitors of cholesterogenesis produced by peniciliium citrinum. J Antibiot 1976;29:1346-8.

93. Endo A. The origin of statins. Atheroscler Suppl 2004;5:125-30.

94. Alberts AW, Chen J, Kuron G, et al. Mevinolin: a highly-potent competitive inhibitor of hydroxymethylglutaryl-coenzyme A reductase and a cholesterol-lowering agent. Proc Natl Acad Sci USA 1980;77:3957-61.

95. Pedersen TR et al. Randomised trial of cholesterol lowering in 4444 patients with coronary heart disease: the Scandinavian Simvastatin Survival Study (4S). Lancet 1994;344(8934):1383-9.

96. Silver MA, Langsjoen PH, Szabo S, et al. Effect of Atorvastatin on Left Ventricular Diastolic Function and Ability of Coenzyme Q10 to Reverse That Dysfunction. Am J Cardiol 2004;94:1306-10.

97. MejíaViana S. From Framingham to Hunt 2: 60 Years Blaming the Wrong Culprit? J Cardiol Curr Res 2015;4(1):00131.

98. Aung PP, Maxwell H, Jepson RG, Price J, Leng GC. Lipid-lowering for peripheral arterial disease of the lower limb. Cochrane Database Syst Rev 2007(4):CD000123.

99. Vale N, Nordmann AJ, Schwartz GG, et al. Statins for acute coronary syndrome. Cochrane Database Syst Rev 2014(9):CD006870.

100. The effects of lowering LDL cholesterol with statin therapy in people at low risk of vascular disease: meta-analysis of individual data from 27 randomised trials. Lancet 2012;380(9841):581-90.

101. Waheed S, Pollack S, Roth M, et al. Collective impact of conventional cardiovascular risk factors and coronary calcium score on clinical outcomes with or without statin therapy: The St Francis Heart Study. Atherosclerosis 2016;255:193-9.

102. CARDS investigators. Primary prevention of cardiovascular disease with atorvastatin in type 2 diabetes in the Collaborative Atorvastatin Diabetes Study (CARDS): multicentre randomised placebo-controlled trial. Lancet 2004;364(9435):685-96.

103. German Diabetes and Dialysis Study Investigators. Atorvastatin in Patients with Type 2 Diabetes Mellitus Undergoing Hemodialysis. N Engl J Med 2005;353:238-48.

104. Knopp RH, d'Emden M, Smilde JG, et al. Efficacy and safety of atorvastatin in the prevention of cardiovascular end points in subjects with type 2 diabetes: the Atorvastatin Study for Prevention of Coronary Heart Disease Endpoints in non-insulin-dependent diabetes mellitus (ASPEN). Diabetes Care 2006;29(7):1478-85.

105. Collins R et al. MRC/BHF Heart Protection Study of cholesterol lowering with Simvastatin in 20 536 high-risk individuals: a randomised placebo controlled trial. Lancet 2002;360:7-22.

103. Abifadel M, Varret M, Rabès JP, et al. Mutations in PCSK9 cause autosomal dominant hypercholesterolemia. Nat Genet 2003;34:154-6.

107. Robinson JG, Farnier M, Krempf M, et al. Efficacy and Safety of Alirocumab in Reducing Lipids and Cardiovascular Events. N Engl J Med 2015;372:1489-99.

108. Sabatine MS, Giugliano RP, Wiviott SD, et al. Efficacy and safety of evolocumab in reducing lipids and cardiovascular events. N Engl J Med 2015;372:1500-9.

109. Cholesterol Treatment Trialists' (CTT) Collaborators. Efficacy of cholesterol-lowering therapy in 18 686 people with diabetes in 14 randomised trials of statins: a meta-analysis. Lancet 2008;371:117-25.

110. Sever PS, Dahlof B, Poulter NR, et al. Prevention of coronary and stroke events with atorvastatin in hypertensive patients who have average or lower-than-average cholesterol concentrations, in the AngloScandinavian Cardiac Outcomes Trial-Lipid Lowering Arm (ASCOT-LLA): a multicenter randomized controlled trial. Lancet 2003;361:1149-58.

111. Hölschermann H, Schuster D, Parviz B, et al. Statins prevent NF-kB transactivation independently of the IKK-pathway in human endotelial cells. Atherosclerosis 2006; 185:240-5.

112. Shepherd J, Blauw GJ, Murphy MB, et al. Pravastatin in elderly individuals at risk of vascular disease (PROSPER): a randomised controlled trial. Lancet 2002;360:1623-30.

113. Yusuf S, Bosch J, Dagenais G, et al. Cholesterol Lowering in Intermediate-Risk Persons without Cardiovascular Disease. N Engl J Med 2016;374(21):2021-31.

114. Shepherd J, Cobbe SM, Ford I, et al. Prevention of Coronary Heart Disease with Pravastatin in Men with Hypercholesterolemia. N Engl J Med 1995;333:1301-7.

115. Nakamura H, Arakawa K, Itakura H, et al. Primary prevention of cardiovascular disease with pravastatin in Japan (MEGA Study): A Prospective Randomised Controlled Trial. Lancet 2006;368(9542):1155-63.

116. Crouse JR 3rd, Raichlen JS, Riley WA,et al. Effect of Rosuvastatin on Progression of Carotid Intima-Media Thickness in Low-Risk Individuals With Subclinical Atherosclerosis. JAMA 2007;297:1344-53.

117. Downs JR, Clearfield M, Weis S, et al. Primary Prevention of Acute Coronary Events With Lovastatin in Men and Women With Average Cholesterol Levels. JAMA 1998;279:1615-22.

118. Sacks FM, Pfeffer MA, Moye LA, et al. The Effect of Pravastatin on Coronary Events after Myocardial Infarction in Patients with Average Cholesterol Levels. N Engl J Med 1996;335:1001-9.

119. Furberg CD et al. Major Outcomes in Moderately Hypercholesterolemic, Hypertensive Patients Randomized to Pravastatin vs Usual Care. The Antihypertensive and Lipid-Lowering Treatment to Prevent Heart Attack Trial (ALLHAT-LLT). JAMA 2002;288:2998-3007.

120. Tonkin A et al. The LIPID Study Group. Prevention of cardiovascular events and death with pravastatin in patients with coronary heart disease and a broad range of initial cholesterol levels. N Engl J Med 1998;339(19):1349-57.

121.LaRosa JC, Grundy SM, Waters DD, et al. Intensive Lipid Lowering with Atorvastatin in Patients with Stable Coronary Disease. N Engl J Med 2005;352:1425-35.

122.Pedersen TR, Faergeman O, Kastelein JJ, et al. High-dose atorvastatin vs usual-dose simvastatin for secondary prevention after myocardial infarction. The IDEAL study: A randomized controlled trial. JAMA 2005;294:2437-45.

123. Armitage J, Bowman L, Wallendszus K, et al. Intensive lowering of LDL cholesterol with 80 mg versus 20 mg simvastatin daily in 12,064 survivors of myocardial infarction: a double-blind randomised trial. Lancet 2010;376:1658-69.

124. Nissen SE, Nicholls SJ, Sipahi I, et al. Effect of Very High-Intensity Statin Therapy on Regression of Coronary Atherosclerosis. JAMA 2006;295:1556-65.

125. Nicholls SJ, Ballantyne CM, Barter PJ, et al. Effect of Two Intensive Statin Regimens on Progression of Coronary Disease. N Engl J Med 2011;365:2078-87.

126. Kjekshus J, Apetrei E, Barrios V, et al. Rosuvastatin in Older Patients with Systolic Heart Failure. N Eng J Med 2007;357(22):2248-61.

127. Cannon CP, Blazing MA, Giugliano RP, et al. Ezetimibe Added to Statin Therapy after Acute Coronary Syndromes. N Eng J Med 2015;375(25):2387-97.

128. Cannon CP, Braunwald E, McCabe CH, et al. Intensive versus Moderate Lipid Lowering with Statins after Acute Coronary Syndromes. N Engl J Med 2004;350:1495-504.

129. Berwanger O, Santucci EV, de Barros E Silva PGM, et al. Effect of Loading Dose of Atorvastatin Prior to Planned Percutaneous Coronary Intervention on Major Adverse Cardiovascular Events in Acute Coronary Syndrome. JAMA 2018;319(13):1331-40.

130. Collins R et al. MRC/BHF Heart Protection Study of cholesterol lowering with Simvastatin in 20,536 high-risk individuals: a randomised placebo controlled trial. Lancet 2002;360:7-22.

131. Colin Baigent, Martin J Landray, Christina Reith, et at. The effects of lowering LDL cholesterol with simvastatin plus ezetimibe in patients with chronic kidney disease (Study of Heart and Renal Protection): a randomised placebo-controlled trial. Lancet 2011;377(9784):2181-92.

132. Fellström BC, Jardine AG, Schmieder RE, et al. Rosuvastatin and Cardiovascular Events in Patients Undergoing Hemodialysis. N Engl J Med 2009;360:1395-407.

133. Holdaas H, Fellström B, Jardine AG, et al. Effect of fluvastatin on cardiac outcomes in renal transplant recipients: a multicentre, randomised, placebo-controlled trial. Lancet 2003;361(9374):2024-31.

134. Amarenco P, Bogousslavsky J, Callahan A 3rd, et al. High-Dose Atorvastatin after Stroke or Transient Ischemic Attack. N Engl J Med 2006;355:549-59.

135. Alberg JA, Sponseller CA, Ward DJ, et al. Pitavastatin versus pravastatin in adults with HIV-1 infection and dyslipidaemia (INTREPID): 12 week and 52 week results of a phase 4, multicentre, randomised, double-blind, superiority trial. Lancet HIV 2017;4:e284-94.

136. Rossebø AB, Pedersen TR, Boman K, et al. Intensive lipid lowering with simvastatin and ezetimibe in aortic stenosis. N Engl J Med 2008;359(13):1343-56.

137. Ridker PM, Danielson E, Fonseca FA, et al. Rosuvastatin to prevent vascular events in men and women with elevated C-reactive protein. N Engl J Med 2008;359:2195-207.

138. Kastelein JJ, Akdim F, Stroes ESG, et al. Simvastatin with or without ezetimibe in familial hypercholesterolemia. N Eng J Med 2008;358(14):1431-43.

139. Tavazzi L, Maggioni AP, Marchioli R, et al. Effect of rosuvastatin in patients with chronic heart failure (the GISSI-HF trial): a randomised, double-blind, placebo-controlled trial. Lancet 2008;372:1231-9.

140. Wanner C, Krane V, März W, et al. Atorvastatin in Patients with Type 2 Diabetes Mellitus Undergoing Hemodialysis. N Engl J Med 2005;353:238-48.

141. Colhoun HM, Betteridge DJ, Durrington PN, et al. Primary prevention of cardiovascular disease with atorvastatin in type 2 diabetes in the Collaborative Atorvastatin Diabetes Study (CARDS): multicentre randomised placebo-controlled trial. Lancet 2004;364(9435):685-96.

142. Keech A, Simes RJ, Barter P, et al. Effects of long-term fenofibrate therapy on cardiovascular events in 9795 people with type 2 diabetes mellitus (the FIELD study): randomised controlled trial. Lancet 2005;366:1849-61.

143. Bhatt DL, Steg PG, Miller M, et al. Cardiovascular Risk Reduction with Icosapent Ethyl for Hypertriglyceridemia. N Engl J Med 2019;380:11-22.

144. Sabatine MS, Giugliano RP, Keech AC, et al. Evolocumab and Clinical Outcomes in Patients with Cardiovascular Disease. N Engl J Med 2017;376:1713-22.

145. Schwartz GG, Steg PG, Szarek M, et al. Alirocumab and Cardiovascular Outcomes after Acute Coronary Syndrome. N Engl J Med 2018;379:2097-107.

146. Lincoff AM, Nicholls SJ, Riesmeyer JS, et al. Evacetrapib and Cardiovascular Outcomes in High-Risk Vascular Disease. N Engl J Med 2017;376:1933-42.

147. Bowman L, Hopewell JC, Chen F, et al. The HPS3/TIMI55 - REVEAL Collaborative Group. Effects of Anacetrapib in Patients with Atherosclerotic Vascular Disease. N Engl J Med 2017;377:1217-27.

148. de Lorgeril M, Salen P, Abramson J, et al. Cholesterol lowering, cardiovascular disease, and the rosuvastatin-JUPITER controversy: a critical reappraisal. Arch Intern Med 2010;170:1032-6.

149. de Lorgeril M, Salen P, Defaye P, Rabaeus M. Recent findings on the health effects of omega-3 fatty acids and statins, and their interactions: do statins inhibit omega-3? BMC Med 2013;11:5.

150. de Lorgeril M. The JUPITER and statin controversy. American Heart Association, Los Angeles 2012.

151. de Lorgeril M. Cholesterol and statins. Sham science and bad medicine. Vergèze, France: Thierry Souccar Publishing, 2014.

152. Schork N. Time for one-patient trials. Nature 2015;520:609-11.

153. Gøetsche P. Deadly medicines and organised crime: how big Pharma has corrupted healthcare. London: Radcliffe Publishing; 2013.

154. Altman DG. The scandal of poor medical research. BMJ 1994;308(6924):283-4.

155. Ioannidis JPA. Contradicted and initially stronger effects in highly cited clinical research. JAMA 2005;294(2):218-28.

156. Hanin L. Why statistical inference from clinical trials is likely to generate false and irreproducible results. BMC Med Res Methodol 107;17:127.

CAPÍTULO 12

CRITÉRIOS DE HILL PARA CAUSALIDADE

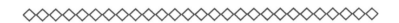

The statistical method is required in the interpretation of figures which are at the mercy of numerous influences, and its object is to determine whether individual influences can be isolated and their effects measured. The essence of the method lies in the determination that we are really comparing like with like, and that we have not overlooked a relevant factor which is present in Group A and absent from Group B. The variability of human beings in their illnesses and in their reactions to them is a fundamental reason for the planned clinical trial and not against it.

Austin Bradford Hill, Principles of Medical Statistics, 1971.

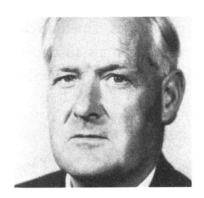

Austin Bradford Hill (1897-1991)

Uma questão fundamental no pensamento científico é a identificação das causas para explicar as origens de um fenômeno. Desvendar a causa garante um conhecimento maior a respeito do fenômeno estudado. Assim, é fundamental a distinção entre risco e causa. O risco é uma medida de associação estatística, incapaz de inferir diretamente a causalidade.

Além disso, devemos ter em mente que correlação não implica causalidade. A correlação entre a população de cegonhas e os nascimentos de humanos pode exemplificar essa ideia. Robert Matthews, em seu artigo intitulado *Storks Deliver Babies* (p=0.008) [1], mostra que há uma correlação entre a população de cegonhas e nascimentos de humanos (Figura 1). Ele explica que alguns podem interpretar isso como evidência de que as cegonhas entregam os bebês. No entanto, a conexão cegonhas-nascimento é medida por um terceiro fator, o viés de confusão. Países com muitas cegonhas têm mais cidades rurais onde os casais têm mais facilidade para procriar. Não são as cegonhas, mas sim os tipos de cidades que estão implicados na maior taxa de natalidade entre humanos. Diz o autor:

> "According to its p-value, there is only a 1 in 125 chance of obtaining at least as impressive a value assuming the null hypothesis of no correlation were true. Yet as with any p-value (and contrary to what unwary users of them believe), this does not imply that the probability that mere fluke really is the correct explanation is just 1 in 125; still less does it imply a 124/125 = 99.2% probability that storks really do deliver babies. Such apparent nitpicking distinctions are frequently overlooked by consumers of p-values. In the case of the correlation between storks and human births, however, they no longer seem so pedantic: indeed, they provide the very welcome "escape route" by which to avoid a patently ludicrous inference [1]."

Para minimizar essas falsas conclusões, o método científico foi desenvolvido. Quanto menor for o rigor do método científico, mais suscetível é o estudo às falsas correlações. Isso nos mostra, portanto, que é possível ter uma ideia fantasiosa confirmada por estudos científicos.

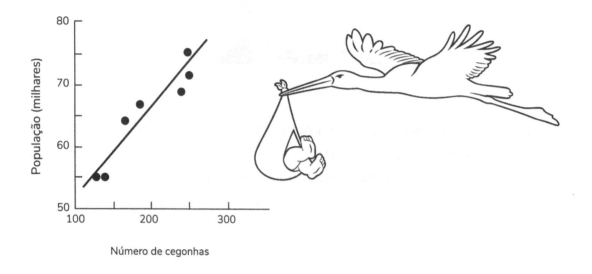

Figura 1 Causalidade: relação de causa e efeito?

Em 1965, Bradford Hill publicou um trabalho [2] que mostrou à comunidade científica da época que eram necessários padrões para a interpretação dos achados estatísticos, com o intuito de reduzir a confusão sobre o que é e o que não é causal na medicina. Ele abordou explicitamente uma questão prática. Reconhecendo que a causa é um conceito disputado e que varia de acordo com o arcabouço epistemológico, ele se perguntava quanta informação estatística seria necessária antes que uma determinada relação pudesse ser considerada causal. De acordo com Thygesen a proposta de Hill é tributária de duas tradições filosóficas: propriedades como força, especificidade, consistência, gradiente biológico e experimentação pertencem à linhagem regularista fundada por David Hume, enquanto consistência, plausibilidade e analogia vêm da tradição material de Aristóteles e Newton [3].

Abaixo um resumo dos critérios de causalidade de Hill.

Critério 1: Força da associação

O primeiro critério de Hill para causalidade é a força da associação. Como ele explicou, quanto maior a associação entre exposição e doença, maior a probabilidade de ser causal. Para ilustrar esse ponto, Hill forneceu o exemplo clássico do exame de Percival Pott sobre a incidência de câncer escrotal em limpadores de chaminés. A tremenda força de associação entre essa ocupação e a doença - quase 200 vezes maior do que a observada em outras ocupações - levou à determinação de que a fuligem da chaminé provavelmente era um fator causal. Ao contrário, Hill sugeriu que pequenas associações poderiam ser atribuídas de maneira mais concebível a outros colaboradores subjacentes (ou seja, tendenciosidade ou confusão) e, portanto, são menos indicativas de causalidade. Definir o que constitui uma associação "forte" é fundamental para a avaliação de relacionamentos potencialmente causais. Os avanços na teoria estatística e no poder de processamento computacional permitiram aos cientistas delinear associações fortes versus fracas, usando critérios matemáticos mais defensáveis do que Hill tinha em mente. A força não é mais interpretada como simplesmente a magnitude de uma associação. Além disso, os pesquisadores obtiveram uma maior apreciação por doenças multifatoriais e a existência de fatores de risco determinantes que são pequenos em magnitude, mas estatisticamente fortes. Hoje, a significância estatística - não a magnitude da associação - é a referência aceita para julgar a força de uma associação observada e, portanto, sua causalidade potencial. No entanto, esses mesmos avanços estatísticos e computacionais exigem um grau adicional de escrutínio na interpretação dos resultados. As ferramentas modernas permitiram aos pesquisadores coletar conjuntos de dados muito maiores, acessar grandes faixas de dados, empregar algoritmos complexos e escolher entre diversas abordagens estatísticas. Como tal, os resultados estatisticamente significativos apresentados em um estudo nem sempre são biologicamente significativos ou metodologicamente adequados para contribuir para a inferência causal. Por outro lado, a falha em demonstrar matematicamente a significância estatística em um único estudo não exclui a possibilidade de uma relação exposição-resposta significativa na realidade.

Critério 2: Consistência

Tradicionalmente, o critério de consistência de Hill é mantido quando vários estudos epidemiológicos, usando uma variedade de locais, populações e métodos, mostram uma associação consistente entre duas variáveis com relação à hipótese nula. Hill enfatizou a importância de descobertas repetitivas porque um único estudo, não importa quão estatisticamente correto, não pode ser invocado para provar a causa devido a ameaças sempre presentes à validade interna. Este critério ainda é muito apropriado para determinar relações causais; no entanto, as práticas de integração de dados levaram a uma evolução no pensamento sobre o que constitui consistência. Por exemplo, através da integração de dados, a experimentação molecular pode reforçar os achados epidemiológicos, fornecendo evidências de suporte para uma hipótese mecanicista, diminuindo assim a necessidade de repetição entre vários estudos observacionais. Ao integrar resultados de vários tipos de estudos, os pesquisadores podem mostrar consistência na história causal, iluminando vários pontos mecanicistas ao longo do paradigma de exposição a efeitos. Essa é uma interpretação muito mais ampla da consistência do que o conceito original de Hill de resultados epidemiológicos repetitivos.

Critério 3: Especificidade

Hill sugeriu que as associações têm maior probabilidade de serem causais quando são específicas, o que significa que a exposição causa apenas uma doença. Embora Hill entendesse que algumas doenças tinham múltiplas causas ou fatores de risco, ele sugeriu que "se soubéssemos todas as respostas, poderíamos voltar a um único fator" responsável pela causa.

Critério 4: Temporalidade

A temporalidade é talvez o único critério que os epidemiologistas concordam ser universalmente essencial para a inferência causal. Hill explicou que, para que uma relação exposição-doença seja causal, a exposição deve preceder o início da doença. Assim, os desenhos de estudos epidemiológicos que asseguram uma progressão temporal entre as duas medidas são mais persuasivos na inferência causal.

Critério 5: Gradiente biológico

Hill escreveu que "se uma resposta à dose é vista, é mais provável que a associação seja causal". De acordo com a interpretação tradicional do gradiente biológico, a presença de uma relação dose-resposta apoia a associação causal entre uma exposição e um efeito. Na epidemiologia tradicional, um gradiente biológico monotônico, em que o aumento da exposição resultou em aumento da incidência da doença, fornece a evidência mais clara de uma relação causal. No entanto, Hill reconheceu que podem existir relações dose-resposta mais complexas, e estudos modernos confirmaram que uma curva dose-resposta monotônica é uma representação excessivamente simplista da maioria das relações causais. De fato, a maioria das curvas dose-resposta é não linear e pode até variar de um estudo para o seguinte, dependendo das características de uma determinada população, rotas de exposição e parâmetros moleculares avaliados [4]. Além disso, a suscetibilidade individual e os efeitos sinérgicos ou antagônicos das exposições cumulativas podem tornar alguns gradientes biológicos ainda mais difíceis de caracterizar.

Critério 6: Plausibilidade

O critério de plausibilidade de Hill é satisfeito se o relacionamento for consistente com o atual corpo de conhecimentos sobre a etiologia e o mecanismo da doença; entretanto, Hill admitiu que essa interpretação da plausibilidade biológica dependia do estado atual do conhecimento. Assim, para relação ser plausível deve haver uma razão lógica para a variável preditora estar causando o desfecho.

Critério 7: Coerência

A coerência foi vista como semelhante à plausibilidade biológica, na medida em que a história de causa e efeito deve fazer sentido com todo o conhecimento disponível para o pesquisador.

Critério 8: Experimento

Hill explicou que as evidências extraídas da manipulação experimental, particularmente dos estudos epidemiológicos, que mostrem o declínio do risco da doença após uma intervenção ou interrupção da exposição - podem levar ao maior apoio à inferência causal. No entanto, a experimentação deve considerar que muitas doenças resultam de exposições multifacetadas e seguem caminhos de progressão complexos. A interrupção da exposição como Hill descreveu pode não reverter ou retardar sensivelmente a progressão da doença. Em alguns casos, múltiplos fatores de risco, incluindo dieta, exercício, tabagismo, exposição a substâncias químicas e predisposição genética, podem contribuir para o início e a progressão de uma doença. Assim, embora a combinação desses fatores possa culminar na doença, a manipulação experimental de um único fator contribuinte pode ou não resultar em reduções observáveis na incidência da doença.

Critério 9: Analogia

Hill sugeriu que, quando há fortes evidências de uma relação causal entre um agente específico e uma doença específica, os pesquisadores devem aceitar evidências mais fracas de que um agente semelhante pode causar uma doença semelhante. A analogia foi interpretada como significando que, quando um agente causal é conhecido, os padrões de evidência são reduzidos para um segundo agente causal que é semelhante de alguma forma. Alguns epidemiologistas modernos argumentaram que a falta de analogia não exclui a causalidade, mas simplesmente implica uma falta de criatividade por parte do pesquisador. Hoje, os pesquisadores têm uma gama mais ampla de ferramentas para buscar uma analogia, incluindo padrão de progressão da doença, fatores de risco e fatores de confusão comuns e mecanismos de ação biológicos. Portanto, o valor moderno da analogia não é obtido ao confirmar uma inferência causal, mas ao propor e testar hipóteses mecanicistas.

Vamos analisar a Hipótese Lipídica sob o ponto de vista de quem a defende e de quem a crítica através da aplicação dos critérios de Hill. Os critérios de Hill podem nos ajudar a entender melhor se existe uma relação causal entre hipercolesterolemia e doenças cardiovasculares ou se na verdade há apenas uma associação entre as duas entidades. Você, leitor, pode tirar as suas próprias conclusões.

12.1. Hipótese lipídica na visão dos defensores

1) Força da associação

A linha de base fisiológica para o colesterol LDL plasmático é a concentração observada no recém-nascido humano que varia de 50 a 70 mg/dl [5]. O nadir na concentração plasmática de LDL observado nos ensaios clínicos de redução de LDL, seja na intervenção primária seja na secundária, foi demonstrado ser de aproximadamente 70 mg/dl. Nestes estudos controlados, as concentrações plasmáticas iniciais de colesterol LDL estavam geralmente entre 100 e 200 mg/dl e com a exposição demonstrou uma regressão estatisticamente significativa, alinhando-se a um nadir de 50 mg/dl. Os vegetarianos melhoraram os perfis de fatores de risco cardiovascular, incluindo menor colesterol LDL. Isto é especialmente verdade em vegetarianos que não consomem laticínios [6]. Não é de surpreender que eles tenham uma redução de eventos cardiovasculares em comparação com os não vegetarianos [7]. Todos esses dados sugerem que o colesterol LDL desempenha um papel central no processo aterosclerótico, com a redução da ocorrência de eventos cardiovasculares com a redução do colesterol LDL.

2) Consistência

Todos os estudos patológicos das placas ateroscleróticas demonstraram a presença de um núcleo de ésteres e cristais de colesterol cercados por vários componentes inflamatórios, incluindo células musculares lisas e tecido fibrótico [8]. Como o colesterol LDL contém 80% do colesterol circulante, sua oxidação e subsequente absorção por macrófagos arteriais é o principal culpado pelo desenvolvimento da placa aterosclerótica [9]. Embora existam vários fatores de risco que contribuem para a aterosclerose (por exemplo, tabagismo, hipertensão, obesidade, diabetes e histórico familiar positivo), o excesso de colesterol LDL circulante é necessário para o desenvolvimento da aterosclerose. O suporte para esse conceito vem de três fontes. Primeiro, estudos histopatológicos que examinaram as artérias coronárias após infartos do miocárdio sempre identificaram colesterol na placa rompida [10]. Segundo, ensaios clínicos nos quais diferentes estatinas foram comparadas ou doses diferentes das mesmas estatinas avaliadas para prevenção de eventos cardiovasculares demonstraram que o regime que produz a menor concentração de colesterol LDL resulta na menor taxa de eventos cardiovasculares [11]. Terceiro, os estudos de redução da placa aterosclerótica demonstraram que a redução das placas ateroscleróticas é observada quando a concentração circulante de colesterol LDL cai abaixo de 65 a 70 mg/dl [12]. Alternativamente, quando o colesterol LDL circulante é elevado, o risco cardiovascular aumenta [13]. O excesso de colesterol circulante pode ser manifestado por uma ampla gama de condições fisiopatológicas, como deficiências genéticas no receptor de colesterol LDL, superprodução genética da apolipoproteína B, absorção excessiva de colesterol pelos testículos, redução da ligação hepática das lipoproteínas remanescentes e redução da remoção do colesterol pela lipoproteína de alta densidade. Assim, o papel preeminente do colesterol LDL no fornecimento de colesterol à parede arterial e sua subsequente incorporação em placas ateroscleróticas podem ser demonstrados sob inúmeras circunstâncias e é consistentemente alvo de terapia médica agressiva para reduzir as consequências da aterosclerose.

3) Especificidade

A composição da placa aterosclerótica é bem descrita. Seus principais componentes são ésteres de colesterol, células inflamatórias e suas citocinas secretadas, células musculares lisas reativas, tecido fibroso, além de apolipoproteína (a), apolipoproteínas remanescentes e ácidos graxos não esterificados. No entanto, o início da placa é a estria gordurosa induzida pela captação de LDL oxidado por macrófagos na parede do vaso. As partículas de LDL migram primeiro para a parede arterial através do endotélio, com a taxa de migração sendo dependente do tamanho da partícula de LDL. Os macrófagos de estrias gordurosas passam então por uma complexa série de eventos, resultando na ativação das células musculares lisas da parede do vaso, que migram ao redor da placa e subsequentemente secretam várias citocinas e quimioatratores. Assim, existe uma relação específica entre o endotélio inflamado, o colesterol LDL e a migração de macrófagos para a parede arterial, todos levando à formação da placa aterosclerótica. Esses processos passo a passo foram delineados através de uma série de estudos histológicos, químicos e post mortem das artérias coronárias.

4) Temporalidade (a exposição precede o efeito)

A aterosclerose é uma doença progressiva que se desenvolve ao longo de décadas. Embora eventos cardiovasculares sejam incomuns antes dos 40 anos de idade, a presença de placas ateroscleróticas pode ser demonstrada anos antes, após exposição prolongada ao colesterol LDL plasmático elevado. Na adolescência, as placas ateroscleróticas precoces podem ser identificadas pelo ultrassom intravascular e pelo exame de cálcio na artéria coronária [14]. Além disso, os estágios iniciais da aterosclerose (formação de estrias gordurosas e migração de macrófagos para a parede arterial) podem ser observados no feto humano [15]. Esse fato implica que a aterosclerose pode começar no nascimento ou durante a gestação para muitos indivíduos. Em todos os casos relatados, a hipercolesterolemia precede o evento aterosclerótico. Esse fato é surpreendentemente ilustrado pelos casos de hipercolesterolemia familiar homozigótica que é identificável ao nascimento pelo colesterol LDL no sangue e testes genéticos [16]. Evidências adicionais de uma relação temporal entre hipercolesterolemia e aterosclerose podem também ser observadas na população geral. À medida que essa população envelhece, a aterosclerose continua a progredir, de modo que a idade é o preditor número um de doenças cardiovasculares. Além disso, foi argumentado que a exposição prolongada a níveis elevados de colesterol LDL é tão importante (ou mais importante) quanto a exposição a curto prazo à hipercolesterolemia, para o desenvolvimento da doença cardiovascular aterosclerótica [17]. Esses dados ressaltam a relação temporal positiva entre a duração da exposição ao colesterol LDL e o desenvolvimento da aterosclerose. Em outras palavras, a aterosclerose nunca ocorre antes da hipercolesterolemia e, portanto, a duração da hipercolesterolemia é um determinante crítico para o desenvolvimento da aterosclerose.

5) Gradiente biológico (relação dose-resposta)

Estudos clínicos que proporcionaram redução do colesterol LDL por qualquer meio através do aumento da concentração do receptor hepático do colesterol LDL, demonstraram redução na incidência de aterosclerose [18]. De fato, foi relatado que, para redução de 18 mg/dl na concentração de colesterol LDL, a taxa de morte por doença coronariana diminui em 20% [19]. Em todas as populações humanas, a concentração de colesterol LDL varia em uma ampla faixa com uma ampla distribuição gaussiana devido à variação genética normal. No entanto, esse intervalo pode ser dramaticamente diferente, dependendo da genética e estilo de vida da população citada. Por exemplo, em populações agrárias, como os índios Tarahumara no México, que não adotaram o estilo de vida ocidental, as concentrações de colesterol permanecem baixas (~ 70 mg/dl) e a aterosclerose é mínima [20]. Por outro lado, em todas as sociedades ocidentais nas quais são tradicionalmente consumidas dietas com alto teor de gordura, a hipercolesterolemia é a regra (colesterol LDL >70 mg/dl) (em comparação com as concentrações de colesterol LDL no nascimento, isto é, 50 a 70 mg/dl) [21]. Assim, quanto menor o colesterol LDL, maior a redução da aterosclerose [22].

6) Plausibilidade

Estudos histológicos iniciais demonstraram que o colesterol LDL estava presente nas placas ateroscleróticas, consistente (mas não comprovada) com o papel causal do colesterol LDL na formação do ateroma em modelos humanos e animais. Grande parte desse colesterol LDL foi oxidada e subsequentemente absorvida por macrófagos, formando uma faixa de gordura na parede arterial. Citocinas secretadas por macrófagos e células musculares da parede arterial incitam uma resposta inflamatória, resultando na formação da placa aterosclerótica. Investigações mais recentes mostraram que os glóbulos brancos inflamatórios (principalmente macrófagos) não apenas secretam citocinas inflamatórias, mas também são responsáveis pela ingestão do colesterol LDL oxidado antes da coalescência para formar células espumosas antes de se tornarem placas ateroscleróticas. Entre as citocinas secretadas pelos glóbulos brancos estão as metaloproteínas que dissolvem a superfície da placa e permitem a exsudação do material trombótico colesterolêmico no lúmen do vaso coronariano [23]. Esse processo inicia a formação de trombos plaquetários e coágulos sanguíneos com subsequente obstrução da artéria coronária. Além da concentração de colesterol LDL, o tamanho e a densidade da partícula LDL demonstraram ser determinantes importantes da aterogenicidade do colesterol LDL [24]. As partículas pequenas e densas de LDL são as mais aterogênicas, provavelmente porque passam rapidamente pelo endotélio arterial e são oxidadas mais rapidamente do que as lipoproteínas maiores de colesterol LDL. Como os macrófagos possuem receptores específicos para o LDL oxidado, esse processo é um pré-requisito necessário para a formação de estrias gordurosas. Partículas pequenas e densas de LDL são características do estado hipertrigliceridêmico [25]. Em 1985, Brown e Goldstein forneceram a fisiologia molecular para o receptor de LDL na superfície das células hepáticas, que desempenham um papel determinante na remoção de LDL do sangue, reduzindo assim a concentração de colesterol LDL plasmático [26]. Essa descoberta forneceu uma visão mecanicista da importância do fígado na determinação da concentração de colesterol LDL circulante. Foi demonstrado que a redução do colesterol LDL circulante pelo aumento do receptor hepático de colesterol LDL (por meio de vários mecanismos) resulta em uma redução significativa nos eventos ateroscleróticos [27]. Essa relação direta entre a disponibilidade de colesterol LDL e a gravidade da aterosclerose fornece uma relação plausível de causa e efeito.

7) Coerência

Os animais de laboratório apresentam níveis característicos de LDL baixos e normalmente não desenvolvem aterosclerose. Portanto, para estudar a aterosclerose, é necessária uma alteração genética que aumente a produção de LDL e/ou reduza seu descarte ou a administração de dieta hipercolesterolêmica. Para esse fim, existem vários modelos animais (incluindo camundongos, coelhos, suínos e primatas não humanos) nos quais o processo de aterosclerose foi estudado [28]. Camundongos do tipo selvagem são normalmente resistentes à aterosclerose, mas camundongos deficientes em receptores de lipoproteínas ou camundongos deficientes em apolipoproteína são comumente usados para simular a aterosclerose humana [29]. Além disso, um dos modelos mais frequentemente estudados é o coelho Watanabe, que é caracterizado por um defeito de quatro aminoácidos no receptor hepático de colesterol LDL, de modo que a ligação do receptor ao colesterol LDL é reduzida [30]. Este modelo animal simula de perto a patogênese da aterosclerose humana e tem sido extensivamente estudado por inúmeras técnicas [31]. Embora não sejam completamente idênticos à aterosclerose humana, esses e outros modelos animais elucidaram a importância do LDL na formação da estria gordurosa e da placa aterosclerótica. Todos esses estudos enfatizam a importância do colesterol LDL como mediador primário do processo aterosclerótico.

8) Experimento

A recente explosão da tecnologia dos genes forneceu informações sobre os fatores herdados que reduzem ou agravam o risco de aterosclerose. Um exemplo de proteção genética contra a aterosclerose são indivíduos que nascem com níveis de colesterol LDL incomumente baixos devido a vários fatores genéticos, por exemplo, a incapacidade de concluir a síntese da apolipoproteína B pelo fígado [32]. Esses indivíduos têm uma incidência muito baixa de doença cardiovascular. Mais recentemente, foi descrita a perda de função da pró-proteína convertase subtilisina / cexina tipo 9 (PCSK9) [33]. Essa proteína é responsável por aumentar a degradação do receptor hepático de LDL, resultando em menor número de receptores hepáticos de LDL colesterol. A consequência dessa perda de função da proteína PCSK9 é o aumento da captação hepática de LDL e a redução de seus níveis circulantes. Esses indivíduos são protegidos da aterosclerose. Existem indivíduos que apresentam uma concentração aumentada de PCSK9, com consequente diminuição da quantidade de receptores hepáticos de LDL, que experimentam níveis muito altos de LDL circulante e, como consequência, aterosclerose acelerada [34]. Outro exemplo são indivíduos nos quais a absorção intestinal de colesterol é prejudicada devido à diminuição da ligação pelo receptor intestinal de colesterol (isto é, o receptor de proteína do tipo Nieman-Pick) [35]. Essa deficiência resulta em uma redução do colesterol livre no fígado e uma regulação positiva do receptor de LDL hepático. A consequência é uma redução no LDL circulante e uma redução na aterosclerose [36]. Com base nessa informação tem sido usado o ezetimibe, que bloqueia parcialmente o receptor intestinal de colesterol e reduz os eventos cardiovasculares ateroscleróticos [37]. Todos esses dados fornecem fortes evidências de que a incidência de aterosclerose está fortemente relacionada à concentração circulante de colesterol LDL, independentemente do método que reduz sua concentração.

9) Analogia

Em humanos não hipertrigliceridêmicos, o LDL contém aproximadamente 80% do colesterol nas lipoproteínas ateroscleróticas em circulação. No entanto, no contexto de outras condições (como diabetes, hipertensão, obesidade e exposição ao tabaco), outras espécies de lipoproteínas e constituintes inflamatórios alterados podem contribuir para o processo aterosclerótico. Por exemplo, em pacientes com hiperglicemia, o excesso de colesterol remanescente após a hidrólise do triglicerídeo pode ser incorporado na placa aterosclerótica e gerar inflamação [38]. Outro exemplo é a lipoproteína (a). A lipoproteína (a) é uma molécula similar ao LDL sendo formada pela junção da apoliproteína B com a apolipoproteína A. Os níveis de lipoproteína (a) praticamente independem de dieta ou de fatores ambientais. Basicamente são definidos pela herança genética do paciente (>90% de influência genética). Mas podem ser alterados por estrógenos, ácido nicotínico e inibidores da proteína PCSK9 [39]. A lipoproteína (a) elevada demonstrou ser um fator de risco para aterosclerose em vários estudos populacionais, mas o mecanismo pelo qual desencadeia a aterosclerose não está bem definido [40]. Assim, embora existam outros fatores de risco para aterosclerose, o LDL é o principal mediador dessa doença. Foi demonstrado que a estabilização da placa aterosclerótica começa dentro de um mês após o tratamento com doses elevadas de estatina [41]. Além disso, uma metanálise de 20 estudos mostrou que a reversão da aterosclerose requer um colesterol LDL abaixo de 70 mg/dl [42]. A presença de outros fatores de risco cardiovasculares pode exigir que essa concentração seja significativamente menor que 70 mg/dl. O fato de que a gênese da aterosclerose depende do excesso de colesterol LDL movendo-se para a parede do vaso e a reversão que ocorre com a diminuição do LDL abaixo de uma concentração específica é uma forte evidência do papel central do colesterol LDL como fator causador da indução da aterosclerose. O principal determinante da concentração circulante de colesterol LDL é a atividade do receptor hepático de colesterol LDL. Esses receptores são reciclados na superfície dos hepatócitos a cada 10 minutos aproximadamente [43]. Fatores que aumentam o número de receptores de colesterol LDL reduzem o colesterol LDL circulante e vice-versa. Assim, fica nítido que o LDL se destaca como o principal lipídio aterogênico.

12.2. Hipótese lipídica na visão dos críticos

1) Força da associação

Estudos de autópsia de indivíduos que morreram por causas não médicas confirmaram a observação de Landé e Sperrys de 1936 de uma ausência de associação entre colesterol total ou LDL e o grau de aterosclerose, medidos antes da morte ou imediatamente após [44]. Alguns estudos de autópsia de pacientes com doença cardiovascular encontraram uma associação fraca, provavelmente porque esses estudos sempre incluem proporcionalmente mais pacientes com hipercolesterolemia familiar. Como esses últimos, em média, sempre são mais ateroscleróticos do que outros e, como seu colesterol é mais alto, sua inclusão cria automaticamente uma associação entre colesterol e aterosclerose, embora seu maior grau de aterosclerose possa não ser devido ao seu colesterol alto [45]. Alguns estudos com homens jovens e de meia-idade descobriram que o colesterol alto é um fator de risco para doença coronariana, enquanto outros estudos não [46]. É contraditório que nem a concentração de LDL nem o colesterol total prevejam o grau de progressão das alterações angiográficas [47]. Hecht e colaboradores [48] descobriram que o colesterol total, LDL e HDL não se correlacionaram com a extensão ou calcificação prematura da placa em 1105 indivíduos consecutivos e assintomáticos, autorreferidos para tomografia por feixe de elétrons. Em outro estudo, Hecht [49] não conseguiu encontrar correlação entre LDL e o percentil de cálcio coronariano (coeficiente de correlação 0,06 com um gráfico de dispersão que não mostra correlação visível) em 304 mulheres assintomáticas. Johnson e colaboradores [50] falharam em encontrar uma correlação entre a carga total de placa (calcificada, mista e não calcificada) e o colesterol sérico total (rho de Spearman = 0,04) em 1653 homens e mulheres sem histórico de doença coronariana que foram submetidos à angiotomografia de coronárias. Em um estudo do impacto de fatores psicossociais na calcificação coronariana em um grande grupo de indivíduos assintomáticos masculinos e femininos (n=780), não houve correlação entre colesterol total ou LDL e o escore de cálcio com os coeficientes de correlação de Spearman próximos de zero. A análise multivariada deu uma razão de chances de 1,005 para o LDL [51]. Arad e colaboradores [52] no St. *Francis Heart Study* não encontraram correlação (r=0,03, p=0,15) entre os níveis de LDL e os escores de cálcio coronariano em 4903 indivíduos assintomáticos. Em coortes de pessoas com hipercolesterolemia familiar, LDL ou colesterol total não predizem doença cardíaca coronariana futura ou aterosclerose periférica; aqueles com colesterol moderadamente elevado têm o mesmo risco que aqueles cujo colesterol é 2 a 3 vezes maior que o valor médio em pessoas normais [53,54], sendo que aqueles com maior colesterol tiveram o menor risco de doença cardíaca [53,54]. Até Brown e Goldstein estavam cientes da falta de associação entre colesterol e doenças cardiovasculares entre essas pessoas. Assim, em um artigo de 1983, eles escreveram: "Entre pacientes com HF (heterozigotos e homozigotos), há uma variação considerável na taxa de progressão da aterosclerose, apesar dos níveis uniformemente elevados de LDL" [55]. A explicação pode ser que outras anormalidades hereditárias são observadas em algumas dessas pessoas, por exemplo, uma predisposição para anormalidades do sistema de coagulação, que é um forte fator de risco para doença coronariana na hipercolesterolemia familiar.

2) Consistência (observação repetida)

Se o colesterol total alto for a principal causa de doença cardiovascular, as pessoas com alto colesterol total deveriam ter um risco maior de morrer por doença cardiovascular. A hipótese de que o colesterol total elevado causa doença cardiovascular foi introduzida na década de 1960 pelos autores do *Framingham Heart Study*. No entanto, em seu estudo de acompanhamento de 30 anos publicado em 1987 [56], os autores relataram que "para cada queda de 1 mg/dl de colesterol total por ano, houve um aumento de 11% na mortalidade coronariana e total". Três anos depois, a AHA e o NIH publicaram um resumo conjunto [57], concluindo: "uma redução de 1% no colesterol total de um indivíduo resulta em uma redução aproximada de 2% no risco de doença coronariana". Os autores se referiram fraudulentamente à publicação de *Framingham* para apoiar esta conclusão falsa. Em revisão adicional escrita por apoiadores oficiais da hipótese lipídica [58], informações mais enganosas foram relatadas. Para ver como esses proponentes explicaram os resultados discordantes da hipótese lipídica, foram buscadas citações de 12 artigos com esses achados em três revisões [59]. Apenas dois dos artigos foram citados corretamente e apenas em uma das revisões. Cerca de metade dos artigos contraditórios foram ignorados. No restante, achados estatisticamente não significativos em favor da hipótese lipídica foram inflados, e os resultados sem suporte foram citados como se o fossem (Figuras 2 e 3). Apenas um dos seis ensaios randomizados de colesterol com resultado negativo foi citado e apenas em uma das revisões [59].

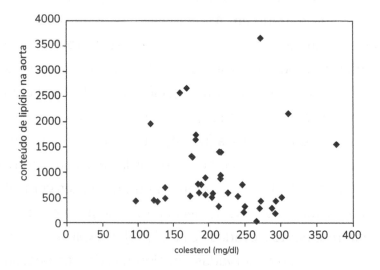

Figura 2 *Associação entre grau de aterosclerose e concentração total de colesterol no sangue de 40 homens e mulheres entre 50 e 69 anos, que morreram violentamente sem doença precedente. A figura é construída usando dados de Landé e Sperry. Adaptado de Ravnskov [47].*

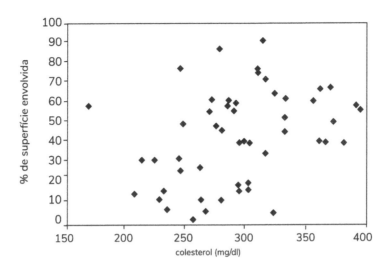

Figura 3 *Associação entre o grau de aterosclerose e o colesterol total na autópsia. É óbvio que a fraca associação desaparece após a exclusão de indivíduos com colesterol acima de 350 mg/dl. Redesenhado por Solberg e adaptado de Ravnskov [47].*

3) Especificidade

Durante os anos que se seguiram ao relatório do *Framingham Heart Study*, vários estudos revelaram que o colesterol total alto não está associado a doença cardiovascular, com evidência mais forte de falta de relação entre colesterol total e doença cardiovascular em idosos. Por exemplo, uma revisão publicada em 2002 incluiu referências a 12 desses estudos [60]. Um estudo austríaco de 2004 [61], que incluiu 67.413 homens e 82.237 mulheres acompanhadas por muitos anos, mostrou que o colesterol total estava fracamente associado à mortalidade por doença coronariana em homens, exceto naqueles entre 50 e 64 anos. Para as mulheres, associou-se fracamente naquelas com < 50 anos e não houve associação após essa idade. Não foi encontrada associação entre colesterol total e mortalidade causada por outras doenças cardiovasculares, exceto que o colesterol total baixo foi inversamente associado à mortalidade por doença cardiovascular em mulheres acima de 60 anos. Em 2007, a *Prospective Studies Collaboration* [62], cuja comissão de redação incluiu os mesmos autores que os de Collins e colaboradores [63], publicaram uma metanálise que incluiu 61 estudos observacionais prospectivos compostos por quase 900.000 adultos. Os autores concluíram que o colesterol total estava associado à mortalidade por doença coronariana em todas as idades e ambos os sexos. No entanto, os autores ignoraram pelo menos uma dúzia de estudos, incluindo o austríaco, onde nenhuma associação ou associação inversa foi observada e, em vários estudos, o número de participantes desviou-se do número relatado pela *Prospective*

Studies Collaboration. Hoje, a opinião geral é de que o colesterol total não é o preditor mais útil ou preciso de doença cardiovascular, e o interesse passou a se concentrar cada vez mais no colesterol de lipoproteínas de baixa densidade (LDL-C).

4) Temporalidade

É comum que pacientes com HF, por exemplo, não desenvolvam doenças cardiovasculares ao longo do tempo, apesar dos altos valores de colesterol total. Por muitos anos, assumiu-se que o LDL-C alto era a causa do aumento do risco de doença cardiovascular e mortes prematuras em indivíduos com HF, e esse argumento foi usado por Collins [63] e Silverman [64]. No entanto, muitas observações estão em conflito com essa hipótese. Por exemplo, de acordo com o registro de Simon Broome, apenas uma pequena porcentagem de indivíduos com HF morre precocemente, e a mortalidade entre os idosos não difere da mortalidade da população em geral, apesar dos altos níveis de LDL [65]. Em um estudo de Mundal, 4688 indivíduos com idade entre 0 e 92 anos com HF foram acompanhados por 18 anos [66]. Durante esse período, 113 morreram, enquanto o número esperado na população geral foi de 133. O benefício da mortalidade não pode ter sido devido ao tratamento hipolipemiante, porque não houve diferença significativa entre o número de pacientes sob tratamento que morreram e aqueles com idade superior a 18 anos que sobreviveram (88,2% vs. 89,1%).

5) Gradiente biológico

Se o colesterol alto for a principal causa de aterosclerose, deve haver exposição-resposta em ensaios com drogas para baixar o colesterol; por exemplo, as artérias daqueles cujos valores lipídicos são mais baixos devem se beneficiar mais. No entanto, em uma revisão de 16 ensaios angiográficos de redução do colesterol, em que os autores calcularam a exposição-resposta, essa correlação esteve presente em apenas um deles e, nesse estudo, o único tratamento foi o exercício físico [47]. A prova mais forte de causalidade é que uma redução ou eliminação do fator causal suspeito é capaz de diminuir a incidência da doença em questão. Houve pequenos, mas estatisticamente significativos benefícios nos resultados dos eventos coronarianos dos ensaios com estatinas. No entanto, os benefícios do tratamento com estatina são produzidos pela redução do LDL? Se o LDL alto for a principal causa de doença cardiovascular, o benefício do tratamento com estatina deveria ser melhor quanto mais LDL for reduzido; ou seja, deveria haver uma relação sistemática de exposição-resposta. Os autores de três revisões [63,64,67] afirmam que os estudos com estatinas demonstraram essas respostas à dose. Como prova, eles compararam os resultados em vários estudos com o grau de redução do LDL, e é impossível saber se o maior efeito de um estudo usando uma dose mais alta de estatina pode ser causado por seu efeito redutor de colesterol ou efeitos pleiotrópicos. A verdadeira exposição-resposta é baseada em uma comparação entre o grau de redução do colesterol em cada paciente em um único estudo e a redução absoluta de seu risco. A verdadeira exposição-resposta foi calculada apenas em três ensaios clínicos com estatinas e esteve ausente nos três [68-70]. Mesmo uma resposta-exposição corretamente calculada não prova causalidade, porque um fator de risco inocente, por exemplo, LDL, pode mudar na mesma direção que a causa real, mas a ausência de resposta-exposição é um forte argumento contra a causalidade. Além disso, em seu cálculo, Silverman e colaboradores [64] compararam o número de grandes eventos vasculares (MVEs) com a redução do risco relativo (RRR). O MVE é de valor duvidoso como uma medida de benefício, porque é definido de maneira muito diferente em vários ensaios [71]. Usar RRR como uma medida de benefício também é altamente enganador [72], pois inflaciona a aparência da taxa de redução de eventos. Uma maneira preferida de medir o benefício terapêutico do tratamento com estatina seria comparar a RRA por ano de mortalidade por doença cardiovascular, mortalidade por doença cardíaca e mortalidade total de cada estudo com o grau de redução do LDL.

6) Plausibilidade

Embora os estudos tenham sugerido mecanismos plausíveis de risco cardiovascular aumentado de acordo com valores altos de colesterol, isso é questionável. Tem se admitido que a inflamação crônica pode ser a verdadeira causa da aterosclerose e que esta pode induzir uma variedade de alterações no metabolismo lipídico, incluindo diminuição do colesterol HDL sérico e aumento de triglicerídeos, lipoproteína (a) e níveis de LDL.

7) Coerência

Coerência entre as descobertas epidemiológica e laboratorial aumentam a probabilidade de um efeito. Se o LDL for aterogênico, as pessoas com alto LDL devem ter mais aterosclerose do que aquelas com baixo LDL. Pelo menos quatro estudos mostraram uma falta de associação entre o LDL e o grau de aterosclerose [47], e em um estudo com 304 mulheres, nenhuma associação foi encontrada entre o LDL e a calcificação coronariana [49]. Uma exceção é um estudo de 1779 indivíduos saudáveis sem fatores de risco convencionais para doença cardíaca [73]. Aqui, os autores descobriram que o LDL foi significativamente maior entre aqueles com aterosclerose subclínica (125,7 vs 117,4 mg/dl). No entanto, a associação não prova causalidade. O estresse mental, por exemplo, é capaz de aumentar o colesterol em 10 a 50% ao longo de meia hora [74,75], e o estresse mental pode causar aterosclerose por outros mecanismos que não o aumento do LDL; por exemplo, através da hipertensão e aumento da agregação plaquetária.

8) Experimento

Collins e colaboradores [62] também usaram a RRR para quantificar o benefício do tratamento com estatina. Eles alegaram que a redução do LDL em 2 mmol/l (77 mg/dl) causaria uma RRR de eventos vasculares maiores de cerca de 45% ao ano, e aqui, eles se referem à metanálise realizada pelos pesquisadores do Cholesterol Treatment Trialists [76]. Porém, uma análise mais atenta desta metanálise mostra-nos que a RRA de eventos vasculares maiores foi de apenas 0,8% (1% para homens e 0,2% para as mulheres), e a taxa de mortalidade total foi de 0,4% (ambos os sexos) (Figuras 4 e 5).

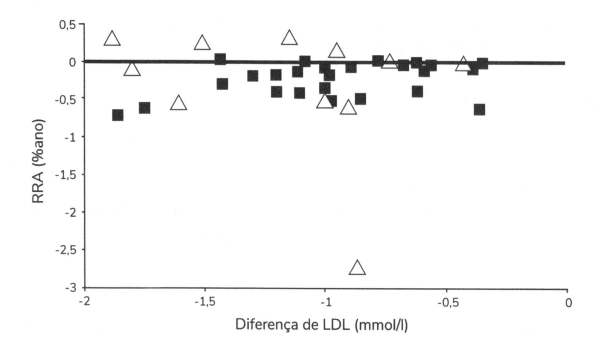

Figura 4 Associação entre o grau de redução do LDL e a redução absoluta do risco de mortalidade por doença arterial coronariana (%/ano) em 21 estudos com estatinas e que foram incluídos no estudo de Silverman que ignorou 8 outros ensaios clínicos com estatinas. A redução de risco absoluto (RRA) está associada ao grau de redução do LDL nos estudos incluídos na metanálise (y = 0,16x - 0,018), mas inversamente associada nos estudos ignorados (y = 0,08x + 0,062). Adaptado de Ravnskov [77].

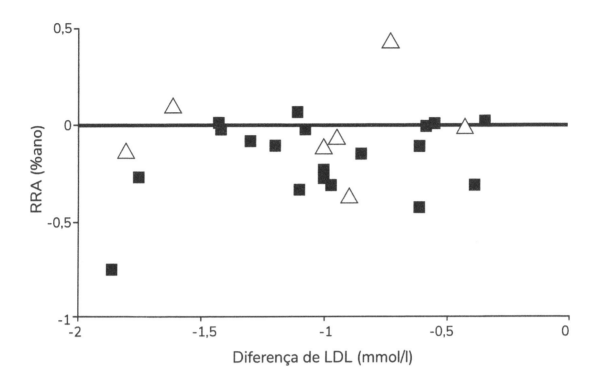

Figura 5 *Associação entre o grau de redução do LDL e a redução absoluta do risco de mortalidade total (%/ano) em 26 estudos com estatinas, onde a mortalidade total foi registrada e incluída no estudo de Silverman, que ignorou outros 11 ensaios. A redução de risco absoluto (RRA) está fracamente associada ao grau de redução do LDL nos estudos incluídos na metanálise (y = 0,28x + 0,06), mas inversamente associada nos estudos excluídos (y = -0,49x - 0,81). Adaptado de Ravnskov [77].*

De acordo com a metanálise de Silverman e colaboradores [64], reduzir o LDL reduz o risco de eventos vasculares maiores nos estudos de prevenção primária e secundária em 0,35% e 1,0%/ano/mmol/l de LDL, respectivamente. No entanto, como mencionado, eles excluíram pelo menos 11 ensaios nos quais as estatinas não tiveram sucesso na redução de eventos vasculares maiores. Uma das razões para a exclusão de um subconjunto de estudos pode ser que eles não consideraram confiáveis os ensaios com menos de 50 eventos, mas em todos os ensaios excluídos, o número de eventos foi maior. Além disso, nem Collins [63] nem Silverman [64] mencionaram que em quatro ensaios com estatinas, em que uma redução de LDL de alta intensidade foi comparada com uma redução de baixa intensidade, não houve diferença significativa em relação ao número de eventos vasculares maiores, embora o LDL tenha sido reduzido em 0,4-1,0 mmol/l a mais nos grupos de altas doses [78-80]. Além disso, o resultado mais importante - aumento da expectativa de vida - nunca foi mencionado em nenhum estudo com hipolipemiantes. Como mencionado por Kristensen e colaboradores, o tratamento com estatina não prolonga a vida útil em mais do que alguns dias [81].

9) Analogia

Apesar de várias décadas de pesquisa sobre triglicérides, um tipo de gordura, e doença aterosclerótica, até o momento, permanece incerto o papel aterogênico dos triglicérides.

Resultados desconexos têm sido encontrados entre estudos epidemiológicos e genéticos e ensaios clínicos randomizados. Isso pode ocorrer devido a: 1) Distribuição distorcida dos níveis de triglicérides, que requer definições categóricas ou transformações logarítmicas; 2) Aumento da variabilidade com níveis crescentes de triglicérides; 3) Associação inversa com HDL e apolipoproteína AI e, finalmente, sua maneira de medir o jejum versus o não-jejum [82,83]; 4) Indivíduos com altos níveis de triglicérides e glicose diminuída que subsequentemente desenvolvem diabetes tipo 2, geralmente não são ajustados em análises multivariadas, o que não permite medir o risco real de maneira perfeita e independente [84]; 5) É comum indivíduos com triglicérides muito alto (síndrome de quilomicronemia) não desenvolverem doença cardiovascular [85]. O nível elevado de triglicéries pode ser apenas um epifenômeno simples da resistência à insulina ou a síndrome metabólica ou diabetes, e, portanto, o triglicérides elevado pode representar apenas um biomarcador de risco, e não uma causa.

Como podemos observar, o problema é que a hipótese lipídica é sempre explicada com argumentos mais ou menos válidos.

É interessante verificarmos que o desenvolvimento das ciências tem caráter de transitoriedade. Vide, por exemplo, o geocentrismo. Para Popper, a validade de uma teoria cumpre sua função de tempo histórico, se mudar a mentalidade cultural de um determinado período da história, poderá consequentemente mudar também seus paradigmas. Assim, uma teoria é válida até ao momento que for refutada. E por que não podemos refutar a hipótese lipídica?

REFERÊNCIAS

1. Matthews, Storks deliver babies (p = 0.008). Teach Stat 2000;22(2):36-8.

2. Hill AB. The environment and disease: association or causation. Proc R Soc Med 1965;58:295-300.

3. Thygesen LC, Andersen GS, Andersen H. A philosophical analysis of the Hill criteria. J Epidemiol Community Health 2005;59(6):512-6.

4. Calabrese EJ, Blain RB. The hormesis database: the occurrence of hormetic dose responses in the toxicological literature. Regul Toxicol Pharmacol 2011;61(1):73-81.

5. O'Keefe Jr JH, Cordain L, Harris WH, et al. Optimal Low-Density Lipoprotein Is 50 to 70 mg/dl: Lower Is Better and Physiologically Normal. J Am Coll Cardiol 2004;43:2142-6.

6. Orlich MJ, Singh PN, Sabaté J, et al. Vegetarian Dietary Patterns and Mortality in Adventist Health Study 2. JAMA Intern Med 2013;173:1230-8.

7. Key TJ, Fraser GE, Thorogood M, et al. Mortality in vegetarians and nonvegetarians: detailed findings from a collaborative analysis of 5 prospective studies. Am J Clin Nutr 1999;70(3 Suppl):516S-524S.

8. Libby P, Theroux P. Pathophysiology of coronary artery disease. Circulation 2005;111(25):3481-8.

9. Shaikh M, Wootton R, Nordestgaard BG, et al. Quantitative studies of transfer in vivo of low density, Sf 12-60, and Sf 60-400 lipoproteins between plasma and arterial intima in humans. Arterioscler Thromb 1991;11(3):569-77.

10. Davies MJ, Richardson PD, Woolf N, et al. Risk of thrombosis in human atherosclerotic plaques: role of extracellular lipid, macrophage, and smooth muscle cell content. Br Heart J 1993;69(5):377-81.

11. Zhou Z, Rahme E, Pilote L. Are statins created equal? Evidence from randomized trials of pravastatin, simvastatin, and atorvastatin for cardiovascular disease prevention. Am Heart J 2006;151(2):273-81.

12. Gao WQ, Feng QZ, Li YF, et al. Systematic study of the effects of lowering low-density lipoprotein-cholesterol on regression of coronary atherosclerotic plaques using intravascular ultrasound. BMC Cardiovasc Disord 2014;14:60.

13. Schade DS, Cavanaugh B, Ramo B, Eaton RP. The Application of the LDL Principle. World Journal of Cardiovascular Diseases 2016;6:109-25.

14. Bacha F, Edmundowicz D, Sutton-Tyrell K, et al. Coronary artery calcification in obese youth: what are the phenotypic and metabolic determinants? Diabetes Care 2014;37(9):2632-9.

15. Napoli C, D'Armiento FP, Mancini FP, et al. Fatty streak formation occurs in human fetal aortas and is greatly enhanced by maternal hypercholesterolemia. Intimal accumulation of low density lipoprotein and its oxidation precede monocyte recruitment into early atherosclerotic lesions. J Clin Invest 1997;100(11):2680-90.

16. Wald DS, Bestwick JP, Morris JK, et al. Child-Parent Familial Hypercholesterolemia Screening in Primary Care. The N Eng J Med 2016;375:1628-37.

17. Brown MS, Goldstein JL. Biomedicine. Lowering LDL - not only how low, but how long? Science 2006;311(5768):1721-3.

18. Sattar N, Preiss D, Murray HM, et al. Statins and risk of incident diabetes: a collaborative meta-analysis of randomised statin trials. Lancet 2010;375(9716):735-42.

19. Cholesterol Treatment Trialists' (CTT) Collaboration, Baigent C, Blackwell L, Emberson J, et al. Efficacy and safety of more intensive lowering of LDL cholesterol: a meta-analysis of data from 170,000 participants in 26 randomised trials. Lancet 2010;376(9753):1670-81.

20. Connor WE, Cerqueira MT, Connor RW, et al. The plasma lipids, lipoproteins, and diet of the Tarahumara indians of Mexico. Am J Clin Nutr 1978;31(7):1131-42.

21. O'Keefe JH Jr, Cordain L, Harris WH, et al. Optimal low-density lipoprotein is 50 to 70 mg/dl: lower is better and physiologically normal. J Am Coll Cardiol 2004;43(11):2142-6.

22. Schade DS, Cavanaugh B, Ramo B, Eaton RP. The Application of the LDL Principle. World Journal of Cardiovascular Diseases 2016;6:109-25.

23. Libby P. Atherosclerosis: the new view. Sci Am 2002;286(5):46-55.

24. El Harchaoui K, van der Steeg WA, Stroes ES, et al. Value of low-density lipoprotein particle number and size as predictors of coronary artery disease in apparently healthy men and women: the EPIC-Norfolk Prospective Population Study. J Am Coll Cardiol 2007;49(5):547-53.

25. Dayspring T, Dall T, Abuhajir M. Moving beyond LDL-C: Incorporating Lipoprotein Particle Numbers and Geometric Parameters to Improve Clinical Outcomes. Res Rep Clin Cardiol 2010;1:1-10.

26. Goldstein JL, Brown MS. History of Discovery: The LDL Receptor. Arterioscler Thromb Vasc Biol 2009;29(4):431-8.

27. Baigent C, Keech A, Kearney PM, et al; Cholesterol Treatment Trialists' (CTT) Collaborators. Efficacy and safety of cholesterol-lowering treatment: prospective meta-analysis of data from 90,056 participants in 14 randomised trials of statins. Lancet 2005;366(9493):1267-78.

28. Kapourchali FR, Surendiran G, Chen L, et al. Animal models of atherosclerosis. World J Clin Cases 2014;2(5):126-32.

29. Zaragoza C, Gomez-Guerrero C, Martin-Ventura JL, et al. Animal models of cardiovascular diseases. J Biomed Biotechnol 2011;2011:497841.

30. Aliev G, Burnstock G. Watanabe rabbits with heritable hypercholesterolaemia: a model of atherosclerosis. Histol Histopathol 1998;13(3):797-817.

31. Havel RJ, Yamada N, Shames DM. Watanabe heritable hyperlipidemic rabbit. Animal model for familial hypercholesterolemia. Arteriosclerosis 1989;9(1 Suppl):I33-8.

32. Zamel R, Khan R, Pollex RL, Hegele RA. Abetalipoproteinemia: Two Case Reports and Literature Review. Orphanet Journal of Rare Diseases 2008;3:19.

33. Cohen JC, Boerwinkle E, Mosley TH Jr, Hobbs HH. Sequence variations in PCSK9, low LDL, and protection against coronary heart disease. N Engl J Med 2006;354(12):1264-72.

34. Abifadel M, Varret M, Rabès JP, et al. Mutations in PCSK9 cause autosomal dominant hypercholesterolemia. Nat Genet 2003;34(2):154-6.

35. Altmann SW, Davis HR Jr, Zhu LJ, et al. Niemann-Pick C1 Like 1 protein is critical for intestinal cholesterol absorption. Science 2004;303(5661):1201-4.

36. Lauridsen BK, Stender S, Frikke-Schmidt R, et al. Genetic variation in the cholesterol transporter NPC1L1, ischaemic vascular disease, and gallstone disease. Eur Heart J 2015;36(25):1601-8.

37. Cannon CP, Blazing MA, Giugliano RP, et al; IMPROVE-IT Investigators. Ezetimibe Added to Statin Therapy after Acute Coronary Syndromes. N Engl J Med 2015;372(25):2387-97.

38. Castelli WP. The triglyceride issue: a view from Framingham. Am Heart J 1986;112(2):432-7.

39. Nordestgaard BG, Chapman MJ, Ray K, et al; European Atherosclerosis Society Consensus Panel. Lipoprotein(a) as a cardiovascular risk factor: current status. Eur Heart J 2010;31(23):2844-53.

40. Santos RD. Lipoprotein(a) and cardiovascular disease in heterozygous familial hypercholesterolemia: should we also blame the LDL receptor? J Am Coll Cardiol 2014;63(19):1990-1.

41. Nakamura T, Obata JE, Kitta Y, et al. Rapid stabilization of vulnerable carotid plaque within 1 month of pitavastatin treatment in patients with acute coronary syndrome. J Cardiovasc Pharmacol 2008;51(4):365-71.

42. Zhou Z, Rahme E, Pilote L. Are statins created equal? Evidence from randomized trials of pravastatin, simvastatin, and atorvastatin for cardiovascular disease prevention. Am Heart J 2006;151(2):273-81.

43. Brown MS, Anderson RG, Goldstein JL. Recycling receptors: the round-trip itinerary of migrant membrane proteins. Cell 1983;32(3):663-7.

44. Krauss RM, Blanche PJ, Rawlings RS, et al. Separate effects of reduced carbohydrate intake and weight loss on atherogenic dyslipidemia. Am J Clin Nutr 2006;83:1025-31.

45. Ravnskov U. The Cholesterol Myths. Washington: New Trends Publishing; 2000.

46. Roselli della Rovere G, Lapolla A, Sartore G, et al. Plasma lipoproteins, apoproteins and cardiovascular disease in type 2 diabetic patients. A nine year follow up study. Nutr Metab Cardiovasc Dis 2003;13:46-51.

47. Ravnskov U. Is atherosclerosis caused by high cholesterol. Q J Med 2002;95:397-403.

48. Hecht HS, Superko HR, Smith LK, McColgan BP. Relation of coronary artery calcium identified by electron beam tomography to serum lipoprotein levels and implications for treatment. Am J Cardiol 2001;87:406-12.

49. Hecht HS, Superko HR. Electron beam tomography and national cholesterol education program guidelines in asymptomatic women. J Am Coll Cardiol 2001;37:1506-11.

50. Johnson KM, Dowe DA, Brink JA. Traditional clinical risk assessment tools do not accurately predict coronary atherosclerotic plaque burden: a CT angiography study. AJR Am J Roentgenol 2009;192:235-43.

51. Kop WJ, Berman DS, Gransar H, et al. Social network and coronary artery calcification in asymptomatic individuals. Psychosom Med 2005;67:343-52.

52. Arad Y, Goodman KJ, Roth M, et al. Coronary calcification, coronary disease risk factors, C-reactive protein, and atherosclerotic cardiovascular disease events: the St. Francis Heart Study. J Am Coll Cardiol 2005;46:158-65.

53. Miettinen TA, Gylling H. Mortality and cholesterol metabolism in familial hypercholesterolemia. Arteriosclerosis 1988;8:163-7.

54. Hopkins PN, Stephenson S, Wu LL, et al. Evaluation of coronary risk factors in patients with heterozygous familial hypercholesterolemia. Am J Cardiol 2001;87:547-53.

55. Brown MS, Goldstein JL. Lipoprotein metabolism in the macrophage: Implications for cholesterol deposition in atherosclerosis. Ann Rev Biochem 1983;52:223-61.

56. Anderson KM, Castelli WP, Levy D. Cholesterol and mortality. 30 years of follow-up from the framingham study. JAMA 1987;257:2176-80.

57. LaRosa JC, Hunninghake D, Bush D, et al. The cholesterol facts. A summary of the evidence relating dietary fats, serum cholesterol, and coronary heart disease. A joint statement by the American heart association and the national heart, lung, and blood institute. Circulation 1990;81:1721-33.

58. Kannel WB, Doyle JT, Ostfeld AM, et al. Optimal resources for primary prevention of atherosclerotic diseases. Atherosclerosis study group. Circulation 1984;70:157A-205A.

59. Ravnskov U. Quotation bias in reviews of the diet-heart idea. J Clin Epidemiol 1995;48:713-9.

60. Ravnskov U. High cholesterol may protect against infections and atherosclerosis. QJM 2003;96:927-34.

61. Ulmer H, Kelleher C, Diem G, et al. Why Eve is not adam: prospective follow-up in 149650 women and men of cholesterol and other risk factors related to cardiovascular and all-cause mortality. J Womens Health 2004;13:41-53.

62. Prospective Studies Collaboration. Blood cholesterol and vascular mortality by age, sex, and blood pressure: a meta-analysis of individual data from 61 prospective studies with 55,000 vascular deaths. Lancet 2007;370:1829-39.

63. Collins R, Reith C, Emberson J, et al. Interpretation of the evidence for the efficacy and safety of statin therapy. Lancet 2016;388:2532-61.

64. Silverman MG, Ference BA, Im K, et al. Association between lowering LDL-C and cardiovascular risk reduction among different therapeutic interventions: systematic review and meta-analysis. JAMA 2016;316:1289-97.

65. Scientific steering committee on behalf of the simon broome register group. Risk of fatal coronary heart disease in familial hypercholesterolaemia. BMJ 1991;303:893-6.

66. Mundal L, Sarancic M, Ose L, et al. Mortality among patients with familial hypercholesterolemia: a registry-based study in Norway, 1992-2010. JAMA 2014;3:e001236.

67. Ference BA, Ginsberg HN, Graham I, et al. Low-density lipoproteins cause atherosclerotic cardiovascular disease. 1. evidence from genetic, epidemiologic, and clinical studies. A consensus statement from the European atherosclerosis society consensus panel. Eur Heart J 2017;38:2459-72.

68. West of Scotland Coronary Prevention Study Group. Influence of pravastatin and plasma lipids on clinical events in the West of Scotland Coronary Prevention Study (WOSCOPS). Circulation 1998;97:1440-5.

69. Sacks FM, Moyé LA, Davis BR, et al. Relationship between plasma LDL concentrations during treatment with pravastatin and recurrent coronary events in the cholesterol and recurrent events trial. Circulation 1998;97:1446-52.

70. Schwartz GG, Olsson AG, Ezekowitz MD, et al. Effects of atorvastatin on early recurrent ischemic events in acute coronary syndromes: the MIRACL study: a randomized controlled trial. JAMA 2001;285:1711-8.

71. Cordoba G, Schwartz L, Woloshin S, et al. Definition, reporting and interpretation of composite outcomes in clinical trials: systematic review. BMJ 2010;341:c3920.

72. Diamond DM, Ravnskov U. How statistical deception created the appearance that statins are safe and effective in primary and secondary prevention of cardiovascular disease. Expert Rev Clin Pharmacol 2015;8:201-10.

73. Fernández-Friera L, Fuster V, López-Melgar B, et al. Normal LDLcholesterol levels are associated with subclinical atherosclerosis in the absence of risk factors. J Am Coll Cardiol 2017;70:2979-91.

74. Dimsdale JE, Herd A. Variability of plasma lipids in response to emotional arousal. Psychosom Med 1982;44:413-30.

75. Rosenman RH. Relationships of neurogenic and psychological factors to the regulation and variability of serum lipids. Stress Med 1993;9:133-40.

76. Cholesterol Treatment Trialists' (CTT) Collaboration. Efficacy and safety of LDL-lowering therapy among men and women: meta-analysis of individual data from. 174,000 participants in 27 randomised trials. Lancet 2015;385:1397-1405.

77. Ravnskov U, Lorgeril M, Diamond DM, et al. LDL-C does not cause cardiovascular disease: a comprehensive review of the current literature. Expert Rev Clin Pharmacol 2018;11(10):959-70.

78. Cannon CP, Braunwald E, McCabe CH, et al. Intensive versus moderate lipid lowering with statins after acute coronary syndromes. N Engl J Med 2004;350:1495-1504.

79. Koren MJ, Hunninghake DB. ALLIANCE investigators. Clinical outcomes in managed-care patients with coronary heart disease treated aggressively in lipid-lowering disease management clinics: the ALLIANCE study. J Am Coll Cardiol 2004;44:1772-9.

80. LaRosa JC, Grundy SM, Waters DD, et al. Intensive lipid lowering with atorvastatin in patients with stable coronary disease. N Engl J Med 2005;352:1425-35.

81. Kristensen ML, Christensen PM, Hallas J. The effect of statins on average survival in randomised trials, an analysis of end point postponement. BMJ Open 2015;5:e007118.

82. Jacobs DR, Jr, Barrett-Connor E. Retest reliability of plasma cholesterol and triglyceride. The Lipid Research Clinics Prevalence Study. Am J Epidemiol 1982;116:878-85.

83. Criqui MH, Heiss G, Cohn R, et al. Plasma triglyceride level and mortality from coronary heart disease. N Engl J Med 1993;328:1220-5.

84. West KM, Ahuja MM, Bennett PH, et al. The role of circulating glucose and triglyceride concentrations and their interactions with other "risk factors" as determinants of arterial disease in nine diabetic population samples from the WHO multinational study. Diabetes Care 1983;6:361-9.

85. Brunzell JD, Deeb SS. Familial lipoprotein lipase deficiency, Apo-C-II deficiency, and hepatic lipase deficiency. In: Scriver CR, Beaudet AL, Sly WS, Valle D, editors. The Metabolic & Molecular Bases of Inherited Disease. 8th ed. New York: McGraw-Hill; 2001. pp. 2789-816.

CAPÍTULO 13

ANÁLISE CRÍTICA DAS DIRETRIZES MÉDICAS: A MEDICINA BASEADA (S)EM EVIDÊNCIAS?

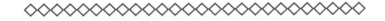

> *Existem métodos experimentais e confusão conceitual. A existência do método experimental nos faz pensar que temos os meios de resolver os problemas que nos incomodam; embora tanto o problema quanto o método passem um pelo outro.*
>
> Wittgenstein L. Philosophical investigations, 1958

Começo esta discussão perguntando ao leitor se seriam as diretrizes (guidelines) alegorias da caverna de Platão?

Pense na resposta. Voltaremos a essa discussão após analisarmos algumas diretrizes.

Diretrizes são determinações sistematicamente desenvolvidas para ajudar os profissionais a tomar decisões sobre cuidados apropriados de saúde para circunstâncias específicas dos pacientes. As diretrizes costumam ser consideradas a epítome da MBE. No entanto, as recomendações das diretrizes implicam não apenas uma avaliação das evidências, mas também um julgamento de valor baseado em preferências pessoais ou organizacionais em relação aos vários riscos e benefícios de uma intervenção médica para uma população.

Tomemos como exemplo as diretrizes da *American College of Cardiology* (ACC) e *American Heart Association* (AHA).

Em 2009, Tricoci e colaboradores publicaram na revista *Journal of the American Medical Association* (JAMA) a evolução das recomendações nas diretrizes cardiovasculares da ACC / AHA e a distribuição das recomendações entre as classes de recomendações e os níveis de evidência [1]. Pois bem, os autores encontraram que as recomendações emitidas pelas diretrizes da ACC / AHA à época eram amplamente desenvolvidas a partir de níveis mais baixos de evidência ou opinião de especialistas (apenas 11% das recomendações eram classificadas como nível A de evidência, enquanto 48% apresentavam nível de evidência C, sendo que as recomendações com nível de evidência A estavam concentradas principalmente na classe I, mas apenas 19% das recomendações da classe I tinham nível de evidência A). A proporção de recomendações para as quais não há evidências conclusivas também estava crescendo. Os autores concluíram que os achados mostravam a necessidade de melhorar o processo de redação das diretrizes e expandir a base de evidências a partir da qual as mesmas derivam.

Dez anos após, em 2019, Fanaroff e colaboradores realizaram a mesma análise e, de forma incrível, nada pareceu ter mudado [2]. Apenas uma pequena porcentagem das recomendações foi apoiada por evidências de múltiplos ensaios clínicos randomizados ou por um único ensaio clínico randomizado grande (8,5% das recomendações da ACC / AHA foram classificadas como nível de evidência A e 41,5%, como nível de evidência C. Já em relação à Sociedade Europeia de Cardiologia, apenas 14,2% das recomendações foram classificadas como nível de evidência A e 54,8%, como nível de evidência C). Ao comparar as diretrizes atuais com versões anteriores, a proporção de recomendações que eram nível de evidência A não aumentou nem na diretriz americana nem na europeia.

Não para por aí, caro leitor. Uma análise crítica das diretrizes da Sociedade Americana de Doenças Pulmonares (ATS - *American Thoracic Society*) também mostrou dados nada animadores [3]. Entre as 222 recomendações exclusivas de 16 diferentes diretrizes publicadas pela entidade, 141 (63,5%) foram baseadas em evidências de baixa qualidade, enquanto apenas 19 (8,6%) foram baseadas em evidências de alta qualidade. Maior qualidade das evidências foi associada a uma maior probabilidade de receber uma forte recomendação: 29 das 141 recomendações com evidência de baixa qualidade (20,6%), 41 das 62 recomendações com evidência de qualidade moderada (66,1%) e 16 das 19 recomendações com evidência de alta qualidade (84,2%) foram fortemente recomendadas (p<0,001 para tendência). No entanto, as recomendações mais fortes não foram apoiadas por evidências de alta qualidade (16 de 86 [18,6%]). A conclusão dos autores? "As diretrizes da ATS são apoiadas por evidências abaixo do ideal e, muitas vezes, não são apresentadas de maneira adequada para otimizar o atendimento de pacientes individuais. Embora 38,7% das recomendações sejam fortes, menos de 1 em cada 10 são apoiados por evidências de alta qualidade (isto é, um ensaio controlado randomizado ou uma metanálise)."

No campo da gastroenterologia também não é diferente. Meyer e colaboradores pesquisaram as diretrizes desenvolvidas pelo Colégio Americano de Gastroenterologia (*American College of Gastroenterology*) e relataram os níveis de evidências que apoiam suas recomendações [4]. Um total de 39 diretrizes foi pesquisado. Juntas, elas respondem por 1328 recomendações. Os autores descobriram que 693 (52,2%) das recomendações foram baseadas em evidências de baixa qualidade. Entre as diretrizes individuais, 13/39 (33,3%) não tinham recomendações baseadas em evidências fortes. Os autores concluíram que "pouquíssimas recomendações feitas pelo *American College of Gastroenterology* são apoiadas por altos níveis de evidência. Mais da metade de todas as recomendações baseiam-se em evidências de baixa qualidade ou opinião de especialistas."

Em editorial publicado na revista *Annals of Nutrition and Metabolism*, Hamazaki e colaboradores fizeram uma duríssima crítica à diretriz de Prevenção de Doenças Cardiovasculares Ateroscleróticas (JASG) publicada em 2012 pela Sociedade Japonesa de Aterosclerose [5]. Dizem os autores: "1) A relação entre colesterol total ou LDL e mortalidade por todas as causas não foi descrita no JASG 2012. Sem essas informações, todos os guias de tratamento para baixar o colesterol são enganosos. O grupo de pessoas cuja mortalidade é mais baixa é o que menos precisa de tratamento; 2) JASG 2012 recomenda que a ingestão de ácidos graxos saturados não ultrapasse 7% do total de calorias. Nenhum estudo epidemiológico no Japão endossou esta recomendação. Pelo contrário, os participantes no quintil mais alto da ingestão de ácidos graxos saturados tiveram a menor mortalidade por AVC (p para tendência = 0,004). A mortalidade por doença cardiovascular também teve uma tendência semelhante (p = 0,05) [6]. O JASG 2012 recomenda que a ingestão de colesterol seja de 200 mg/dia. Não existe tal evidência no Japão; 3) A evidência de benefício com a redução de colesterol total ou LDL é escassa no Japão. Nenhum ensaio clínico randomizado em larga escala foi concluído no Japão. O Estudo MEGA [7], que parece a principal evidência para o tratamento com estatinas no Japão, comparou dois tipos de intervenção em pacientes com hipercolesterolemia: dieta com pravastatina versus dieta isolada. A randomização do estudo MEGA foi interrompida porque um número significativamente maior de participantes foi retirado do grupo pravastatina e cerca de dois terços dos participantes desistiram do estudo depois de serem solicitados a estender a participação de 5 para 6 anos (uma violação imperdoável do protocolo); 4) Os primeiros ensaios de intervenção em larga escala com sinvastatina no Japão foram realizados em pacientes com valores de colesterol total de 220-299 mg/dl [8]. Os resultados foram citados como evidência para apoiar o JASG 2012. No entanto, as taxas de mortalidade por doença coronariana, por câncer e por todas as causas aumentaram juntamente com a diminuição do colesterol total para níveis inferiores a 200 mg/dl. Uma análise do J-LIT [9] mostrou que a mortalidade por todas as causas foi maior no grupo tratado com estatina do que no grupo controle." Concluem os autores: "No que diz respeito à dislipidemia, o JASG 2012 é baseado em evidências muito fracas e, essencialmente, na opinião de especialistas com conhecimentos limitados. No Japão, onde as taxas de mortalidade por doença coronariana são apenas um terço das encontradas nos Estados Unidos, as metas muito rigorosas para os níveis de colesterol não fazem nenhum sentido. A maioria das nossas críticas ao JASG 2012 também se aplica às diretrizes de outros países."

Por fim, Grilli e colaboradores mostraram que apenas 22 das 431 (5%) diretrizes selecionadas em 2000 cumpriam os critérios básicos de qualidade, enquanto 221 (54%) delas não atendiam a nenhum critério de qualidade [10].

No geral, uma estimativa conservadora é que 50% das diretrizes baseadas em evidências atuais sofrem de falhas metodológicas, têm conteúdo questionável em relação à evidência primária a que se referem ou resultados documentados divergem dos esperados. Em média, as diretrizes patrocinadas por sociedades de especialidades médicas eram e ainda são de qualidade inferior em comparação com as endossadas por agências nacionais de saúde [11].

Portanto, recomendações que não levam em conta as evidências podem resultar em práticas inadequadas, ineficazes ou prejudiciais. Pior, estabelecer uma determinada intervenção como altamente recomendada com base em estudos de baixa qualidade.

Diretrizes inflexíveis podem ser prejudiciais, pois deixam espaço insuficiente para os clínicos adaptarem os cuidados às circunstâncias pessoais e ao histórico médico dos pacientes. O que é melhor para os pacientes em geral, conforme recomendado nas diretrizes, pode ser inadequado para os indivíduos.

Para complicar mais um pouco, como definir o que é melhor para meu paciente com múltiplas comorbidades, se a diretriz faz recomendações em cima das doenças isoladamente. Exemplo: qual a evidência que eu tenho para recomendar:

1. uma intervenção coronariana num paciente com DAC crônica e hepatopatia crônica?

2. uma cirurgia de troca valvar num paciente renal crônico dialítico?

3. uma terapia imunossupressora para uma paciente com lúpus eritematoso sistêmico em atividade e neoplasia de mama?

Os estudos clínicos e as diretrizes não nos dão esta informação.

Diretrizes generalizadas são ruins para pacientes com múltiplas morbidades, pois geralmente levam a muitas terapias conflitantes que não são personalizadas para o paciente [12,13]. A alternativa, que seria o desenvolvimento de estudos para todas as combinações potenciais de doenças, é simplesmente inviável [13]. Além disso, muitos tratamentos complexos são influenciados pelo ambiente do paciente, o que impossibilita ensaios randomizados em *cluster*. Não existe um desenho perfeito para um estudo porque as questões da pesquisa diferem demais; antes que a comunidade científica possa encontrar soluções para esses problemas, precisamos reconhecer essa incompatibilidade fundamental entre as evidências produzidas e as necessárias. É importante abraçar a ambiguidade inerente à medicina. Os indivíduos respondem diferentemente à terapia no atendimento clínico em comparação com as respostas médias durante os estudos, e as respostas são alteradas ainda mais pelo envelhecimento e pelas interações entre várias doenças [12-14].

Desta forma, os problemas mais comumente encontrados nas diretrizes são:

1. As evidências científicas sobre o que recomendar geralmente são inexistentes, enganosas ou mal interpretadas. Apenas um pequeno subconjunto do que é feito em medicina foi testado em estudos apropriados e bem desenhados. Onde existem estudos, as descobertas podem ser enganosas por causa de falhas no desenho que contribuem para o viés ou a pouca generalização. Os grupos de desenvolvimento de diretrizes geralmente carecem de tempo, recursos e habilidades para reunir e examinar cada evidência. Mesmo quando

os dados são corretos, as recomendações a favor ou contra intervenções envolverão julgamentos subjetivos de valor quando os benefícios forem pesados contra os danos.

2. As recomendações são influenciadas pelas opiniões, experiência clínica e composição do grupo de desenvolvimento de diretrizes. Testes e tratamentos que os especialistas consideram bons para os pacientes podem, na prática, ser inferiores a outras opções, ineficazes ou até prejudiciais.

3. As necessidades dos pacientes podem não ser a única prioridade ao fazer recomendações. Práticas abaixo do ideal da perspectiva do paciente podem ser recomendadas para ajudar a controlar custos, atender às necessidades da sociedade ou proteger interesses especiais (médicos, gerentes de risco ou políticos, por exemplo).

A promoção de diretrizes ruins por médicos, pagadores ou sistemas de saúde pode incentivar, se não institucionalizar, a entrega de intervenções ineficazes, prejudiciais ou que levam ao desperdício de recursos. As mesmas partes que se beneficiam das diretrizes - pacientes, profissionais de saúde, sistema de saúde - podem ser prejudicadas.

A seguir, vamos analisar criticamente as recomendações das diretrizes americana e europeia sobre o tratamento invasivo da doença arterial coronariana crônica. Além disso, dada a relevância do tema, faremos uma análise crítica das mesmas diretrizes em relação à abordagem da hipercolesterolemia. Isso pode nos ajudar a entender melhor os problemas relacionados às diretrizes.

13.1. Doença arterial coronariana crônica (DAC)

13.1.1. Uma visão geral sobre o tratamento da DAC crônica

13.1.1.1. Tratamento invasivo da DAC crônica

Os primeiros estudos que avaliaram as diferentes estratégias de tratamento em pacientes com DAC estável datam da década de 70. Desde então, mais de 40 anos se passaram e diferentes tecnologias foram testadas com o objetivo de reduzir a mortalidade da doença e melhorar a qualidade de vida dos pacientes, entre elas os stents e a cirurgia cardíaca.

Charles Stent foi um dentista inglês que há mais de um século idealizou um material dentário para moldagem. Mais tarde, este material foi utilizado como suporte para tecidos vivos em cicatrização [15,16].

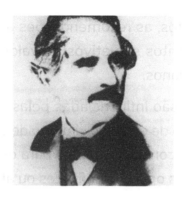
Charles Thomas Stent (1807-1885)

Em 1958, na *Cleveland Clinic*, Mason Sones, um cardiologista pediátrico, testava novos métodos de cineangiocardiografia opacificando as artérias coronárias por meio da introdução de 20-25 ml de contraste no seio de Valsalva, introduzido via dissecação da artéria braquial. Na época havia a crença generalizada de que o contraste direto nas artérias coronárias, um fluido sem oxigênio, era igual a arritmia fatal. Um dia, o cateter migrou para o óstio da artéria coronária direita precedendo a injeção e 40 ml de contraste foram injetados diretamente dentro do vaso, tendo o paciente tolerado bem o acidente. Esse fato convenceu Sones da possibilidade de realizar coronariografia seletiva [17], injetando contraste diretamente nas artérias coronárias, e com um volume dez vezes menor do que vinha sendo feito até então. Nesse ano Sones introduziu a angiografia coronariana, seguida pela cinecoronariografia, permitindo apreciar a dinâmica da circulação coronariana.

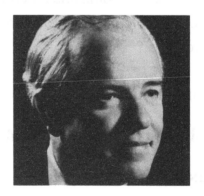
F. Mason Sones Jr (1918-1985)

Em 1964, Dotter e Judkins descreveram o procedimento original de angioplastia com o uso de um cateter de dilatação em circulação periférica, antevendo sua aplicabilidade na circulação coronariana [18]. Para combater o alto índice de reestenose que se seguia à angioplastia, foi proposto também por Dotter, em 1969, o implante de uma prótese endovascular que promovesse a sustentação da parede do vaso após a intervenção. Esta prótese recebeu o nome de stent. Em sua experiência inicial, usando enxertos tubulares plásticos, houve trombose de todos os enxertos em 24h. Contudo, os resultados melhoraram quando se usaram molas de aço inoxidável [19].

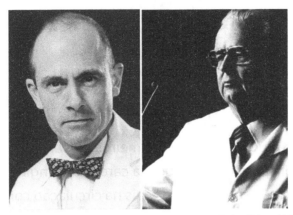

Charles Theodore Dotter (1920-1985) e Melvin P. Judkins (1922-1985)

Apesar do entusiasmo de Dotter, a técnica de dilatação transluminal percutânea de obstruções vasculares não obteve repercussão nos Estados Unidos. Foi, entretanto, empregada e modificada em vários centros europeus. Andreas Grüntzig, na Suíça, desenvolveu um cateter de dilatação com dupla luz e um balão não-elástico, usando-os com sucesso em artérias femorais e poplíteas. Estendeu então o seu uso para as artérias coronárias, em 1977 [20], o que impulsionou a cardiologia invasiva diagnóstica para a era do intervencionismo.

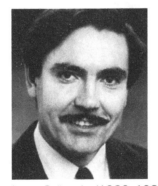

Andreas Grüntzig (1939-1985)

A partir de então, tem-se observado um rápido crescimento tecnológico e constante aperfeiçoamento neste campo, com o surgimento dos stents farmacológicos com polímeros duráveis e polímeros bioabsorvíveis ou mesmo os stents bioabsorvíveis.

A cirurgia cardíaca, por sua vez, tornou-se mais viável no final da década de 1930, com o desenvolvimento da máquina coração-pulmão pelo Dr John Gibbon, que permitiu o uso da circulação extracorpórea (CEC) [21].

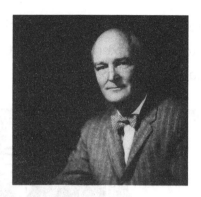
John Heysham Gibbon Jr (1903-1973)

Em 1950, Vineberg e Buller foram os primeiros a usarem a artéria mamária interna diretamente no miocárdio para tratar isquemia cardíaca e angina [22]. Em 1953, Gordon Murray relatou a colocação de enxertos arteriais na circulação coronariana. Pouco depois, em 1955, Sidney Smith foi o primeiro a usar a veia safena como um enxerto da aorta para o miocárdio. Em 1958, Longmire e colaboradores realizaram a primeira endarterectomia da artéria coronária aberta sem CEC [23].

A década de 1960 assistiu a grandes avanços na cirurgia coronariana. Goetz e colaboradores realizaram a primeira cirurgia de revascularização coronariana humana bem-sucedida em 1961 [24].

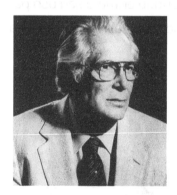
Robert H. Goetz (1910-2000)

Em 1964, Kolesov realizou a primeira anastomose da artéria mamária interna com a artéria coronária [25], e Favaloro relatou o uso da veia safena para restaurar o fluxo sanguíneo coronariano em 171 pacientes [26]. Em 1973, Benetti, Calafiore e Subramian completaram com sucesso anastomoses em um coração pulsante. Na década de 1980, a prevalência de revascularização do miocárdio havia aumentado e a segurança melhorada. A coleta toracoscópica da artéria torácica interna esquerda foi relatada em 1998 por Duhaylongsod e colaboradores [27], e abordagens cirúrgicas minimamente invasivas e robóticas também foram desenvolvidas [28]. Todavia, a cirurgia de revascularização do miocárdio tem apresentado um declínio nos últimos anos, com um pico de 519.000 operações em 2000 para uma estimativa de 300.000 casos em 2012 [29].

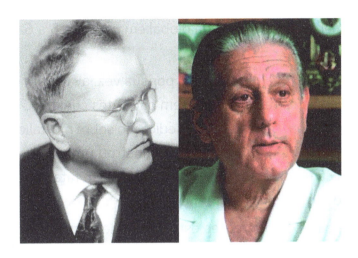

Vasilii I. Kolesov (1904-1992) e René G. Favaloro (1923-2000)

13.1.1.2. Tratamento conservador da DAC crônica

Mesmo em relação ao tratamento conservador da DAC, podemos verificar que ao longo dos últimos 30 anos diversos medicamentos emergiram, como a aspirina, os tienopiridínicos, as estatinas, os inibidores da enzima conversora de angiotensina e os bloqueadores dos receptores de aldosterona, além de uma maior conscientização sobre os malefícios do tabagismo, sedentarismo e da má alimentação, a importância da prática de atividade física regular, mesmo naqueles com doença já manifesta e dos avanços dos cuidados médicos.

Vamos abordar as medicações que surgiram após os anos 80 e os ensaios clínicos randomizados envolvidos, ditos como padrão-ouro de evidência pela MBE e analisar se as evidências são fortes o suficiente para afirmarmos que elas mudaram a história natural da DAC.

Em relação à aspirina temos apenas 1 ensaio clínico randomizado que avaliou os seus efeitos em pacientes com DAC crônica. Trata-se do estudo SAPAT [30], publicado em 1992. O estudo, porém, não mostrou redução de mortalidade com a aspirina em relação ao placebo. Houve apenas redução de IAM não fatal.

No tocante às estatinas, a Tabela 1 do Capítulo 11 fala por si só. Apenas os estudos 4S [31] e LIPID [32] mostraram redução de morte com as estatinas em pacientes com DAC crônica, sendo que ambos os estudos apresentam graves problemas metodológicos (estudos truncados, alto número de pacientes que descontinuaram a medicação, redução de risco absoluto de morte baixo, com pouco impacto clínico). Uma metanálise recente [33] sugeriu que o adiamento da morte naqueles que fizeram uso de estatinas para prevenção secundária é de apenas 4 dias. Para prevenção primária, de 3 dias apenas. Tanto o estudo 4S como o LIPID aumentaram a sobrevida global em cerca de 5 a 6 anos em apenas 3% em termos absolutos.

Os estudos EUROPA [34] e PEACE [35], por sua vez, avaliaram os efeitos dos IECAs (perindopril e trandolapril, respectivamente) em pacientes com DAC estável. Novamente, estes estudos não mostraram benefícios da medicação sobre mortalidade quando comparado com placebo. Apenas o estudo EUROPA mostrou uma redução estatisticamente significativa, mas clinicamente pouco relevante de IAM não fatal (p=0,001; RRA = 1,4%). O estudo PEACE não mostrou esse benefício.

Agora, vamos analisar as diferentes estratégias de tratamento para DAC crônica e o impacto delas sobre a mortalidade da doença ao longo desses últimos 30 anos.

Uma análise mais atenta dos ensaios clínicos randomizados que avaliaram as 3 estratégias de tratamento em pacientes com DAC crônica, a grande maioria deles com DAC multiarterial, mostra que a taxa de mortalidade ao longo desses últimos 40 anos manteve-se estável (Tabela 1). Pasmem!!! Quarenta anos de evolução da medicina, e nenhuma alteração nas taxas de mortalidade da doença. Obviamente, não estamos considerando nesta análise pacientes com lesão de tronco de coronária esquerda.

A taxa de mortalidade dos pacientes mantidos em tratamento clínico, independentemente do grau de obstrução coronariana, no estudo CASS, publicado em 1983, foi de apenas 1,6% ao ano, sem diferença em relação ao grupo submetido à cirurgia de revascularização do miocárdio. Nos pacientes exclusivamente com DAC triarterial, a taxa de mortalidade anual no grupo tratamento clínico foi de 2,1%, novamente sem diferenças em relação ao grupo cirúrgico. Atente-se o leitor de que na época do estudo CASS, o tratamento clínico era composto apenas por nitratos, betabloqueadores e bloqueadores dos canais de cálcio.

Vinte e quatro anos se passaram e podemos verificar que a taxa de morte em pacientes com DAC triarterial estável mantidos em tratamento clínico no estudo MASS II foi de apenas 3,24% ao ano, sem diferenças em relação ao grupo cirúrgico, e muito próxima àquela verificada no estudo CASS. Portanto, mesmo com o surgimento das estatinas, aspirina, tienopiridínicos, IECA e BRA, e o desenvolvimento da cirurgia e dos stents modernos, a taxa de morte não mudou ao longo das últimas décadas. Incrível, não? Observem a Tabela 1 e tirem as suas conclusões.

Estudo	Ano	Seguimento	Grupo clínico	Mortalidade anual no grupo clínico (%)	Mortalidade anual no grupo ICP (%)	Mortalidade anual no grupo cirúrgico (%)
CASS [34]	1983	5 anos	Nitratos Betabloqueadores Bloqueadores dos canais de cálcio	1,6	NA	1,1
CABRI [35]	1995	1 ano	Nitratos Betabloqueadores Bloqueadores dos canais de cálcio Aspirina	NA	3,9	2,7
BARI [36]	1996	5,4 anos	Nitratos Betabloqueadores Bloqueadores dos canais de cálcio Aspirina Estatina	NA	2,6	2,2
ARTS [37]	2001	1 ano	Nitratos Betabloqueadores Bloqueadores dos canais de cálcio Aspirina Estatina	NA	2,5	2,8
MASS II [38]	2007	5 anos	Nitratos Betabloqueadores Bloqueadores dos canais de cálcio Aspirina Estatina	3,24	3,1	2,56

Estudo	Ano	Seguimento	Grupo clínico	Mortalidade anual no grupo clínico (%)	Mortalidade anual no grupo ICP (%)	Mortalidade anual no grupo cirúrgico (%)
COURAGE [39]	2007	4,6 anos	Nitratos Betabloqueadores Bloqueadores dos canais de cálcio Aspirina Clopidogrel Estatina	1,6	1,8	NA
BARI 2D [40]	2009	5,3 anos	Nitratos Betabloqueadores Bloqueadores dos canais de cálcio Aspirina Clopidogrel Estatina	2,3	2,04	2,56
FREEDOM [41]	2012	3,8 anos	Nitratos Betabloqueadores Bloqueadores dos canais de cálcio Aspirina Clopidogrel Estatina	NA	4,29	2,87
SYNTAX [42]	2013	5 anos	Nitratos Betabloqueadores Bloqueadores dos canais de cálcio Aspirina Clopidogrel Estatina	NA	2,78	2,28
FAME II [43]	2018	5 anos	Nitratos Betabloqueadores Bloqueadores dos canais de cálcio Aspirina Clopidogrel Estatina	1,04	1,02	NA

Estudo	Ano	Seguimento	Grupo clínico	Mortalidade anual no grupo clínico (%)	Mortalidade anual no grupo ICP (%)	Mortalidade anual no grupo cirúrgico (%)
ISCHEMIA [44]	2020	5 anos	Nitratos	1,65	*	*
			Betabloqueadores			
			Bloqueadores dos canais de cálcio			
			Aspirina			
			Clopidogrel			
			Estatina			

Tabela 1 *Evolução da mortalidade ao longo do tempo de acordo com a estratégia de tratamento da DAC crônica. NA = não aplicado; ICP = intervenção coronariana percutânea. * tratamento invasivo (cirurgia ou ICP = 1,8% ao ano).*

Portanto, ao contrário do que dizem as diretrizes, as mais claras indicações para revascularização do miocárdio em pacientes com DAC estável, independentemente do número de artérias comprometidas, da presença de isquemia e da carga isquêmica, do grau de obstrução das artérias e, finalmente, independentemente de haver lesão em ADA proximal, são:

1. Pacientes com sintomas refratários ao tratamento clínico;

2. Pacientes com DAC e disfunção ventricular esquerda atribuível à isquemia crônica (neste caso, a presença de sintomas anginosos, isquemia moderada a extensa e viabilidade miocárdica podem ajudar a diferenciar um miocárdio isquêmico de um miocárdio fibrótico).

Um adendo em relação à estratégia de tratamento de pacientes com lesão em ADA proximal, muito comentado nas diretrizes. O único ensaio clínico randomizado que avaliou exclusivamente pacientes com DAC uniarterial com lesão em ADA proximal foi o MASS I [47]. O estudo randomizou 214 pacientes para tratamento clínico (à época composto por aspirina, nitratos, betabloqueadores e bloqueadores dos canais de cálcio), angioplastia com balão e cirurgia de revascularização do miocárdio. Cerca de 85% dos pacientes tinham prova isquêmica positiva. O estudo não mostrou diferenças entre as 3 estratégias de tratamento quanto à ocorrência de morte ou IAM ao longo de 3 anos de seguimento. O grupo cirúrgico apresentou maior sobrevida livre de angina. Não houve nenhuma morte no grupo submetido ao tratamento clínico isoladamente e houve apenas

1 morte nos grupos percutâneo e cirúrgico. Portanto, ao que parece, a presença de lesão crônica em ADA proximal não parece conferir grandes riscos aos pacientes, contrariamente ao que dizem as diretrizes médicas.

13.2. O que dizem as diretrizes sobre o manejo de pacientes com DAC crônica

A diretriz europeia, em sua recente versão [48], na página 102, recomenda a revascularização miocárdica, seja percutânea ou cirúrgica, nas seguintes situações (Tabela 2):

Objetivo	Recomendações de revascularização	Classe	Nível
Para prognóstico	TCE > 50% [68-71]	I	A
	ADA proximal> 50% [62,68,70,72]	I	A
	2 ou 3 vasos > 50% com FEVE < 35% [61,62,68,70,73-83]	I	A
	Grande área de isquemia (> 10%) ou FFR alterada [24,59,84-90]	I	A
	Artéria coronária remanescente única com estenose> 50%.	I	C
Para sintomas	Estenose significativa na presença de angina ou equivalente anginososo refratário ao tratamento clínico	I	A

Tabela 2 Recomendações de revascularização coronariana de acordo com a diretriz europeia. TCE = tronco de coronária esquerda; ADA = artéria descendente anterior; FEVE = fração de ejeção do ventrículo esquerdo; FFR = reserva de fluxo fracionada.

Vamos agora analisar apenas as evidências ditas como nível A ou B de recomendação pelas diretrizes que, em teoria, seriam evidências de inequívoca qualidade.

A referência 24 [49] é uma metanálise baseada em estudos e pacientes individuais. O estudo mostra que para FFR mais baixas o grupo angioplastia apresentou menores taxas de desfechos compostos do que o grupo tratamento clínico apenas. No entanto, o estudo não mostra benefício desta estratégia em relação à redução de morte cardíaca. Além disso, o tempo de seguimento foi muito curto em se tratando de DAC crônica (apenas 16 meses para a metanálise baseada em estudos clínicos e 14 meses, para aquela baseada em pacientes individuais); a grande maioria dos dados da metanálise vieram de estudos observacionais, não randomizados, com definições diferentes para cada componente do desfecho primário (infarto do miocárdio, revascularização da lesão alvo e do vaso alvo); as técnicas de angioplastia abrangeram todo o espectro, desde a angioplastia com balão até os mais recentes stents farmacológicos; conforme demonstrado pelo ultrassom intravascular, um número significativo de eventos subsequentes não ocorreu na estenose coronariana de interesse (aquela inicialmente angioplastada, mas em outras localizações seja na mesma coronária ou em outra coronária).

A referência 59 [41] é o estudo COURAGE, um ensaio clínico randomizado, controlado, multicêntrico. Em teoria, uma forte evidência. O estudo, no entanto, não mostrou qualquer benefício da angioplastia sobre o tratamento clínico em pacientes com DAC estável. Não houve diferença na taxa de morte por qualquer causa ou IAM, ao longo do seguimento de 4,6 anos. Portanto, não dá para entender porque esta referência está sendo usada para indicar angioplastia na presença de grande área de isquemia (> 10%) ou FFR alterada.

A referência 61 [42] é o estudo BARI 2D. Este estudo comparou tratamento clínico versus revascularização (angioplastia ou cirurgia) em pacientes com DAC estável e diabetes tipo 2. Esta referência foi usada para justificar a indicação de revascularização em pacientes com DAC multiarterial e disfunção de ventrículo esquerdo. Mas o estudo BARI 2D não incluiu pacientes com disfunção de ventrículo esquerdo. Como explicar isso?

A referência 62 [50] é o estudo MASS II, um ensaio clínico randomizado, controlado, unicêntrico. Este estudo mostrou que ao longo de 10 anos de seguimento, a revascularização do miocárdio (seja cirúrgica seja percutânea) não foi superior ao tratamento clínico para reduzir mortalidade por todas as causas em pacientes com DAC estável e FEVE preservada. Houve redução de morte cardíaca com a cirurgia, mas não com a angioplastia, em relação ao tratamento clínico. Todavia, importante que se diga, o desfecho morte (geral e cardíaca) era um desfecho secundário. Portanto, o estudo não foi desenhado para responder a esta pergunta. Além disso, esta referência foi usada para justificar revascularização em pacientes com DAC multiarterial e disfunção ventricular esquerda. Mas o estudo MASS II só incluiu pacientes com função cardíaca normal. Disfunção ventricular esquerda foi um critério de exclusão.

A referência 68 [51] é uma revisão sistemática de 7 ensaios clínicos randomizados e mostra nitidamente que a curva de sobrevida entre aqueles submetidos à cirurgia e aqueles submetidos à tratamento clínico isolado, ao longo do seguimento de mais de 10 anos, são sobreponíveis (Figura 1), embora tenha sido encontrado uma diferença estatisticamente significativa (p=0,03). Mas é evidente que a diferença estatística não se traduz em benefício clínico. Portanto, a evidência usada pela diretriz para justificar a cirurgia de revascularização do miocárdio em pacientes com DAC estável para melhorar o prognóstico não está correta.

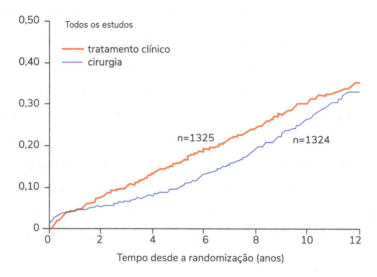

Figura 1 Curva de sobrevida em pacientes submetidos à cirurgia e tratamento clínico. Adaptado de Yusuf et al [51].

A referência 70 [52] é um estudo de coorte retrospectivo. Portanto, não é um estudo controlado, randomizado. O grande problema deste estudo é que há de tudo nele. Há pacientes com disfunção ventricular esquerda e função de ventrículo esquerdo normal, pacientes dialíticos e com função renal normal, pacientes com DAC aguda e crônica. Ou seja, uma salada de pacientes. Obviamente, nesses casos, as amostras não são comparáveis. O baseline do estudo mostra bem isso. Por exemplo, o grupo angioplastia tinha mais pacientes agudos do que os grupos tratamento clínico e cirurgia. O grupo tratamento clínico tinha mais pacientes com cirurgia cardíaca prévia e assim por diante. Portanto, uma evidência ruim para entrar numa diretriz sobre tratamento da DAC crônica. O mesmo estudo é usado como referência para justificar a indicação de revascularização em pacientes com disfunção ventricular esquerda e lesão em ADA proximal. Porém, esta foi uma análise de subgrupo. E análises de subgrupos são apenas geradoras de hipóteses. Não deveriam ser usadas como evidência em uma diretriz para recomendação de alguma intervenção. Para piorar a coisa, o estudo não mostra benefício da revascularização em pacientes com DAC estável e FEVE reduzida, ao longo do seguimento de 10 anos.

A referência 71 [53] não é uma evidência. É apenas uma análise descritiva de alguns estudos clínicos que avaliaram as estratégias de revascularização em pacientes com lesão de tronco de coronária esquerda. O que esta referência está fazendo aqui?

A referência 72 [54] também é um estudo de coorte retrospectivo. Portanto, o estudo também não foi desenhado para avaliar os efeitos do tratamento (clínico, cirurgia versus angioplastia) a longo prazo. O baseline mostra isso. A amostra não é nada homogênea. Os grupos não são comparáveis. Inclui pacientes com e sem disfunção de ventrículo esquerdo, com e sem doença renal, com necessidade de cateterismo de urgência. Portanto, novamente, não é uma boa evidência clínica.

A referência 73 [55] comparou cirurgia versus angioplastia com stent farmacológico em pacientes com DAC multiarterial estável. É um estudo retrospectivo, baseado na análise de 2 bancos de dados. Uma evidência, portanto, ruim. Embora os autores tenham concluído que a cirurgia reduz a morte nessa população de pacientes, a RRA foi de apenas 1,3% com cirurgia em relação a angioplastia em pacientes com DAC triarterial. Em pacientes com DAC biarterial, a RRA de morte foi de apenas 1,4% para cirurgia em relação à angioplastia. O leitor ao interpretar a diretriz, certamente chegaria à conclusão de que este estudo não o ajuda a indicar um tratamento invasivo ao seu paciente, ainda mais porque esta evidência está sendo usada para justificar a intervenção em pacientes com disfunção ventricular esquerda e o estudo praticamente não contempla pacientes com disfunção (77% dos pacientes do braço cirurgia e 84% do braço angioplastia tinham FEVE normal).

A referência 74 [56] é um estudo de coorte retrospectivo. Portanto, o estudo também não foi desenhado para avaliar os efeitos do tratamento (clínico versus angioplastia) a longo prazo. O baseline mostra isso. A amostra não é homogênea. Os grupos não são comparáveis. Além disso, cerca de 60% dos pacientes eram uniarteriais. Embora os autores tenham concluído que o grupo angioplastia teve menos morte do que o grupo tratamento clínico, o que é questionável pelo desenho do estudo, a diferença estatística não se traduz em grande diferença clínica (RRA de 1,07% ao ano para angioplastia com NNT de 93). Além disso, soa estranho um estudo com grande parte de pacientes uniarteriais mostrar uma taxa de morte no grupo angioplastia é superior ao grupo clínico. Não é o que o estudo COURAGE mostrou. É de conhecimento de todos que pacientes uniarteriais têm excelente prognóstico independente do tipo de tratamento realizado.

A referência 75 [57] é uma análise do registro CASS com 1484 pacientes com lesão de TCE (≥50%) submetidos a tratamento clínico exclusivo ou cirurgia de revascularização do miocárdio. Com 15 anos de seguimento, esta análise do registro CASS mostrou que a cirurgia de revascularização miocárdica prolonga a vida dos pacientes com lesão de TCE na maioria dos subgrupos clínicos e angiográficos avaliados. A sobrevida mediana no grupo cirúrgico foi de 13,3 anos (IC 95% 12,8 a 13,8 anos) em comparação com apenas 6,6 anos (IC 95% 5,4 a 7,9 anos) no grupo tratamento clínico (diferença de 6,7 anos; p<0,0001) No entanto, a sobrevida mediana não foi prolongada pela cirurgia de revascularização miocárdica em pacientes com função sistólica normal do ventrículo esquerdo, mesmo na presença de uma estenose significativa da artéria coronária direita (≥70%) e naqueles com estenose de TCE de 50% a 59%. Portanto, trata-se de uma boa evidência para ser incorporada à diretriz.

A referência 76 [58] é uma subanálise do estudo BARI 2D. Subanálises são geradoras de hipóteses. As limitações das subanálises são bem estabelecidas: falsos positivos devido a múltiplas comparações, falsos negativos devido a poder inadequado e capacidade limitada de informar decisões individuais de tratamento, pois os pacientes têm múltiplas características que variam simultaneamente. Portanto, trabalhos como este não deveriam compor o corpo de evidências de uma diretriz.

A referência 77 [59] é uma subanálise do estudo CASS. Portanto, é uma evidência muito fraca. Subanálises são geradoras de hipóteses e, como dissemos, apresentam muitas limitações metodológicas, especialmente baixo poder estatístico. Portanto, não deveriam compor o corpo de evidências de uma diretriz. Os próprios autores, muito corretamente, concluem que a cirurgia "parece" melhorar a sobrevida de pacientes com DAC multiarterial e FEVE < 50%.

A referência 78 [58] é de um estudo muito polêmico chamado STICH. O estudo não encontrou diferenças em relação ao desfecho primário (morte por todas as causas) entre a cirurgia e o tratamento medicamentoso isolado, em pacientes com DAC estável e FEVE <35%. Portanto, o estudo foi negativo. E o que poderia explicar tal fato? A análise cuidadosa do estudo permite-nos inferir algumas causas. A grande maioria dos pacientes não apresentava angina ou apresentava angina CCS 1 (ou seja, provavelmente não eram isquêmicos). Não há descrição de dados objetivos de isquemia (cintilografia miocárdica, eco estresse ou teste ergométrico). A dúvida que fica é: miocárdio isquêmico ou miocárdio fibrótico foi revascularizado? Isso poderia justificar, em parte, os resultados encontrados. Outro dado interessante é a taxa de crossover. Embora os autores afirmem que uma taxa de crossover de até 20% da terapia medicamentosa para o tratamento cirúrgico não reduza o poder do estudo, a taxa de crossover do estudo (17%) foi sim alta demais. Infelizmente, um estudo importante, porém, mal planejado, com sérios problemas metodológicos.

A referência 79 [61] comparou 2 estratégias de tratamento invasivo (angioplastia versus cirurgia) em pacientes com DAC. Trata-se de um estudo retrospectivo, baseado numa análise de um banco de dados. Portanto, trata-se de uma evidência de baixa qualidade.

268 | FUNDAMENTAÇÃO DA CRÍTICA AO MÉTODO CIENTÍFICO APLICADO À PESQUISA CLÍNICA

A referência 80 [62] é uma revisão de estudos de coorte e série de casos que avaliaram a cirurgia de revascularização do miocárdio e o tratamento clínico em pacientes com DAC e disfunção de ventrículo esquerdo moderada a grave. São estudos antigos, executados numa época em que o arsenal medicamentoso para o tratamento da insuficiência cardíaca era bastante limitado. Portanto, uma evidência questionável para o momento atual. Além disso, os estudos selecionados para análise eram de qualidade muito ruim.

A referência 81 [63] é o estudo STICH com seguimento de longo prazo. Como já discutido anteriormente, o estudo em questão apresenta uma série de limitações metodológicas que comprometem as suas conclusões.

A evidência 82 [64] é uma subanálise do estudo STICH. Como dissemos anteriormente, subanálises são geradoras de hipóteses, não apresentam poder estatístico adequado e, portanto, não deveriam compor o corpo de evidências de uma diretriz.

A referência 83 [65] incorre no mesmo problema. Trata-se de outra subanálise do estudo STICH.

A referência 84 [66] é um dos estudos de Hachamovitch e colaboradores que norteiam as atuais diretrizes sobre indicação de revascularização miocárdica em pacientes com isquemia moderada a importante, ou seja, >10% de área isquêmica pelo teste de perfusão de estresse. No entanto, a análise cuidadosa deste estudo demonstra uma série de imperfeições metodológicas, a saber: 1) Primeiramente, o estudo é observacional. E com base nisso, podemos ver pela tabela 1 que há um desbalanço entre as amostras (>12000 pacientes em tratamento clínico versus apenas 1226 pacientes submetidos à revascularização precoce). Como resultado, as amostras são heterogêneas e não comparáveis; 2) Ainda ao analisar a tabela 1 do estudo, não temos informações sobre a anatomia coronariana desses pacientes, nem porque esses pacientes foram submetidos ao estudo cintilográfico e muito menos porque a cirurgia foi indicada. Vejam os senhores que muitos dos pacientes não tinham angina (que ele classificou como angina atípica – ou é ou não é angina!), muitos deles tinham baixa probabilidade pré-teste de DAC e sequer havia isquemia no teste de perfusão. Portanto, podemos questionar se muitos desses pacientes realmente eram coronarianos. Em estudos observacionais usualmente não é possível fazer alocação aleatória dos indivíduos em grupos (intervenção ou controle) e, como consequência, as distribuições de probabilidade de algumas variáveis preditoras podem ser diferentes entre os grupos. Nestas situações, os pesquisadores utilizam métodos de análise que permitam controlar o potencial confundimento na associação entre os fatores e o desfecho. Os escores de propensão podem ser usados para ajustar o efeito de um tratamento ou intervenção através de pareamento, estratificação, ponderação ou como uma variável de ajuste. Foi o que os autores fizeram (um puxadinho estatístico para homogeneizar a amostra). Baseado nisso, os autores concluíram que o aumento na quantidade de isquemia foi associado com aumento na probabilidade de revascularização, com aumentos muito acentuados entre 0 a 10-12,5% de miocárdio isquêmico. Trata-se de uma evidência metodologicamente esdrúxula, que até hoje norteia a conduta da maioria dos cardiologistas e integra todas as diretrizes sobre revascularização do miocárdio em pacientes com DAC.

A referência 85 [67] é um estudo piloto. Portanto, trata-se de um estudo sem poder estatístico para detectar diferenças nos desfechos clínicos entre os grupos comparados. Os autores concluem que a revascularização do miocárdio foi associada a menor ocorrência de mortes do que os grupos mantidos em tratamento clínico (seja tratamento clínico guiado por angina seja tratamento clínico guiado por isquemia). Mas uma observação mais atenta do leitor mostra a falta de poder do estudo. Houve apenas 22 mortes no seguimento de 2 anos, sendo 12 no grupo tratamento clínico guiado por angina, 8 no grupo tratamento clínico guiado por isquemia e 2 no grupo revascularização. Ou seja, um número extremamente baixo. Embora tenha havido uma diferença estatisticamente significativa (apenas entre os grupos tratamento clínico guiado por angina e revascularização), houve uma baixa taxa de eventos para permitir uma acurada medida de seu efeito (os intervalos de confiança foram muito amplos).

A referência 86 [68] é uma subanálise do estudo COURAGE. E como já dissemos, subanálises são geradoras de hipóteses, carregadas de vieses e sem poder estatístico. A amostra original do estudo COURAGE (2287 pacientes) foi reduzida para apenas 314 pacientes nesta subanálise. Os próprios autores admitem suas limitações importantes: "O teste de isquemia não foi obrigatório no protocolo principal do estudo e, como tal, as comparações de tratamento podem ser o resultado de viés de seleção. Este subestudo não foi estatisticamente desenvolvido para examinar diferenças no prognóstico a longo prazo. Embora quando retirados do contexto, os resultados do subestudo sugerem que indivíduos randomizados para angioplastia + tratamento clínico apresentam menor risco de morte ou IAM do que aqueles randomizados para tratamento clínico isoladamente, sabemos que isso não foi encontrado nos principais resultados do estudo COURAGE. Isso sugere que a amostra deste subestudo não randomizado é selecionada e se desvia da população geral de COURAGE". Dito isso, pelos próprios autores do trabalho, pergunto a você por que esta referência foi usada para recomendar revascularização do miocárdio?

A referência 87 [69] é um clássico estudo com graves problemas metodológicos. É outro estudo de Hachamocitch, que norteia as atuais diretrizes sobre indicação de revascularização miocárdica em pacientes com isquemia moderada a importante, ou seja, > 10% de área isquêmica pelo teste de perfusão de estresse. No entanto, a análise cuidadosa deste estudo demonstra uma série de imperfeições metodológicas, a saber: 1) Primeiramente, o estudo é observacional. E com base nisso, podemos ver pela tabela 1 que temos um desbalanço entre as amostras (> 9000 pacientes no grupo tratamento clínico e apenas 671 pacientes no grupo cirurgia de revascularização do miocárdio). Como resultado, as amostras são heterogêneas e não comparáveis; 2) Ainda ao analisar a tabela 1 do estudo, não temos informações sobre a anatomia coronariana desses pacientes, nem porque esses pacientes foram submetidos ao estudo cintilográfico e muito menos porque a cirurgia foi indicada. Muitos dos pacientes não tinham angina (apenas 38%), muitos deles tinham baixa probabilidade pré-teste de DAC e sequer havia isquemia no teste de perfusão. Portanto, podemos questionar se esses pacientes realmente eram coronarianos; 3) O autor concluiu que à medida que a porcentagem de área isquêmica aumenta, a mortalidade dos pacientes mantidos em tratamento clínico aumenta. Ora, essa é uma análise sem sentido, pois, se observarmos o gráfico do estudo podemos interpretar que a mortalidade dos pacientes submetidos à revascularização precoce sem isquemia foi maior do que nos pacientes mantidos em tratamento clínico (as primeiras 2 colunas da Figura 2). E como justificar que um paciente menos grave (sem isquemia) morre mais do que um paciente mais grave (>20% de isquemia) quando submetidos à revascularização precoce (a primeira e a última coluna em branco da Figura 20)? Dada a heterogeneidade da amostra, os autores novamente aplicaram um escore de propensão. Baseado nisso, os autores concluíram que o aumento na quantidade de isquemia foi associado com aumento na probabilidade de revascularização, com aumentos muito acentuados entre 0 a 10-12,5% de miocárdio isquêmico, conforme mostrado na Figura 3. É com base nessa conclusão que as diretrizes atuais consideram uma porcentagem de área isquêmica >10% como critério de alto risco a ser considerado na indicação de uma revascularização. Uma evidência de baixíssima qualidade, com graves problemas metodológicos.

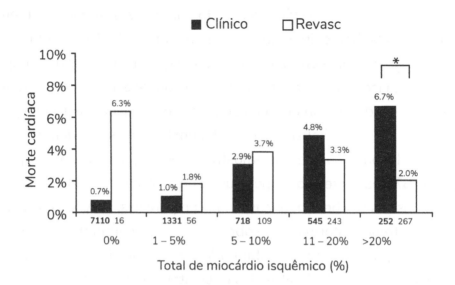

Figura 2 Taxas de mortalidade cardíaca observadas ao longo do período de seguimento em pacientes submetidos a revascularização versus terapia médica em função da quantidade de isquemia induzível. Adaptado de Hachamovitch et al [69].

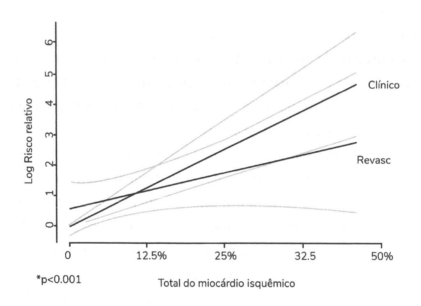

Figura 3 Razão de risco para revascularização versus terapia médica em função da % isquemia do miocárdio com base no modelo final de riscos proporcionais de Cox. Adaptado de Hachamovitch et al [69].

A referência 88 [70] é uma metanálise de apenas 3 artigos. De um total de 630 artigos, 627 foram excluídos. Os artigos selecionados foram a subanálise do COURAGE [66], previamente descrita, e que apresenta sérias limitações; o estudo FAME 2 [71] que teve apenas 7 meses de seguimento (tempo de seguimento extremamente baixo para avaliação de desfechos em DAC crônica). O estudo FAME 2 randomizou pacientes com DAC estável para angioplastia guiada por FFR mais tratamento clínico otimizado versus tratamento clínico otimizado apenas. Apenas pacientes com lesões coronarianas fisiologicamente significativas, definidos como FFR ≤0,80, foram randomizados. A angioplastia guiada por FFR produziu uma redução de risco absoluto do objetivo primário de apenas 8%, impulsionada principalmente por uma redução nas revascularizações urgentes. Digno de nota é que este é considerado um estudo truncado, ou seja, interrompido precocemente. E, portanto, os resultados encontrados podem ser decorrentes do erro tipo I, ou seja, por acaso. Além disso, é importante notar que não houve redução de desfechos duros, como morte por todas as causas, morte cardíaca e mesmo IAM com a estratégia de angioplastia guiada pela FFR. Portanto, as conclusões do estudo FAME 2 não são diferentes das conclusões do estudo COURAGE; e o estudo SWISSI II [72], randomizado, controlado, porém, pequeno (com apenas 201 pacientes). Os autores estabeleceram o cálculo do tamanho da amostra com base em dados estranhos. O estudo teria um poder de 80% considerando a incidência do desfecho primário (morte cardíaca, IAM não fatal ou revascularização guiada por sintomas) de 30% no grupo tratamento clínico e 10% no grupo angioplastia ao longo de 2 anos de seguimento (os autores não informam de onde eles tiraram estas taxas de eventos tão altas – não é o que vemos nos outros ensaios clínicos nem na prática clínica). No estudo, as taxas encontradas pelo estudo foram extremamente mais baixas do que isso: 9% no grupo tratamento clínico e 3% no grupo angioplastia. Portanto, podemos concluir que o estudo em questão não tem poder suficiente para encontrar diferenças em desfechos clínicos entre os 2 grupos de comparação. Portanto, temos aí uma metanálise de 3 estudos com graves problemas metodológicos. O resultado da metanálise? É irrelevante diante desses fatos.

A referência 89 [73] é uma metanálise de apenas 5 ensaios clínicos. De um total de 2235 artigos, 2230 foram excluídos. Os estudos incluídos foram MASS II, FAME II, BARI 2D, COURAGE e de Hambrecht et al. Interessante que esta metanálise mostrou que em pacientes com DAC estável e isquemia documentada, angioplastia não foi associada com redução de morte, IAM não fatal ou revascularização adicional quando comparada ao tratamento clínico isoladamente. No entanto, ela é usada pela diretriz para recomendar revascularização.

Por fim, a referência 90 [74] é um estudo clínico randomizado que comparou angioplastia versus tratamento clínico em pacientes com DAC crônica e isquemia documentada. O estudo não mostrou diferença de mortalidade entre as estratégias. Em relação ao desfecho primário (morte, síndrome coronariana aguda, AVC e hospitalização) a diferença foi estatisticamente marginal (RR=0,664 [IC 95% 0,446-0,981]), porém, clinicamente não relevante. Esta referência certamente não nos faria indicar um tratamento percutâneo para um paciente com as mesmas características da população do estudo.

Em relação à recomendação de indicar revascularização coronariana para "Artéria coronária remanescente única com estenose >50%" para melhora de prognóstico, não há nenhuma evidência fornecida pela diretriz que justifique tal recomendação, sendo uma mera opinião de especialista.

E por fim, não entrarei na discussão sobre a recomendação de revascularização de "estenose significativa na presença de angina ou equivalente anginososo refratário ao tratamento clínico" para melhora de sintomas, pois ela é óbvia demais.

Pois bem, como o leitor percebe a maioria esmagadora das recomendações de revascularização miocárdica para pacientes com DAC estável é baseada em estudos com graves problemas metodológicos ou estudos que não se adequam à recomendação fornecida.

Como mostrou Fanaroff [2], apenas 14,2% das recomendações da Sociedade Europeia de Cardiologia foram classificadas como nível de evidência A e 54,8%, como nível de evidência C. E o que dizer de algumas dessas recomendações nível A? Esta é a verdadeira medicina baseada (s)em evidências.

Vamos agora discutir a diretriz americana sobre o mesmo assunto. Imagina o que encontraremos?

A diretriz americana, em sua recente versão [73], na página e107, recomenda a revascularização miocárdica, seja percutânea ou cirúrgica, nas seguintes situações (Tabela 3):

Objetivo	Recomendações de revascularização	Classe	Nível
Para prognóstico	Cirurgia para lesão de TCE [73,381,412,959-962]	I	B
	ICP para lesão de TCE [949,953,955,958,963-980] - Condições anatômicas associadas a um baixo risco de complicações da ICP e uma alta probabilidade de bom resultado em longo prazo (por exemplo, SYNTAX < 22, TCE ostial ou corpo) - Características clínicas que preveem um risco significativamente aumentado de resultados cirúrgicos adversos (por exemplo, STS score > 5%)	IIa	B
	Cirurgia para DAC triarterial com ou sem ADA proximal [353,412,959,985-987]	I	B
	ICP para DAC triarterial com ou sem ADA proximal [366,959,980,985,987]	IIb	B
	Cirurgia para DAC biarterial com ADA proximal [353,412,959,985-987]	I	B
	ICP para DAC biarterial com ADA proximal [366,959,985,987]	IIb	B
	Cirurgia para DAC e FEVE 35-50% [365,412,999-1002]	IIa	B
	Cirurgia para DAC e FEVE < 35% [355,365,412,999-1002]	IIb	B
	ICP para DAC FEVE reduzida		NA
	Cirurgia para sobreviventes de morte súbita com TV secundária à isquemia [350,1003,1004]	I	B
	ICP para sobreviventes de morte súbita com TV secundária à isquemia [1003]	I	C
	CRM ou ICP na ausência de critérios anatômicos ou fisiológicos para revascularização [306,327,412,985,990,995-998]	III	B
Para sintomas	Cirurgia ou ICP na presença de 1 ou mais estenoses significativas passíveis de revascularização e refratário ao tratamento clínico otimizado [366,407,1012-1020]	I	A

Tabela 3 Recomendações de revascularização coronariana de acordo com a diretriz americana. ICP = intervenção coronariana percutânea; CRM = cirurgia de revascularização do miocárdio; TCE = tronco de coronária esquerda; ADA = artéria descendente anterior; DAC = doença arterial coronariana; TV = taquicardia ventricular; FEVE = fração de ejeção de ventrículo esquerdo.

A referência 73 [76] é uma subanálise do estudo CASS. Os autores apenas avaliaram a prevalência de DAC multiarterial ou lesão em TCE em homens e mulheres de acordo com as características da dor torácica e a idade. Portanto, não é uma análise de intervenção e não serve como recomendação para tratamento cirúrgico em pacientes com lesão de TCE.

A referência 327 [69] é extremamente problemática e nós já a discutimos (referência 87 da diretriz europeia). Uma evidência muito fraca e problemática.

A referência 353 [77] é uma análise do registro CASS com pacientes com DAC triarterial e angina grave (CCS III ou IV) submetidos a tratamento clínico (N=679) ou cirúrgico (N=1921). Trata-se de um estudo não randomizado que mostrou que nos pacientes com disfunção ventricular esquerda mais grave (escore de movimento da parede ventricular esquerda de 16 a 30), a taxa de sobrevida em 6 anos foi de 63% para pacientes tratados cirurgicamente e 30% para pacientes tratados clinicamente (p<0,0001). A sobrevida em 6 anos dos pacientes com função ventricular normal tratados com cirurgia foi de 90%, enquando que nos pacientes tratados clinicamente foi de 78% (p<0,0001). Entre esses pacientes, a taxa de sobrevida foi significativamente melhor após o tratamento cirúrgico do que somente após o tratamento clínico, se duas ou três estenoses proximais estavam presentes. Se nenhuma lesão proximal estivesse presente, 84% dos pacientes tratados cirurgicamente e 67% dos pacientes tratados clinicamente estavam vivos aos 6 anos (p<0,0001). Apesar dos resultados encontrados (melhor sobrevida em pacientes tratados cirurgicamente com lesões coronarianas proximais ou disfunção de ventrículo esquerdo), trata-se de um estudo não randomizado, não controlado e sujeito a vieses.

A referência 365 [78] é uma subanálise do estudo CASS com 420 pacientes tratados clinicamente e 231 cirurgicamente que apresentavam disfunção ventricular esquerda grave (FEVE <36% e movimento acentuadamente anormal da parede ventricular). Comparados com os pacientes tratados clinicamente, aqueles tratados cirurgicamente apresentavam angina mais grave (56,7% vs 29,0% CCS III ou IV; p<0,001), menos insuficiência cardíaca como sintoma predominante (1,1% vs 18,8%; p<0,003), doença coronariana mais grave (66,7% vs 50,2% com DAC triarterial; p<0,001), maior concentração de lesões no tronco da coronária esquerda com >70% (12,6% vs 3,8%: p<0,001) e uma maior extensão de miocárdio comprometido (p<0,001). Portanto, como toda subanálise, as amostras são muito discrepantes e não comparáveis. A análise de regressão multivariada, que ajustou às covariáveis acima, mostrou que o tratamento cirúrgico prolongou a sobrevida (p<0,05). O benefício do tratamento cirúrgico foi mais aparente para pacientes com FEVE <26% (sobrevida em 5 anos de 43% com tratamento médico versus 63% com cirurgia). Pacientes tratados cirurgicamente apresentaram benefício sintomático substancial em comparação com pacientes tratados clinicamente, se os sintomas apresentados fossem predominantemente angina; no entanto, não houve alívio dos sintomas causados principalmente pela insuficiência cardíaca. Os autores concluíram que pacientes com sintomas predominantemente isquêmicos (angina), apesar da função ventricular esquerda comprometida, se beneficiam da cirurgia. Esse estudo é apenas um gerador de hipóteses e não é conclusivo. Todavia, este estudo sugere que pacientes sintomáticos, com disfunção ventricular esquerda e isquemia miocárdica ou lesão de TCE são aqueles que realmente se beneficiam da cirurgia.

A referência 366 [41] é o estudo COURAGE, randomizado, controlado, multicêntrico. Este estudo comparou angioplastia versus tratamento clínico em pacientes com DAC estável. A maioria dos pacientes no braço angioplastia recebeu stent convencional. Após um seguimento de 4,6 anos, o estudo não demonstrou diferenças significativas entre as duas estratégias de tratamento para o desfecho primário de morte por qualquer causa e IAM não fatal. Portanto, utilizar esta evidência para recomendar angioplastia é no mínimo irônico (a diretriz, no entanto, coloca esta referência como classe de recomendação IIb para angioplastia de pacientes com DAC bi ou triarterial, o que é justo).

A referência 381 [57] é uma análise do registro CASS, já discutida previamente (referência 75 da diretriz europeia).

A referência 407 [79] é uma subanálise do estudo COURAGE que não mostrou melhora na qualidade de vida com a adição da angioplastia ao tratamento clínico otimizado. Esta evidência entra na diretriz para justificar a recomendação de angioplastia na presença de 1 ou mais estenoses significativas passíveis de revascularização e refratário ao tratamento clínico otimizado. Todavia, como o estudo não mostrou melhora na qualidade de vida dos pacientes submetidos ao tratamento percutâneo, é contraditório usar esta evidência para recomendar a angioplastia com o objetivo de melhorar a qualidade de vida de pacientes com angina.

A referência 412 [80] é uma revisão sistemática de pacientes individuais de 7 ensaios clínicos randomizados que compararam cirurgia de revascularização do miocárdio versus tratamento clínico em pacientes com DAC multiarterial e angina estável. Trata-se, portanto, de uma evidência robusta. No entanto, apenas 6,6% da amostra apresentava lesão TCE. Portanto, usar esta evidência para recomendar cirurgia em pacientes com lesão de TCE não é adequado.

A referência 949 [81], como o próprio estudo informa, é apenas um estudo observacional, gerador de hipótese (Lê-se em métodos: *"This observational hypothesis-generating* analysis reports..."). Trata-se de uma subanálise do estudo SYNTAX com pacientes com lesão de TCE isoladamente. Os autores concluíram que a angioplastia é tão eficaz e segura quanto a cirurgia neste subgrupo de pacientes ao longo de 1 ano de seguimento. Este estudo não deveria gerar uma recomendação numa diretriz. Ele é um gerador de hipótese apenas. Neste tipo de estudo, o pesquisador explora um conjunto de dados e, então, propõe uma hipótese que deve ser testada subsequentemente em um estudo. Assim, os estudos geradores de hipóteses diferem metodologicamente dos estudos confirmatórios. Uma hipótese gerada deve ser confirmada em um novo estudo. Um experimento geralmente é necessário para confirmação, pois um estudo observacional não pode fornecer resultados inequívocos. Por exemplo, viés de seleção e confusão podem ser evitados por randomização e cegamento em um ensaio clínico, mas não em um estudo observacional. Estudos confirmatórios, mas não estudos geradores de hipóteses, também requerem controle da inflação no risco de erro falso positivo causado pelo teste de múltiplas hipóteses nulas. O fenômeno é conhecido como efeito de significância de massa ou multiplicidade. Um método para corrigir o nível de significância para o efeito de multiplicidade foi desenvolvido pelo matemático italiano Carlo Emilio Bonferroni.

A referência 953 [82] avaliou o efeito das comorbidades dos pacientes na capacidade do escore SYNTAX em prever resultados em longo prazo em pacientes com lesão de TCE tratados por revascularização (angioplastia ou cirurgia). Dos 328 pacientes analisados, 120 foram submetidos à angioplastia (seguimento médio de 973 dias) e 208 foram submetidos à cirurgia de revascularização do miocárdio (seguimento médio de 1298 dias). Tanto a anatomia coronariana (escore SYNTAX) quanto as comorbidades previram resultados em longo prazo para angioplastia em pacientes com lesão de TCE. Por outro lado, o escore SYNTAX não previu desfechos adversos após a cirurgia. Trata-se de um estudo observacional, retrospectivo, com informações coletadas num banco de dados ou registro. Portanto, uma evidência ruim para servir como recomendação de uma intervenção numa diretriz.

A referência 955 [83] é um estudo baseado num registro, que procurou validar o escore SYNTAX em pacientes com lesão de TCE. Portanto, não serve como recomendação para definir qual estratégia de tratamento empregar em pacientes com lesão de TCE.

A referência 958 [84] é um estudo randomizado, controlado, que comparou angioplastia versus cirurgia em pacientes com lesão de TCE. O estudo tem algumas limitações importantes, a saber: 1) Amostra pequena (n=105); 2) Tempo de seguimento muito curto (1 ano); 3) O desfecho primário foi FEVE após 12 meses de seguimento. Portanto, não foram avaliados desfechos duros, como morte ou IAM. Os autores concluíram que o tratamento percutâneo melhorou significativamente a FEVE em relação à cirurgia (3,3 ± 6,7% após angioplastia versus 0,5 ± 0,8% após cirurgia; p = 0,047). O que não tem muita lógica, convenhamos. No entanto, apenas cerca de 20% dos pacientes em ambos os grupos tinham FEVE <50% antes da randomização. Outro detalhe: o aumento na FEVE foi apenas marginal (diferença média de apenas 2,8%), o que não implica em qualquer melhora no prognóstico a longo prazo, ainda mais se pensarmos que a maioria dos pacientes já tinha FEVE normal de base. Apesar de ser um estudo randomizado e controlado, apresenta vários e graves problemas metodológicos e, portanto, não deveria ter sido usada pela diretriz para recomendar tratamento percutâneo em pacientes com lesão de TCE.

A referência 959 [52] já foi comentada previamente (referência 70 da diretriz europeia). Na diretriz europeia, ela foi usada para justificar a indicação de revascularização em pacientes com ADA >50% (quer dizer que devemos revascularizar todos os pacientes com 60% de obstrução na ADA?) e em pacientes com DAC bi ou triarterial com FEVE <35%. Na diretriz americana, ela foi usada para justificar a cirurgia em pacientes com lesão de TCE e em pacientes com DAC triarterial ou biarterial mais ADA proximal. No entanto, apenas 6,7% da amostra total apresentavam lesão de TCE e apenas 6,9% tinham FEVE <30%.

A referência 960 [85] é uma subanálise (está no título do estudo) do estudo VA (Veterans Affairs). Foram analisados dados referentes a um subgrupo de 113 pacientes com angina e lesão significativa no tronco da artéria coronária esquerda. Desses pacientes, 53 foram randomizados para tratamento clínico e 60 para tratamento cirúrgico. A sobrevida em 24 meses foi maior no grupo tratado cirurgicamente. No entanto, trata-se de uma subanálise, com todos os problemas metodológicos relacionados com este tipo de análise.

A referência 961 [86] é outra subanálise do estudo VA com 91 pacientes com lesão de TCE tratados cirurgicamente ou clinicamente e seguimento médio de 42 meses. Os autores concluíram que a sobrevida em pacientes cirúrgicos foi significativamente melhor do que a do grupo tratamento clínico. Cirurgia apresentou melhora de sobrevida em pacientes com estenose >75% no TCE e disfunção de ventrículo esquerdo. Não foi observado melhora da sobrevida em pacientes tratados com cirurgia quando a estenose de TCE era de 50 a 75% ou quando a função do ventrículo esquerdo era normal. Esses dados sustentam a visão de que pacientes com doença de TCE não são um grupo homogêneo. No entanto, novamente, este estudo, por ser uma subanálise, é apenas um gerador de hipótese.

A referência 962 [87] é outra subanálise do estudo CASS. Os autores estratificaram os pacientes com lesão de TCE em sintomáticos e assintomáticos (n=53). Entre os pacientes assintomáticos, 47% receberam tratamento clínico e 49%, tratamento cirúrgico. No grupo sintomático, 20% receberam tratamento clínico e 78%, terapia cirúrgica. A taxa de sobrevida 5 anos após a cirurgia foi de 84% para os pacientes sintomáticos e 88% para os pacientes assintomáticos. O tratamento clínico produziu uma taxa de sobrevida em 5 anos de 57% para pacientes assintomáticos e 58% para pacientes sintomáticos. A subanálise em questão é apenas descritiva. Não tem poder para sustentar uma recomendação. É apenas uma geradora de hipótese, mas sugere que o tratamento cirúrgico neste perfil de pacientes é benéfica.

A referência 963 [88] é uma análise de 2 escores clínicos aplicados em pacientes com lesão de TCE submetidos à cirurgia de revascularização ou angioplastia. Este estudo é baseado num registro. Como pode-se observar na tabela 1 do estudo, as amostras apresentam características clínicas, demográficas e anatômicas diferentes. Por se tratar de uma análise pos-hoc, baseada num registro executado durante um longo período de tempo, não qual as estratégias de tratamento percutâneo mudaram muito, com o risco de várias vieses associadas a este tipo de análise, conclui-se que é uma evidência ruim para indicar angioplastia em pacientes com lesão de TCE.

A evidência 964 [89] é um estudo baseado em 2 bancos de dados que compararam cirurgia versus angioplastia com stent farmacológico em pacientes com DAC multiarterial. Trata-se de um estudo retrospectivo. Este tipo de estudo é sujeito a inúmeros vieses, como sabemos. Mas o mais incrível é que este estudo foi colocado na diretriz como evidência para recomendar angioplastia em pacientes com lesão de TCE. Todavia, lesão de TCE foi um dos critérios de exclusão do estudo.

A referência 965 [90] é um estudo retrospectivo, baseado em bancos de dados de diversos centros, que avaliaram pacientes com lesão de TCE tratados com angioplastia. Não há grupo controle. Portanto, trata-se de uma evidência muito limitada para gerar uma recomendação de uma intervenção numa diretriz médica.

A referência 966 [91] é uma metanálise de 16 estudos, sendo 8 deles registros não controlados, 5 comparações não randomizadas entre stents farmacológicos e stents convencionais e 3 comparações não randomizadas entre stents farmacológicos e cirurgia de revascularização miocárdica. Ou seja, esta metanálise não incluiu nenhum ensaio clínico randomizado, considerado pela MBE como o padrão-ouro de evidência científica. Trata-se, portanto, de uma metanálise de baixa qualidade e carregada de vieses, que não deveria ter força para gerar uma recomendação numa diretriz.

A referência 967 [92] é um estudo prospectivo, randomizado e multicêntrico que comparou angioplastia com stent farmacológico versus cirurgia de revascularização do miocárdio em pacientes com lesão de TCE não protegido. Trata-se de um estudo metodologicamente correto, porém, com algumas limitações importantes, a saber: 1) tamanho da amostra pequeno (N=201); 2) tempo de seguimento muito curto (1 ano). Além disso, o estudo mostrou que a angioplastia foi inferior à cirurgia em relação ao desfecho primário (morte cardíaca, IAM ou revascularização adicional). Portanto, baseado nesta evidência, nós não recomendaríamos angioplastia neste perfil de pacientes. No entanto, ela foi utilizada na diretriz para indicar angioplastia em pacientes com lesão de TCE.

A referência 968 [93] refere-se a um estudo não randomizado, não controlado. Os autores selecionaram 97 pacientes com lesão de TCE grave (>70%) submetidos à angioplastia e compararam com uma coorte de 190 pacientes submetidos à cirurgia de revascularização do miocárdio. Os autores concluíram que os pacientes submetidos à angioplastia apresentaram a mesma taxa de morte do que aqueles submetidos à cirurgia. Obviamente, este estudo apresenta graves limitações metodológicas: 1) Viés de seleção, uma vez que não houve controle dos pacientes do estudo (qual o motivo para um grupo ter sido submetido à cirurgia e não à angioplastia e vice-versa?); 2) Havia diferenças clínicas importantes entre os grupos de comparação; 3) O seguimento do grupo cirúrgico foi significativamente maior do que o grupo percutâneo (122 versus 34 meses); 4) Não é possível saber se o tamanho desta amostra tem poder suficiente para detectar diferenças nas taxas de morte entre os grupos de comparação. Provavelmente, não.

A referência 969 [94] é um estudo italiano retrospectivo que comparou angioplastia com stent farmacológico versus cirurgia de revascularização do miocárdio em 249 pacientes com lesão de TCE. Os desfechos cardiovasculares foram avaliados após 5 anos do procedimento índice. Os autores não encontraram diferenças nos desfechos cardíacos e cerebrovasculares adversos entre os grupos. Novamente, estamos diante de um trabalho com graves problemas metodológicos. A possibilidade de haver viés de seleção é enorme, uma vez que não houve controle dos pacientes do estudo (qual o motivo para um grupo ter sido submetido à cirurgia e não à angioplastia e vice-versa?). Havia diferenças clínicas importantes entre os grupos de comparação e não é possível saber se o tamanho desta amostra tinha poder suficiente para detectar diferenças nas taxas de morte entre os grupos de comparação.

A referência 970 [95] é o mesmo estudo anteriormente mencionado [94], porém, com apenas 1 ano de seguimento. Ou seja, uma evidência ruim sendo citada 2 vezes na mesma diretriz para recomendar angioplastia em pacientes com lesão de TCE.

A referência 971 [96] é outro estudo retrospectivo, unicêntrico, que comparou angioplastia com stent farmacológico versus cirurgia de revascularização do miocárdio em pacientes com lesão de TCE. Trata-se de outro estudo pequeno (N=173), não controlado, não randomizado, com amostras não homogêneas, com enormes chances de apresentar viés de seleção. Portanto, outra evidência ruim para gerar uma recomendação.

A referência 972 [97] é outro estudo retrospectivo. Trata-se de um estudo pequeno (N=287) que também comparou cirurgia de revascularização do miocárdio (N=238) versus angioplastia com stent farmacológico (N=49) em pacientes com lesão de TCE. O estudo avaliou a taxa de morte após 1 ano de seguimento entre os grupos. Porém, trata-se de um estudo com problemas metodológicos. Nos estudos retrospectivos os controles são frequentemente recrutados por conveniência e, portanto, não são representativos da população em geral e estão sujeitos a viés de seleção. Além disso, são sujeitos a fatores de confusão (podem estar presentes outros fatores de risco que não foram medidos), não podem determinar a causa, apenas a associação e as relações temporais são frequentemente difíceis de avaliar.

A referência 973 [98] é uma metanálise de 10 estudos, a maioria deles observacionais e retrospectivos, que compararam angioplastia versus cirurgia de revascularização do miocárdio em pacientes com lesão de TCE. O estudo não mostrou diferença de mortalidade ou eventos cardio ou cerebrovasculares adversos importantes, em 3 anos, entre os grupos. No entanto, os pacientes submetidos à angioplastia apresentaram um risco significativamente maior de revascularização do vaso-alvo. No entanto, trata-se de uma metanálise com estudos de baixa qualidade.

A referência 974 [99] é um registro que comparou cirurgia de revascularização do miocárdio e angioplastia com stent farmacológico em 311 pacientes com lesão de TCE. O estudo, portanto, não é randomizado nem controlado. Após um seguimento médio de apenas 430 dias, as taxas de mortalidade, infarto agudo do miocárdio e revascularização da lesão alvo foi de 12,3%, 4,5% e 2,6%, respectivamente, no grupo cirurgia e 13,4%, 8,3% e 25,5%, respectivamente, no grupo angioplastia (morte e infarto do miocárdio: p=NS; revascularização da lesão alvo superior no grupo angioplastia:: p=0,0001). Os problemas relacionados aos estudos baseados em registros são: 1) Alto potencial para viés de seleção; 2) Pacientes são vistos ou tratados de acordo com conveniência de cada centro; 3) Falta de dados de verificação; 4) Muitos pacientes não completam o seguimento; 5) Perda de dados ou não registro de dados importantes; 6) Não há controle ou monitoramento sobre os pacientes; 7) Pode sofrer influência da indústria sobre os métodos analíticos.

A referência 975 [100] também é um registro que comparou cirurgia de revascularização do miocárdio (N=1138) versus angioplastia (N=1102; sendo 318 stents convencionais e 784 stents farmacológicos) em pacientes com lesão de TCE. A mediana de seguimento foi de 5,2 anos. As taxas de mortalidade e o composto de morte, infarto do miocárdio com onda Q ou acidente vascular cerebral foram semelhantes, mas houve maior taxa de revascularização do vaso-alvo no grupo angioplastia. O estudo tem sérias limitações: 1) Limitações inerentes a um registro não randomizado, como dissemos anteriormente. Apesar dos ajustes estatísticos, fatores de confusão desconhecidos podem ter afetado os resultados; 2) O estudo não tem poder suficiente para detectar diferenças significativas na mortalidade e desfechos compostos; 3) O estudo carece de informações detalhadas sobre a carga da doença aterosclerótica e a complexidade anatômica, como o escore SYNTAX.

A referência 976 [101] é um estudo unicêntrico, retrospectivo, não randomizado que comparou angioplastia versus cirurgia de revascularização do miocárdio em 249 pacientes com mais de 80 anos de idade e lesão de TCE. Os autores concluíram que não houve diferenças entre as 2 estratégias de tratamento quanto à ocorrência de morte cardíaca ou IAM e MACCE (morte cardíaca, IAM, AVC e revascularização) após 2 anos. Trata-se, no entanto, de um estudo pequeno, sem poder estatístico para avaliar mortalidade e retrospectivo, que pode introduzir viés de seleção.

A referência 977 [102] é um estudo unicêntrico, retrospectivo, que também comparou angioplastia com stent farmacológico (n=96) versus cirurgia de revascularização do miocárdio (N=245) em pacientes com lesão de TCE. Trata-se, no entanto, de um estudo pequeno e restrospectivo, com todas as limitações já mencionadas anteriormente.

A referência 978 [103] é outra análise retrospectiva que comparou angioplastia (N=1102) versus cirurgia de revascularização do miocárdio (N=1138) em pacientes com lesão de TCE. O estudo não mostrou diferenças entre as estratégias de tratamento quanto aos desfechos mortalidade e o desfecho composto de morte, IAM ou AVC. No entanto, a angioplastia foi associada a maior taxa de revascularização do vaso-alvo. Novamente, uma evidência com problemas metodológicos.

A referência 979 [104] é novamente uma análise retrospectiva que comparou angioplastia (N=120) versus cirurgia de revascularização do miocárdio (N=223) em pacientes com lesão de TCE. O estudo não mostrou diferença nas taxas de morte entre as 2 estratégias de tratamento.

A referência 980 [105] é uma análise com 3 anos de seguimento do estudo SYNTAX (estudo randomizado, controlado, multicêntrico) que comparou angioplastia versus cirurgia de revascularização do miocárdio em pacientes com DAC multiarterial e/ou lesão de TCE. O estudo mostrou que a taxa de MACCE (morte, AVC, IAM e nova intervenção coronariana) foi significativamente maior no grupo angioplastia (28,0% versus 20,2%). No subgrupo com lesão de TCE apenas (N=705), a taxa de MACCE foi semelhante entre os grupos percutâneo e cirúrgico. Portanto, é uma boa evidência científica. No entanto, é apenas uma geradora de hipótese para comparação entre as estratégias de tratamento em pacientes com lesão de TCE.

A referência 985 [106] é outro estudo não randomizado, baseado num registro, que comparou as 3 estratégias de tratamento (clínico, percutâneo versus cirúrgico) em pacientes com DAC. O estudo mostrou que os pacientes com doença uniarterial, exceto aqueles com pelo menos 95% de estenose proximal na artéria descendente anterior esquerda, beneficiaram-se da angioplastia quando comparados com cirurgia de revascularização do miocárdio. Todos os pacientes com DAC triarterial e aqueles biarterial com estenose proximal >95% na artéria descendente anterior esquerda beneficiaram-se da cirurgia quando comparados com a angioplastia. Todos os outros pacientes com DAC biarterial e aqueles com estenose única proximal > 95% na artéria descendente anterior esquerda tiveram sobrevida semelhante com os dois tratamentos intervencionistas. Um ou ambos os tratamentos intervencionistas proporcionaram melhor sobrevida em longo prazo do que o tratamento clínico para todos os níveis de gravidade da doença. No entanto, é um estudo não randomizado, não controlado, sujeito a vieses e que, portanto, não permite uma conclusão definitiva, mas apenas levantar uma hipótese sobre o assunto. Este estudo vai na direção contrária ao estudo MASS II, randomizado, controlado, que não mostrou diferenças entre as 3 estratégias de tratamento em pacientes com DAC multiarterial. E vai na direção contrária ao estudo MASS I, randomizado, controlado, que não mostrou diferenças em termos de morte e IAM entre as 3 estratégias de tratamento em pacientes com lesão uniarterial de ADA proximal. Portanto, vejam os senhores como evidências ruins podem gerar conclusões controversas.

A referência 986 [107] é um seguimento de longo prazo do estudo ECSS, que comparou cirurgia de revascularização do miocárdio (N=394) versus tratamento clínico (N=373) em pacientes com DAC bi ou triarterial e FEVE preservada. Embora o seguimento de mais curto prazo (5 anos) tenha mostrado um benefício na sobrevida do tratamento cirúrgico (92,4% versus 83,1%, p=0,0001), o seguimento de mais longo prazo (12 anos) mostrou apenas uma redução estatística marginal a favor do tratamento cirúrgico (70,6% versus 66,7%, p=0,04). Lembrando, que o tratamento clínico à época consistia apenas de betabloqueadores, bloqueadores de canal de cálcio e nitratos (sem aspirina, estatinas, IECAs ou BRAs). Esta evidência, portanto, pouco estimularia alguém a indicar tratamento cirúrgico a um paciente jovem com as características da população do estudo.

A referência 987 [108] novamente refere-se a uma análise de um banco de dados de pacientes com DAC submetidos às 3 estratégias de tratamento (clínico, percutâneo e cirúrgico). Os autores concluíram que as estratégias de revascularização resultam em uma vantagem significativa de sobrevida sobre o tratamento clínico para todos os níveis de DAC (uni, bi ou triarterial). Pacientes com DAC triarterial tratados cirurgicamente tiveram maior sobrevida do que aqueles tratados com angioplastia. Como dissemos anteriormente, esses estudos baseados em registro ou banco de dados apresentam limitações importantes. São, portanto, uma evidência de baixa qualidade para gerar uma recomendação.

A referência 990 [109] é um estudo não randomizado, não controlado, que avaliou o benefício em longo prazo da viabilidade miocárdica para estratificar o risco e selecionar pacientes com baixa fração de ejeção para revascularização do miocárdio e determinar a relação entre a gravidade dos sintomas anginosos, a quantidade de miocárdio isquêmico e os desfechos clínicos. O estudo mostrou que pacientes com baixa fração de ejeção e evidência de miocárdio viável por tomografia por emissão de pósitrons apresentaram melhora na sobrevida e nos sintomas com revascularização do miocárdio em comparação com a terapia médica. Embora haja plausibilidade biológica para o assunto abordado, por se tratar de um estudo retrospectivo, ele é apenas um gerador de hipótese.

A referência 995 [110] é um estudo interessante. Os autores avaliaram o efeito da ponte de safena nas artérias com menor grau de estenose em 85 homens submetidos à cirurgia de revascularização do miocárdio. Nesse grupo, enxertos de ponte de safena foram colocados em 37 artérias com aterosclerose mínima (<50%). Nos mesmos 85 homens, havia 93 vasos coronarianos com aterosclerose mínima para os quais um enxerto não foi colocado. A progressão da aterosclerose, definida como perda adicional de pelo menos 25% do lúmen, durante um período médio de seguimento de 37 meses, foi >10 vezes mais frequente (38% versus 3%) nas artérias revascularizadas com mínima aterosclerose quando comparadas com aquelas que não foram revascularizadas. Os autores concluíram que as artérias coronárias com pouca estenose (<50%) não devem ser revascularizadas. Esta evidência foi utilizada para contraindicar revascularização coronariana na ausência de critérios anatômicos ou fisiológicos para revascularização, o que faz sentido.

A referência 996 [111] é um estudo piloto que avaliou a reserva de fluxo fracionada miocárdica (FFR) em 45 pacientes com estenoses coronarianas moderadas. Os autores compararam esse índice com os resultados de testes não invasivos comumente usados para detectar isquemia miocárdica para determinar a utilidade da FFR. O estudo concluiu que em pacientes com estenose coronariana moderada, a FFR parece ser um índice útil da gravidade funcional das estenoses e da necessidade de revascularização coronariana. No entanto, trata-se de um estudo piloto, que apenas testou uma técnica. Não faz sentido seu uso nesta diretriz. A praticidade clínica desta técnica seria avaliada posteriormente, com os estudos FAME e FAME 2. Um estudo piloto é definido como um teste em pequena escala dos métodos e procedimentos a serem usados em uma escala maior. O objetivo do teste piloto não é testar hipóteses sobre os efeitos de uma intervenção, mas sim avaliar a viabilidade de uma abordagem a ser utilizada em um estudo de maior escala. Assim, em um estudo piloto, você não está respondendo à pergunta "Essa intervenção funciona?" Em vez disso, você está coletando informações para ajudá-lo a responder "Posso fazer isso?"

A referência 997 [112] é o estudo FAME que avaliou se a FFR associada a angiografia coronariana melhora os desfechos cardíacos (morte, IAM e revascularização repetida) em 1005 pacientes com DAC multiarterial e indicação de angioplastia. O estudo mostrou que a aplicação rotineira de FFR na realização de angioplastia associou-se a significativa redução de eventos adversos e de custos hospitalares em relação à estratégia guiada apenas pela angiografia. Essa nova estratégia permitiu a utilização mais criteriosa dos stents, que não são isentos de complicações em longo prazo, como reestenose, trombose tardia e trombose muito tardia (esta mais frequente com os stents farmacológicos). No entanto, em relação aos componentes individuais do desfecho primário, não houve nenhuma diferença estatisticamente significativa entre os grupos de tratamento. Além disso, o método do estudo não descreve adequadamente como os vasos coronários foram selecionados para angioplastia. Alguns aspectos do desenho do estudo podem ter levado a um viés a favor do grupo FFR. Cerca de 41% das lesões no grupo angiografia e 44% daquelas no grupo FFR eram de gravidade intermediária (50 a 70% de obstrução na estimativa visual). Com base na análise coronariana quantitativa, a extensão média da estenose foi de 61% ou menos (gravidade intermediária). Se a avaliação da FFR foi negativa em uma proporção considerável de lesões de gravidade intermediária, a angioplastia exigida pelo protocolo dessas estenoses no grupo angiografia provavelmente foi responsável pelo maior uso de stents e aumento de custos e, portanto, pelas diferenças nos resultados clínicos. Assim, os resultados deste estudo podem não ter elucidado o papel da FFR na DAC multiarterial, mas, em vez disso, podem ter reafirmado que o stent em estenoses de gravidade intermediária não é custo-efetivo nem associado a melhores resultados. Portanto, trata-se de um estudo com inerente viés associado.

A referência 998 [113] é um estudo pequeno, retrospectivo que analisou o efeito prognóstico da viabilidade miocárdica, avaliada por ecocardiograma com dobutamina, em 95 pacientes com DAC (85% triarteriais) e disfunção ventricular esquerda (FEVE média de 33%) tratados cirurgicamente. Trata-se de um estudo com inúmeros problemas metodológicos: 1) Amostra pequena; 2) Estudo retrospectivo; 3) Ausência de grupo de comparação; 4) Tratamento da insuficiência cardíaca obsoleto. Portanto, uma evidência de baixa qualidade para gerar uma recomendação.

A referência 999 [114] é uma análise baseada num banco de dados, que comparou cirurgia de revascularização do miocárdio (N=339) versus tratamento clínico (N=1052) em pacientes com DAC e insuficiência cardíaca. Os autores concluíram que a cirurgia aumenta a sobrevida deste perfil de pacientes em comparação ao tratamento clínico. No entanto, é outro estudo com graves problemas metodológicos e que, no máximo, é apenas um gerador de hipóteses.

A referência 1000 [115] não é uma evidência científica, mas apenas um estudo que revisa as estratégias de revascularização em pacientes com DAC e disfunção ventricular esquerda. Não deveria, em hipótese alguma, compor o leque de evidências de uma diretriz.

A referência 1001 [116] é outro estudo retrospectivo, não controlado, que avaliou a sobrevida de 765 pacientes (64 ± 11 anos, 80% homens) com disfunção sistólica do ventrículo esquerdo (FEVE ≤35%), submetidos à PET / FDG na *Cleveland Clinic* entre 1997 e 2002. Em toda a coorte, 230 pacientes (30%) foram submetidos a intervenção precoce (188 [25%] submetidos a cirurgia de revascularização do miocárdio e 42 [5%], a angioplastia); 535 (70%) foram tratados clinicamente. A intervenção precoce foi associada a um risco significativamente menor de morte (taxa de mortalidade em 3 anos de 15% versus 35%, p=0,0004). No entanto, é um estudo também com graves problemas metodológicos, por sua análise retrospectiva, não randomizada e não controlada, sujeita a diversos vieses, sendo o principal deles o de seleção. Não permite qualquer conclusão definitiva sobre o assunto. Portanto, trata-se de outra evidência fraca.

A referência 1002 [117] também é um estudo retrospectivo, baseado num banco de dados. O estudo comparou a revascularização (N=2538) versus tratamento clínico (N=1690) em pacientes com DAC e disfunção de ventrículo esquerdo. Os autores concluíram, após uma série de ajustes estatísticos, que a revascularização aumenta a sobrevida nesse perfil de pacientes. Portanto, outra evidência problemática.

A referência 1003 [118] avaliou 142 sobreviventes de parada cardíaca (PCR) com DAC de acordo com um protocolo padronizado, incluindo ecocardiografia bidimensional, cintilografia de perfusão do miocárdio, angiografia coronariana e teste eletrofisiológico. A revascularização das regiões isquêmicas do miocárdio documentadas cintilograficamente foi realizada em 44 pacientes (31%). A terapia final foi baseada nos resultados dos testes eletrofisiológicos. As taxas de sobrevida em 4 anos foram de 100% para pacientes revascularizados sem arritmias induzíveis, 84% para pacientes revascularizados com arritmias induzíveis, 91% para pacientes não revascularizados sem arritmias induzíveis e 72% para pacientes não revascularizados com arritmias induzíveis. Trata-se de um estudo interessante, mas que não tem poder estatístico para avaliar mortalidade/sobrevida. Além disso, não houve grupo controle e o objetivo dos autores não foi o de comparar angioplastia versus cirurgia neste grupo de pacientes.

A referência 1004 [119] é uma análise retrospectiva de um centro único com 101 pacientes admitidos após ressuscitação extra-hospitalar com sucesso. Destes, apenas 8 pacientes foram submetidos à cirurgia de revascularização do miocárdio. O estudo em questão analisou os resultados no seguimento destes 8 pacientes. Trata-se, portanto, de um estudo pequeno, retrospectivo, que é capaz apenas de gerar uma hipótese.

A referência 1012 [120] avaliou a melhora na qualidade de vida em 1 ano de 158 pacientes com DAC tratados com uma das 3 estratégias de tratamento (clínico, percutâneo ou cirúrgico). Os autores mostraram que a qualidade de vida melhorou nos 3 grupos, mais notadamente no grupo cirúrgico. Trata-se, no entanto, de uma evidência problemática, devido ao pequeno tamanho da amostra e, principalmente, devido ao curto tempo de seguimento (análises de qualidade de vida exigem um tempo de seguimento muito maior do que 1 ano, idealmente *life-time horizon*).

A referência 1013 [121] não é uma evidência científica, mas apenas uma revisão sobre o assunto. Portanto, não deveria estar na diretriz.

A referência 1014 [122] é uma metanálise com apenas 6 ensaios clínicos randomizados, que comparou angioplastia (N=953) versus tratamento clínico (N=951) em pacientes com DAC estável. Os autores concluíram que a angioplastia melhorou o quadro anginoso dos pacientes. Todavia, a razão de risco combinado para angina em pacientes submetidos à angioplastia em comparação com tratamento médico foi apenas marginal (0,70, IC 95% de 0,50 a 0,98) e, além disso, houve heterogeneidade significativa entre os estudos (p<0,001). A diferença de risco absoluto total para angina foi de 0,17 (IC 95% de 0,00 a 0,32; teste de heterogeneidade p<0,001). Portanto, apesar de ser uma metanálise, é uma evidência ruim para recomendar angioplastia com o objetivo de melhorar a qualidade de vida dos pacientes com DAC.

A referência 1015 [123] é uma análise de qualidade de vida do estudo MASS II com apenas 1 ano de seguimento. Os autores concluíram que a qualidade de vida foi melhor nos grupos cirurgia e angioplastia em comparação ao grupo tratamento clínico. No entanto, os pacientes submetidos à cirurgia foram os que apresentaram maior e progressiva melhora da qualidade de vida. No entanto, por ser a DAC uma doença crônica, esta evidência é problemática devido ao curto tempo de seguimento (análises de qualidade de vida exigem um tempo de seguimento muito maior do que 1 ano, idealmente *life-time horizon*).

A referência 1016 [50] é o estudo MASS II com 10 anos de seguimento. Este estudo não avaliou qualidade de vida, mas mostrou que cirurgia e angioplastia foram mais efetivas em melhorar os sintomas anginosos do que o tratamento clínico. Portanto, uma boa evidência. Na diretriz americana, esta evidência foi usada para justificar a melhora dos sintomas com a revascularização. O que é correto. Na diretriz europeia (referência 62 da diretriz europeia) ela foi usada para justificar a revascularização para melhora de prognóstico. Aí temos um problema. Este estudo mostrou que ao longo de 10 anos de seguimento, a revascularização do miocárdio (seja cirúrgica seja percutânea) não foi superior ao tratamento clínico para reduzir mortalidade por todas as causas em pacientes com DAC estável e FEVE preservada. Houve redução de morte cardíaca com a cirurgia, mas não com a angioplastia, em relação ao tratamento clínico. Todavia, importante que se diga, o desfecho morte (geral e cardíaca) era um desfecho secundário. O estudo não foi desenhado para responder a esta pergunta.

A referência 1017 [124] é uma análise de qualidade de vida do estudo RITA com 3 anos de seguimento. O estudo mostrou que tanto a angioplastia quanto a cirurgia melhoram a qualidade de vida, mas a cirurgia foi superior à angioplastia. Trata-se de uma boa evidência, embora o tempo de seguimento não tenha sido ideal.

A referência 1018 [125] é uma análise de qualidade de vida do estudo RITA-2 com 3 anos de seguimento. Os autores concluíram que a angioplastia substancialmente melhorou a qualidade de vida em relação ao tratamento clínico, mas as análises dos gráficos com cada domínio do questionário de qualidade de vida (SF-36) mostram-nos que não houve qualquer diferença entre os grupos (Figura 4).

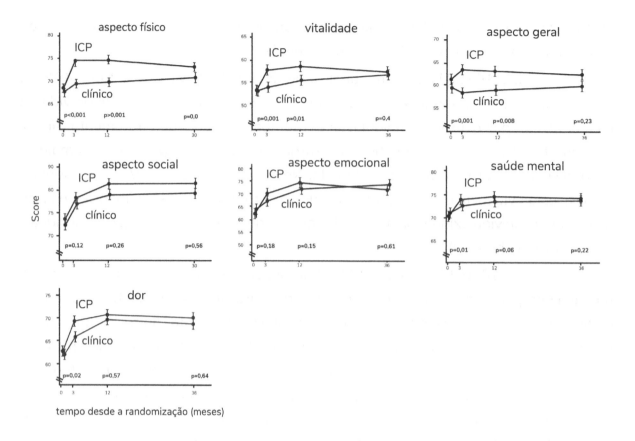

Figura 4 Qualidade de vida por grupo de tratamento ao longo dos 3 anos de seguimento: Média dos escores do SF-36 para os 8 domínios da qualidade de vida no início, três meses, um ano e três anos. ICP = intervenção coronariana percutânea. Adaptado de Pocock et [125].

A referência 1019 [126] é o estudo TIME, randomizado, controlado, que comparou tratamento invasivo (angioplastia ou cirurgia) (N=155) versus tratamento clínico (N=150) em pacientes idosos com >75 anos com DAC estável. O estudo mostrou que a qualidade de vida melhorou em ambos os grupos, porém, mais significativamente no grupo tratamento invasivo. No entanto, o tempo de seguimento foi extremamente curto (6 meses apenas) e, como dissemos, análises de qualidade de vida exigem um tempo de seguimento muito maior, idealmente *life-time horizon*.

A referência 1020 [127] é uma metanálise de 14 ensaios clínicos randomizados, com 7818 pacientes, que comparou angioplastia versus tratamento clínico quanto ao alívio da angina. Os autores concluíram que a angioplastia foi associada a uma maior sobrevida livre de angina em comparação com a terapia médica, mas esse benefício foi amplamente atenuado nos estudos contemporâneos (Figura 5). Essa observação pode estar relacionada ao maior uso de medicamentos baseados em evidências nos estudos contemporâneos (Figura 6).

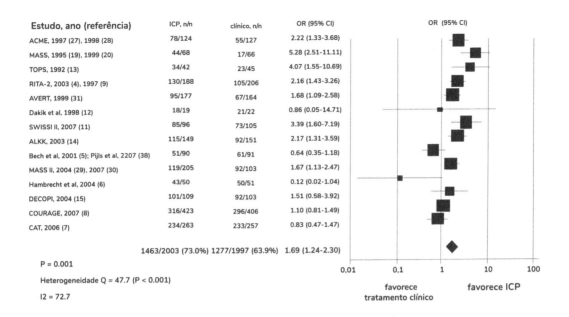

Figura 5 Resumo do OR da sobrevida livre de angina. Adaptado de Wijeysundera et al [127]. ICP = intervenção coronariana percutânea.

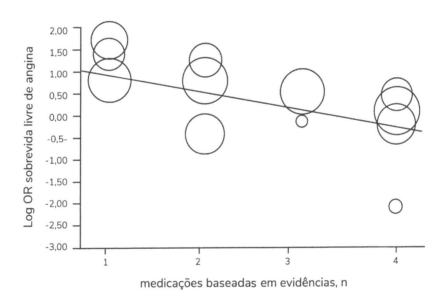

Figura 6 A figura mostra a análise de meta-regressão plotando os efeitos do tratamento percutâneo em relação à terapia médica versus a utilização de medicamentos baseados em evidências. Observamos uma relação inversa estatisticamente significativa entre a ausência de angina e o número de medicamentos baseados em evidências utilizados em um estudo (p=0,021). Em estudos mais contemporâneos, nos quais os medicamentos baseados em evidências foram usados com mais frequência, o benefício associado à angioplastia para alívio dos sintomas foi diminuído. Em média, com cada classe de medicamento adicional, a vantagem da angioplastia em relação à terapia médica para o alívio da angina diminuiu 31% (IC 95% 14% a 45%). Esse achado permaneceu consistente quando o limiar para definir o uso de medicamentos em um estudo variou de 30% a 70%. Além disso, uma análise de meta-regressão combinando as taxas de utilização da terapia médica em cada estudo mostrou uma relação inversa significativa semelhante entre terapia médica e angioplastia. Adaptado de Wijeysundera et al [127].

Percebam, os senhores, após uma análise mais atenta de uma única diretriz (revascularização do miocárdio em pacientes com DAC estável) elaborada por duas sociedades de cardiologia diferentes (americana e europeia), como os níveis de evidência considerados bons, altos, adequados, são, na verdade, evidências problemáticas e de baixa qualidade. Os autores de ambas as diretrizes usaram diversos estudos retrospectivos, subanálises ou análises de subgrupos, artigos de revisão (pasmem!!!) como referência para indicar uma intervenção, sendo que em alguns casos estudos que mostraram que a intervenção não foi superior ao tratamento clínico (como aconteceu com o COURAGE, BARI 2D e o CASS) foram utilizados justamente para referendar a intervenção. Além disso, muitas das metanálises, a epítome da MBE, são de baixa qualidade. Aqui está a verdadeira medicina baseada (s)em evidências.

13.3. O que dizem as diretrizes sobre o manejo de pacientes com hipercolesterolemia

Vamos agora analisar de forma pormenorizada as recomendações das diretrizes da Sociedade Americana de Cardiologia (ACC / AHA) e da Sociedade Europeia de Cardiologia (ESC) sobre o manejo da hipercolesterolemia.

A diretriz europeia, em sua recente versão [128], onde 122 dos 140 revisores têm relações com a indústria farmacêutica, recomenda em sua página 17 a estimação do risco cardiovascular através do SCORE (escore de risco) para pacientes assintomáticos com >40 anos de idade sem evidência de doença cardiovascular, diabetes, doença renal crônica, hipercolesterolemia familiar ou LDL >190 mg/dl. No entanto, esta recomendação, não é baseada em evidências ((grau de recomendação: IC)). Pura opinião de especialistas.

A mesma diretriz recomenda a realização de ultrassonografia de carótidas e/ou artérias femorais para indivíduos de baixo ou moderado risco como medida modificadora de risco. A recomendação é IIa, B (referências 29 e 30). Vejamos.

A referência 29 [129] analisa a prevalência e o prognóstico do escore de cálcio coronariano (CAC) em mulheres de baixo risco. O estudo mostrou que a presença de CAC foi associada a um aumento na incidência de eventos cardiovasculares (IAM não fatal, morte por causa coronariana ou AVC). Embora estatisticamente significativo, clinicamente foi pouco relevante (1,41 versus 4,33 eventos por 1000 pessoas-ano). Mas eu pergunto ao leitor: o que o CAC tem a ver com ultrassonografia de carótidas ou artérias femorais? Embora sejam doenças vasculares, o risco atribuível de eventos cardiovasculares não pode ser generalizado. Portanto, uma referência que não embasa a recomendação da diretriz.

A referência 30 [130] avaliou se a espessura médio-intimal da carótida está relacionada ao risco de eventos cardiovasculares na população em geral. Trata-se de uma metanálise de 16 estudos com 36984 pacientes e média de seguimento de 7 anos. Para progressão média da espessura médio-intimal da artéria carótida comum, o risco relativo do desfecho combinado (IAM, AVC ou morte) foi de 0,97 (IC 95% 0,94-1,00) ajustado para idade, sexo e espessura média da artéria carótida comum e 0,98 (0,95-1,01) ajustado para fatores de risco vasculares. Ou seja, sem sequer haver significância estatística. Portanto, diante desta evidência não recomendaríamos a realização rotineira de ultrassom de carótidas, ao contrário do que diz a diretriz.

Vamos agora analisar o que recomenda a diretriz em relação às metas e aos alvos de tratamento de pacientes com hipercolesterolemia. Em sua página 22, a diretriz faz as seguintes recomendações (Tabela 4):

Recomendações	Classe	Nível
Em prevenção secundária para pacientes de muito alto risco, uma redução de LDL ≥50% em relação ao basal e uma meta de LDL <55 mg/dl são recomendadas. [33-35,119,120]	I	A
Em prevenção primária para pacientes de muito alto risco sem hipercolesterolemia familiar, uma redução de LDL ≥50% em relação ao basal e uma meta de LDL <55 mg/dl são recomendadas. [34-36]	I	C
Em prevenção primária para pacientes com hipercolesterolemia familiar e de muito alto risco, uma redução de LDL ≥50% em relação ao basal e uma meta de LDL <55 mg/dl são recomendadas.	IIa	C
Para pacientes com doença cardiovascular que apresentam um segundo evento vascular em 2 anos mesmo fazendo uso de estatinas em dose máxima tolerada, uma meta de LDL <40 mg/dl pode ser considerada. [119,120]	IIb	B
Em pacientes de alto risco, uma redução de LDL ≥50% em relação ao basal e uma meta de LDL <70 mg/dl são recomendadas. [34,35]	I	A
Em pacientes de moderado risco, uma meta de LDL <100 mg/dl deve ser considerada. [34]	IIa	A
Em pacientes de baixo risco, uma meta de LDL <116 mg/dl deve ser considerada. [36]	IIb	A

Tabela 4 *Recomendações de metas de LDL, segundo a diretriz europeia de cardiologia.*

A referência 33 [131] é o estudo IMPROVE-IT, randomizado, prospectivo, duplo-cego, multicêntrico que comparou sinvastatina versus sinvastatina mais ezetimibe em pacientes com síndrome coronariana aguda recente (< 10 dias) e com níveis de LDL dentro das metas recomendadas pelas diretrizes (para pacientes que não estavam recebendo terapia hipolipemiante de longa data, o LDL deveria ser de no máximo 125 mg/dl; para pacientes em uso crônico de hipolipemiantes, o LDL máximo deveria ser de 100 mg/dl). Os níveis basais de LDL foram de 95 mg/dl em ambos os grupos e os níveis de LDL atingidos após a intervenção no grupo sinvastatina e no grupo sinvastatina + ezetimibe foram 69,5 mg/dl e 53,7 mg/dl, respectivamente. O estudo mostrou que a associação de sinvastatina + ezetimibe reduziu o desfecho primário de mortalidade cardiovascular, evento cardiovascular maior ou AVC não fatal (34,7% versus 32,7%, p=0,016). Não houve redução na mortalidade por qualquer causa ou morte cardio-vascular com sinvastatina + ezetimibe, embora tenha havido uma redução nas taxas de IAM e AVC. No entanto, uma análise mais atenta do estudo nos mostra que: 1) 42% dos pacientes descontinuaram as medicações do estudo prematuramente, com proporção igual em ambos os grupos; 2) O efeito geral do tratamento no desfecho primário composto (morte cardiovascular, evento cardiovascular maior ou AVC não fatal) foi muito modesto considerando o grande tamanho da amostra e o período de seguimento relativamente longo ((RRA de apenas 2% com NNT de 50, intervalo de confiança do NNT de 26,2 a 288,2, ou seja, muito amplo). A RRA para IAM não fatal foi de apenas 1,7% (NNT de 59) e a RRA para AVC não fatal foi de apenas 0,6% (NNT de 167). O estudo IMPROVE-IT é mais um estudo que mostra que a estatina, neste caso associada ao ezetimibe, não reduz o desfecho morte. Portanto, este estudo não permite embasar as recomendações para redução de ≥ 50% no LDL em relação ao valor basal e meta de LDL <55 mg/dl.

A referência 34 [132] é uma metanálise de 26 ensaios clínicos randomizados que compararam estatina versus controle ou estatina em doses mais versus menos potentes. Os autores concluíram que reduções adicionais no colesterol LDL produzem com segu-rança reduções adicionais na incidência de IAM, revascularização e AVC isquêmico, com cada redução de 39 mg/dl, reduzindo a taxa anual desses eventos vasculares importantes em pouco mais de 20%. No entanto, vamos analisar os fatos. Trata-se de uma metaná-lise de estudos heterogêneos. Embora todos os estudos avaliados tenham comparado estatina versus controle ou estatina em doses mais versus menos potentes, cada estudo avaliou os efeitos dessas comparações em populações específicas (pacientes com este-nose aórtica grave, doença renal crônica dialítica, insuficiência cardíaca, hipertensão, doença coronariana, prevenção primária, diabetes), com desfechos primários amplamente diversos. Além disso, os estudos que mais impactaram no resultado da metanálise, têm graves problemas metodológicos, como os estudos HPS [133] (26% dos pacientes se retiraram do estudo após tomar sinvastatina por 1 mês antes do início formal do estudo (chamado período de run-in), 4S [134] (estudo truncado) e LIPID [135] (estudo truncado). Em metanálises, os estudos primários tendem a ser diferentes em relação ao perfil de pacientes incluídos, tipo de intervenção utilizada e definição do desfecho. Tal diferença é denominada heterogeneidade clínica. Adicionalmente, os estudos podem diferir em aspectos metodológicos, o que é denominado heterogeneidade metodológica. O método mais utilizado para avaliação das heterogeneidades clínica e metodológica é o teste de heterogeneidade (semelhante ao teste Qui-quadrado), que parte do pressuposto que os achados dos estudos primários são iguais (hipótese nula) e verifica se os dados encontrados refutam esta hipótese [136]. Se a hipótese nula for confirmada, os estudos são considerados homogêneos (p>0,05) [137]. Esse teste apresenta baixo poder discriminatório quando o número de estudos incluídos é pequeno, portanto, um teste não significativo não exclui necessariamente a heterogeneidade. Alguns autores argumentam que um pouco de heterogeneidade sempre está presente, logo, não faria sentido testar sua presença, mas quantificá-la. Dessa forma, recentemente, foi proposta a medida denominada inconsistência (I2), que mede quanto da diferença, entre os estudos, é devida à heterogeneidade. Geralmente o resultado é expresso em porcentagem, sendo que inconsistências de até 25% são consideradas baixas, 50% intermediárias e maiores que 75%, altas (quando a realização da metanálise é questionável) [138]. Como podemos observar na figura do estudo (Figura 7) a heterogeneidade dos estudos foi significante (qui-quadrado de 10,7 com p=0,001). No entanto, esse valor de p não descreve razoavelmente a extensão da heterogeneidade nos resultados dos estudos. Todavia, os autores não forneceram dados sobre a inconsistência dos estudos. Portanto, embora a metanálise seja uma forma atraente e, para muitos, inequívoca de confirmar uma hipótese, não é o caso desta metanálise.

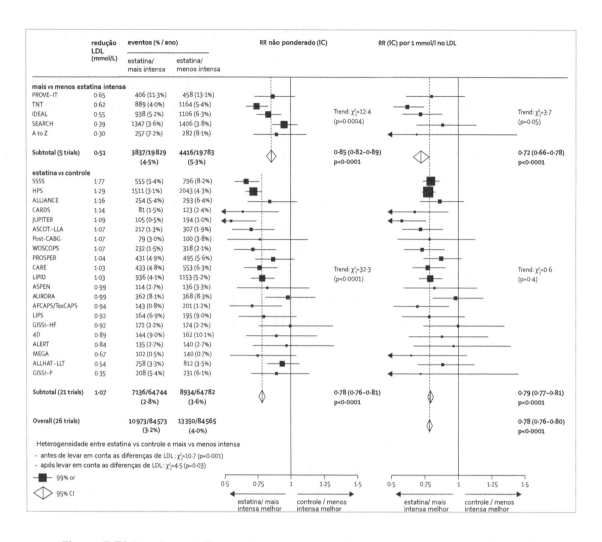

Figura 7 *Efeitos das estatinas sobre eventos vasculares em maiores em cada estudo. Adaptado de Baigent [132].*

Aqui cabe uma discussão: as metanálises são o admirável mundo novo, ou os críticos dessas análises combinadas têm razão em dizer que os vieses inerentes aos ensaios clínicos os tornam intransponíveis? Estudos negativos geralmente não são relatados e, portanto, podem ser esquecidos pelos metanalistas. E quanta heterogeneidade entre os estudos é aceitável? Uma crítica importante recente é que grandes estudos randomizados nem sempre concordam com uma metanálise anterior. Nem os ensaios individuais, nem as metanálises, que relatam os efeitos da população, informam como tratar o paciente individualmente. Os metanalistas geralmente tentam convencer o leitor de que os dados são homogêneos para justificar combiná-los para uma pergunta focada. É o que podemos constatar com esta metanálise.

Observe a Figura 8 e você poderá entender a complexidade e as limitações de uma metanálise.

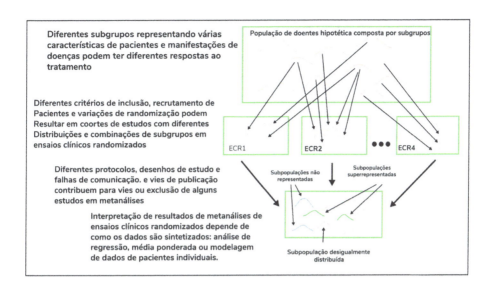

Figura 8 *Diversidade de população de pacientes em ensaios clínicos e metanálises. ECR: ensaio clínico randomizado. Adaptado de Lau [136].*

A referência 35 [139] é outra metanálise, dos mesmos pesquisadores da metanálise anterior, que também avaliou os efeitos da terapia hipolipemiante. Os autores concluíram que as estatinas têm similar efetividade em homens e mulheres para prevenção de eventos vasculares maiores. Os ensaios clínicos selecionados são praticamente os mesmos da metanálise anteriormente discutida, sendo que desta vez os autores estratificaram as comparações (estatina versus controle e estatina mais versus menos potente) conforme o sexo (homens e mulheres). Portanto, nesta metanálise encontramos os mesmos problemas da metanálise prévia.

A referência 36 [140] é novamente uma metanálise produzida pelo mesmo grupo responsável pelas 2 metanálises previamente discutidas. Os autores avaliaram os efeitos da redução do LDL colesterol com estatina em pessoas de baixo risco e concluíram que as estatinas produziram uma redução de risco absoluto de eventos vasculares maiores de aproximadamente 11/1000 ao longo de 5 anos. Como dissemos anteriormente, trata-se de uma metanálise de estudos heterogêneos. Como podemos observar na Figura 9, para os desfechos evento coronariano maior, revascularização coronariana e evento vascular maior houve grande heterogeneidade (p<0,05). Os autores não avaliaram a taxa de inconsistência. A figura ainda mostra que a RRA de eventos vasculares maiores foi de apenas 0,77% ao ano para população geral, com NNT de 130. Para população de baixo risco (<5%), a RRA de eventos vasculares foi ainda menor (0,18%) com NNT de 555. Portanto, um leitor atento certamente não recomendaria estatinas para seu paciente como prevenção primária, independente do seu risco cardiovascular, após a leitura desta metanálise.

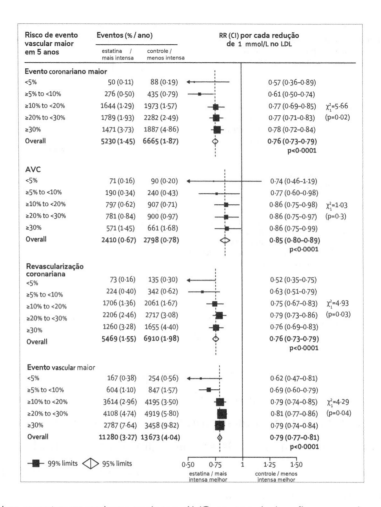

Figura 9 Efeitos sobre eventos vasculares maiores, AVC, revascularização coronariana e eventos coronarianos maiores para cada redução de 39 mg/dl no LDL em diferentes níveis de risco.
Adaptado de Mihaylova [140].

A evidência 119 [141] é o estudo FOURIER, multicêntrico, randomizado, placebo-controlado e duplo-cego que comparou evolocumab (inibidor da PCSK9) versus placebo em pacientes com doença aterosclerótica estabelecida. O LDL médio em ambos os grupos no momento da randomização foi de 92 mg/dl. A redução absoluta de LDL com evolocumab em relação ao placebo foi de 56 mg/dl. 10% dos participantes tiveram LDL <20 mg/dl e 31%, LDL entre 20 e 50 mg/dl. Os autores concluíram que o evolocumab reduziu a incidência do desfecho primário composto (morte cardiovascular, IAM, AVC, hospitalização por angina instável ou revascularização coronariana) em relação ao placebo (taxa de eventos: 9,8% grupo evolocumab versus 11,3% grupo placebo, p<0,001). Uma análise mais atenta do estudo, entretanto, mostra-nos que, embora tenha havido diferença estatisticamente significante entre aqueles que usaram e aqueles não usaram evolocumab, a redução de risco absoluto para o desfecho primário foi de apenas 1,5%, com com NNT de apenas 67 (intervalo de confiança de 42,1 a 110,6). Assim, a significância estatística não se traduz em significância clínica. É um equívoco achar que um valor muito pequeno de p signifique que a diferença entre os grupos é altamente relevante. Portanto, este estudo, apesar de mostrar uma drástica redução de LDL com evolocumab, não mostra que esta medida tenha impacto clínico relevante.

A evidência 120 [142] é o estudo ODYSSEY OUTCOMES, randomizado, multicêntrico, placebo-controlado, duplo-cego que comparou alirocumab (outro inibidor da PCSK9) versus placebo em pacientes com doença arterial coronariana estabelecida. O LDL médio em ambos os grupos no momento da randomização foi de 87 mg/dl. A redução absoluta de LDL com alirocumab em relação ao placebo foi de 56 mg/dl (62,7%). Os autores concluíram que o alirocumab reduziu a incidência do desfecho primário composto (morte por doença coronariana, IAM, AVC isquêmico ou angina instável com necessidade de revascularização coronariana) em relação ao placebo (taxa de eventos: 9,5% grupo alirocumab versus 11,1% grupo placebo, p<0,001). Os resultados deste estudo são muito semelhantes aos do estudo FOURIER. Portanto, as mesmas críticas cabem aqui. A redução de risco absoluto para o desfecho primário com alirocumab em relação ao placebo foi de apenas 1,6%, com modesto NNT de 63 (intervalo de confiança de 41 a 128,7). O mesmo raciocínio pode ser usado quanto aos componentes individuais do desfecho primário (RRA para IAM não fatal de apenas 1%, RRA para AVC fatal ou não fatal de apenas 0,4% e RRA para angina com necessidade de hospitalização de apenas 0,2%).

O que é mais interessante é que esta e outras diretrizes sobre hipercolesterolemia não mencionam os estudos envolvendo os inibidores da proteína de transferência de éster de colesterol (CETP), como evacetrapib [143], que embora tenham mostrado drástica redução de LDL com a medicação (estudo ACCELERATE – redução de LDL com evacetrapib em relação ao placebo de 25%, com LDL basal em ambos os grupos de 81 mg/dl), não mostraram qualquer benefício estatístico e muito menos clínico em relação ao desfecho morte cardiovascular, IAM, AVC, revascularização coronariana ou hospitalização por angina instável (taxa de eventos: placebo 12,8% versus evacetrapib 12,9%, p=0,91).

Se reduzir o LDL fosse benéfico e uma solução para os pacientes ateroscleróticos, o evacetrapib deveria ter reduzido eventos vasculares maiores.

Vamos agora discutir a diretriz americana sobre o mesmo assunto, onde 20 dos 33 revisores têm relações com a indústria farmacêutica.

A diretriz americana, em sua recente versão [144], na página e195, recomenda (Tabela 5):

Recomendações	Classe	Nível
Em adultos com risco intermediário, estatina reduz o risco de doença cardiovascular e estatina de moderada intensidade deveria ser recomendada (S4.3-2 a S4.3-9)	I	A
Em adultos com risco intermediário, LDL deveria ser reduzido em 30% ou mais, e naqueles com alto risco, em 50% ou mais (S4.3-2, S4.3-5 a S4.3-10)	I	A
Em adultos com 40 a 75 anos de idade com diabetes, independente do risco cardiovascular, estatina de moderada intensidade está indicada (S4.3-11 a S4.3-19)	I	A
Em pacientes com 20 a 75 anos de idade com LDL >190 mg/dl, estatina em dose máxima tolerada é recomendada (S4.3-2, S4.3-20 a S4.3-25)	I	B
Em adultos com diabetes com múltiplos fatores de risco cardiovasculares, é razoável prescrever estatina de alta intensidade com o objetivo de reduzir o LDL em 50% ou mais (S4.3-2, S4.3-7)	IIa	B
Em adultos com risco intermediário, fatores de risco adicionais favorecem o início ou intensificação das estatinas (S4.3-7, S4.3-26 a S4.3-33)	IIa	B
Em adultos com risco intermediário com escore de cálcio coronariano >100, é razoável iniciar estatina (S4.3-28, S4.3-34)	IIa	B

Tabela 5 *Recomendações de metas de LDL, segundo a diretriz americana de cardiologia.*

A referência S4.3-2 [145] nós já discutimos previamente (referência 34 da diretriz europeia). Uma metanálise com graves problemas.

A referência S4.3-3 [146] é o estudo SHARP, randomizado, placebo-controlado, duplo-cego, multicêntrico que comparou sinvastatina mais ezetimibe versus placebo em pacientes com doença renal crônica dialítica sem história de IAM ou revascularização coronariana. Os autores concluíram que a combinação de sinvastatina + ezetimibe reduz eventos ateroscleróticos (IAM não fatal, morte por doença coronariana, AVC isquê- mico ou revascularização coronariana) em relação ao placebo (11,3% versus 13,4%, respectivamente, p=0,0021). O LDL basal em ambos os grupos foi de 107 mg/dl. Como podemos observar, a RRA para o desfecho primário foi de apenas 2,1% com sinvasta- tina + ezetimibe, com NNT de 48 (intervalo de confiança de 28,7 a 124,3),, ou seja, um efeito apenas modesto. Além disso, os investigadores do estudo SHARP alteraram o desfecho primário, quando o estudo estava em andamento. A diretriz tendenciosamente não menciona, mas nós sim, outros 2 ensaios clínicos randomizados conduzidos com pacientes renais crônicos, incluindo aqueles em diálise (4D [147], AURORA [148]) e com transplante renal (ALERT [149]), que não demonstraram redução estatisticamente significativa nos desfechos cardiovasculares com o uso de estatinas.

A referência S4.3-4 [150] é uma metanálise de pacientes individuais (ou seja, mais robusta do que uma metanálise de ensaios clínicos) de 28 ensaios clínicos randomizados com 183.419 pacientes, que avaliou os efeitos da estatina sobre eventos vasculares maiores (IAM não fatal, morte por doença coronariana, AVC ou revascularização coronariana) em pacientes doença renal. Ao analisarmos a figura de desfechos do estudo, concluímos que à medida que o ritmo de filtração glomerular cai, o benefício das estatinas torna-se progressivamente menor, como os autores concluíram. No entanto, o tamanho do efeito das estatinas, independente do ritmo de filtração glomerular, é muito baixo. Para amostra total (vide parte inferior da Figura 10), a RRA de eventos vasculares maiores foi de apenas 0,7%, com NNT de 143. A significância estatística não se traduz em significância clínica. Portanto, com base nesta metanálise certamente não indicaríamos estatina para nossos pacientes com doença renal, independentemente do grau de comprometimento da função renal.

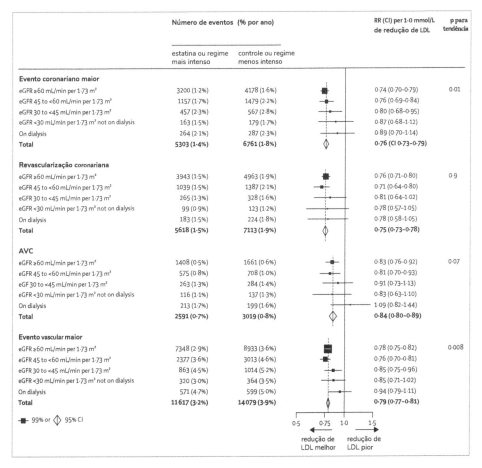

Figura 10 Efeitos das estatinas sobre eventos vasculares maiores por mmol/l de redução de LDL, de acordo com a função renal basal. Adaptado de Herrington [150]. Nota: cada 1 mmol/l de LDL equivale a 39 mg/dl.

A referência S4.3-5 [151] é uma revisão sistemática de 19 ensaios clínicos que compararam estatina versus placebo em pacientes sem eventos cardiovasculares prévios. A terapia com estatinas foi associada à diminuição do risco de mortalidade por todas as causas (RR= 0,86 [IC 95%, 0,80 a 0,93]; RRA de 0,60%; NNT de 250 e intervalo de confiança de 138,9 a 396,8), mortalidade cardiovascular (RR = 0,69 [IC 95%, 0,54 a 0,88]; RRA de 0,20%; NNT de 500 e intervalo de confiança de 265,2 a 1282)), acidente vascular cerebral (RR = 0,71 [IC 95%, 0,62 a 0,82]; RRA de 0,38%; NNT = 263), infarto do miocárdio (RR = 0,64 [IC 95%, 0,57 a 0,71]; RRA de 0,81%; NNT = 123) e resultados cardiovasculares compostos (RR = 0,70 [IC95%, 0,20 a 0,78]; RRA de 1,39%; NNT = 72). Portanto, como podemos observar, o tamanho do efeito do tratamento com estatina foi pequeno, apesar dos autores terem concluído que as estatinas reduziram o risco de morte por todas as causas e morte cardiovascular e eventos cardiovasculares.

A referência S4.3-6 [152] é o estudo AFCAPS/TexCAPS, randomizado, controlado e multicêntrico que comparou lovastatina versus placebo em pacientes sem evidência de doença aterosclerótica e com níveis moderados de colesterol LDL e baixos de HDL (Colesterol total entre 180 e 264 mg/dl; LDL entre 130 e 190 mg/dl; HDL <45 mg/dl para homens e <47 mg/dl para mulheres), ao longo de 5,2 anos de seguimento. O estudo mostrou uma redução do desfecho primário (IAM não fatal ou fatal, angina instável ou morte súbita) nos pacientes que fizeram uso de lovastatina (6,8% versus 10,9%, p<0,001). Vamos analisar mais atentamente os resultados. O estudo não mostrou redução de mortalidade com a estatina. Além disso, a redução de risco absoluto (RRA) do desfecho primário foi de apenas 0,82% por ano. Isso é equivalente a um NNT de 122, NNT de 122, com intervalo de confiança de 95,2 a 227,2. O estudo AFCAPS/TexCAPS foi interrompido precocemente (estudo truncado) e, como já dissemos, o risco relativo dos artigos truncados é 29% menor do que o risco relativo dos artigos não truncados (quanto menor o risco relativo, maior o efeito benéfico da droga). Portanto, isto indica que a magnitude do efeito do tratamento é superestimada em 29% quando o estudo é interrompido com um número de pacientes recrutado inferior ao inicialmente calculado com base nas premissas estatísticas iniciais [153].

A referência S4.3-7 [154] é o estudo JUPITER, randomizado, controlado e multicêntrico, que comparou rosuvastatina versus placebo em pacientes sem evidência de doença aterosclerótica e com níveis de proteína C reativa ultrassensível (PCRus) acima de 2,0 mg/dl. O estudo mostrou que a rosuvastatina reduz os níveis de LDL, PCRus e eventos cardiovasculares (IAM não fatal, AVC não fatal, hospitalização por angina instável, revascularização arterial ou morte cardiovascular). No entanto, o estudo apresenta graves limitações: 1) Trata-se também de um estudo truncado (terminado antes do previsto) e, portanto, possivelmente pode ter superestimado o efeito do tratamento; 2) A maioria dos pacientes hipertensos estava com a pressão arterial inadequadamente controlada; 3) Não havia indicação clara de que uma elevação de PCRus fosse necessária para que a rosuvastatina conferisse benefício, uma vez que indivíduos com PCR-us <2 mg/l não foram avaliados; 4) Chama a atenção a proporção de infarto do miocárdio fatal (9 para rosuvastatina e 6 para placebo) e de infarto do miocárdio não fatal (22 e 62) incrivelmente baixa, especialmente no grupo placebo. Uma análise mais atenta dos desfechos permite-nos ver que a taxa do desfecho primário, um composto de 5 condições (infarto do miocárdio não fatal, acidente vascular cerebral não fatal, hospitalização por angina instável, revascularização arterial ou morte por causas cardiovasculares) foi de apenas 0,77% ao ano no braço rosuvastatina e 1,36% no braço placebo. Essas taxas traduzem-se em uma redução do risco absoluto de apenas 0,59% por ano, ou 1,2% ao longo dos 2 anos do estudo. Esse número é obviamente muito menos impressionante para o leitor casual do que a redução do risco relativo de 44%. Se considerarmos o resultado mais importante e costumeiro de eventos coronarianos maiores, incluindo infarto do miocárdio fatal ou não fatal, a taxa anual nos dois braços foi de 0,17% e 0,37%, respectivamente, resultando em uma redução absoluta de risco de apenas 0,20% ao ano. No entanto, a redução do risco relativo correspondente foi de impressionantes 54%. Ao lidar com baixas taxas de eventos, até mesmo uma pequena diferença absoluta nas taxas pode parecer dramática quando expressa em termos relativos. Assim, o NNT para o desfecho primário foi de 169 para um ano de tratamento. Para eventos coronarianos maiores, o NNT foi de 500; 5) O JUPITER foi um estudo patrocinado pela indústria, e, por isso, o leitor deve estar ciente dos interesses potenciais de marketing ao avaliar os resultados do estudo. Interesses podem não necessariamente se alinhar com as metas de saúde pública. A estratégia de interromper o estudo precocemente e a escolha de apresentar as estimativas de efeitos de forma relativa em vez de absoluta estão alinhadas com os objetivos da indústria de disseminar os resultados rapidamente e da maneira mais favorável, maximizando lucros potenciais e, ao mesmo tempo, minimizando os custos da pesquisa. Promover o uso de drogas para pessoas saudáveis, um enorme mercado potencial, é uma poderosa estratégia de negócios para corporações farmacêuticas que precisam mostrar um crescimento sustentado do lucro para seus acionistas e buscar estender a vida de suas patentes. Os profissionais da área médica devem estar cientes das implicações comerciais dos estudos patrocinados pela indústria, que infelizmente representam a maioria dos ensaios clínicos atuais. Já analisamos o estudo JUPITER na parte 11 do nosso livro. Lá dissemos que o investigador principal do JUPITER também detinha parte da licença para o kit de ensaio da PCR. Além disso, mostramos que os autores relataram pelo menos cinco versões diferentes sobre os dados de mortalidade cardiovascular, o que obviamente é inaceitável.

A referência S4.3-8 [155] é uma metanálise com 18 ensaios clínicos controlados (56.934 participantes) que compararam estatina versus placebo em pacientes sem evidência de doença aterosclerótica (prevenção primária). A mortalidade por todas as causas foi reduzida por estatinas (OR 0,86, IC 95% 0,79 a 0,94); bem como o desfecho composto cardiovascular fatal e não fatal (RR 0,75, IC 95% 0,70 a 0,81), eventos coronarianos fatais e não fatais combinados (RR 0,73, IC 95% 0,67 a 0,80) e AVC fatal e não fatal combinado (RR 0,78, IC de 95% de 0,68 a 0,89). Também foi observada redução das taxas de revascularização (RR 0,62, IC 95% 0,54 a 0,72). O colesterol total e o colesterol LDL foram reduzidos em todos os ensaios. Agora vamos a uma análise mais detalhada desta metanálise. Todos os estudos selecionados pela metanálise apresentam graves problemas metodológicos. Vamos esmiuçá-los: 1) Três estudos são truncados (JUPITER, AFCAPS/TexCAPS e CARDS); 3) Um estudo foi unicego (Adult Japanese MEGA Study), o que aumenta o risco de viés de performance; 3) O estudo ASPEN, foi originalmente planejado para avaliar a prevenção secundária de doença cardiovascular. As mudanças no desenho do estudo reduziram a validade interna dos resultados. Portanto, o estudo não teve poder para detectar diferenças nos subgrupos de prevenção primária e secundária. O estudo foi realizado em 14 países de 4 continentes; no entanto, nenhuma análise multivariada foi realizada para determinar a heterogeneidade entre os países. Além disso, a análise de heterogeneidade não foi relatada para outras características basais (incluindo idade, sexo e tabagismo). Pacientes com doença vascular subjacente (angina [5%], doença arterial periférica [6%], doença cerebrovascular [4%]) foram incluídos na análise de prevenção primária. Essa população de pacientes deveria ter sido considerada como prevenção secundária; 4) O estudo de Bone HG et al, foi desenhado apenas para avaliar o efeito da atorvastatina sobre o metabolismo ósseo em mulheres pós-menopausa com dislipidemia. O estudo não foi desenhado para avaliar os efeitos da estatina sobre desfechos cardiovasculares e, portanto, não tem poder para isso; 5) O estudo de Baldassacre D e colaboradores, embora esteja colocado na metanálise como randomizado, não é. É uma análise do banco de dados do estudo randomizado CAIUS. Além disso, os autores apenas avaliaram os efeitos da pravastatina sobre a espessura médio-intimal em pacientes com dislipidemia; 6) Os estudos CELL A e B avaliaram os impactos do cuidado intensivo versus padrão sobre a redução do colesterol total e o risco cardiovascular avaliado pelo escore de Framingham em pacientes com pelo menos 2 fatores de risco para doença cardiovascular e níveis moderados a altos de colesterol. Portanto, os estudos não foram desenhados para avaliar os efeitos da redução do colesterol sobre desfechos clínicos; 7) O estudo CARDIA avaliou os efeitos da estatina sobre a isquemia silente em pacientes com diabetes tipo 2, sem doença cardiovascular manifesta. O estudo é muito pequeno (N=250), não foi desenhado para avaliar os efeitos da estatina sobre desfechos clínicos (desfecho primário: frequência e duração e episódios isquêmicos avaliados por Holter 24h). Além disso, a droga em estudo (cerivastatina) foi retirada do mercado em agosto de 2001 e foi substituída por sinvastatina, no estudo; 8) O estudo de Derosa G et al é extremamente pequeno (N=99), com curto tempo de seguimento (1 ano). Não foi desenhado para avaliar os efeitos das estatinas sobre os desfechos clínicos e não tem poder para isso. Além disso, é um estudo fatorial (avaliou não só fluvastatina, mas também orlistat). Interessante, ao ler o paper, que você não encontra nenhuma menção sobre os efeitos de qualquer uma das medicações sobre desfechos clínicos; 9) O estudo HYRIM foi desenhado para avaliar os efeitos do estilo de vida com ou sem estatina sobre os marcadores de aterosclerose em pacientes hipertensos. Trata-se de um estudo pequeno (N=177), fatorial, que não avaliou os efeitos de qualquer uma das intervenções sobre desfechos clínicos. Novamente, não há no paper nenhuma menção sobre os efeitos de qualquer uma das intervenções sobre os desfechos clínicos; 10) O estudo KAPS avaliou os efeitos da pravastatina sobre a progressão da aterosclerose na carótida e artéria femoral. O estudo não foi desenhado para avaliar os efeitos das estatinas sobre os desfechos clínicos, embora os autores tivessem contabilizado as taxas de eventos e não verificado qualquer diferença. A redução da progressão da aterosclerose, embora estatisticamente significativa, foi clinicamente pífia (placebo 0,031 mm/ano versus pravastatina 0,017 mm/ano) na carótida, sem qualquer efeito sobre as artérias femorais; 11) O estudo METEOR é outro estudo que não foi desenhado para avaliar desfechos clínicos. O estudo avaliou apenas os efeitos da rosuvastatina sobre a progressão médio-intimal da carótida em pacientes com risco cardiovascular moderado. A rosuvastatina reduziu a espessura médio-intimal da placa da carótida em apenas 0,0014%; 12) O estudo HPS avaliou os efeitos da redução do colesterol com sinvastatina sobre a morte por todas as causas em pacientes de alto risco cardiovascular. O estudo mostrou uma redução estatisticamente significativa nas taxas de morte por todas as causas (sinvastatina versus placebo, 12,9% versus 14,7%, p=0,0003) e morte vascular (7,6% versus 9,1%, p<0,0001), mas clinicamente pífia (NNT=278 ao ano e

NNT=333 ao ano, respectivamente); 13) O estudo PHYLLIS avaliou os efeitos das estatinas sobre a pressão arterial. É isso mesmo! Os autores testaram a hipótese de que as estatinas poderiam reduzir a pressão arterial em pacientes com HAS e dislipidemia. Trata-se, no entanto, de um estudo fatorial (hidroclorotiazida ou fosinopril como anti-hipertensivo com ou sem a adição de pravastatina). Os autores, magistralmente, concluíram que ambos os grupos (que receberam anti-hipertensivo) tiveram redução da pressão arterial. No entanto, concluíram que a administração de estatina em pacientes hipertensos nos quais a pressão arterial é efetivamente reduzida pelo tratamento anti-hipertensivo não tem efeito adicional de redução da pressão arterial. O estudo não tem sequer um racional cientificamente convicente; 14) O estudo PREVEND-IT foi desenhado para avaliar os efeitos do fosinopril e pravastatina sobre os eventos cardiovasculares em pacientes com microalbuminúria. Trata-se de um outro estudo fatorial (pravastatina, fosinopril e placebo). A taxa de desfecho primário (morte cardiovascular e hospitalização por causa cardiovascular) foi extremamente baixa na coorte como um todo (5,2% em 46 meses). Tanto fosinopril quanto pravastatina não reduziram o desfecho primário; 15) E finalmente, o estudo WOSCOPS, o estudo que mais impactou nos resultados desta metanálise, avaliou a eficácia da pravastatina em prevenir eventos coronarianos em homens com hipercolesterolemia moderada e nenhuma história de infarto do miocárdio. O estudo mostrou redução do desfecho primário (IAM não fatal ou morte por doença coronariana) com a pravastatina. Não houve redução de morte por doença coronariana. No entanto, a redução de risco absoluta (RRA) para o desfecho primário foi de apenas 2,4% (5,5% versus 7,9%), com NNT de 208 ao ano. Se considerarmos apenas IAM não fatal, a RRA foi de apenas 2,4% (4,6% versus 6,5%) com NNT de 208 ao ano. Portanto, apesar do p significativo e do intervalo de confiança pouco amplo, podemos observar que uma análise mais apurada da estatística do trabalho nos faz acreditar que o efeito da estatina é muito modesto em pacientes sem doença aterosclerótica sabidamente conhecida. Além disso, devemos lembrar que este estudo apenas incluiu homens e, portanto, apresenta validade externa limitadíssima. Assim, após analisarmos cada estudo que compõe esta metanálise, podemos observar que, diferentemente dos autores que afirmam que os estudos são homogêneos e de boa qualidade, os estudos apresentam graves limitações metodológicas e que os achados desta metanálise não devem, de forma alguma, influenciar a prática clínica.

A referência S4.3-9 [156] é o estudo HOPE 3, randomizado, controlado e multicêntrico, fatorial 2x2, que avaliou os efeitos da rosuvastatina em pessoas sem doença cardiovascular e com risco intermediário. O estudo mostrou redução estatisticamente significativa com a rosuvastatina em relação aos 2 desfechos coprimários (1o morte cardiovascular, IAM não fatal ou AVC não fatal – 3,7% versus 4,8%, p=0,002; 2o parada cardiorrespiratória ressuscitada, insuficiência cardíaca ou revascularização coronariana – 4,4% versus 5,7%, p<0,001). No entanto, o impacto clínico dessas reduções é medíocre: para o primeiro desfecho coprimário: RRA de 1,1% em 5,6 anos e NNT de 510 ao ano; para o segundo desfecho coprimário: RRA de 1,3% em 5,6 anos e NNT de 431 ao ano.

A referência S4.3-10 [157] é uma revisão sistemática e análise de meta-regressão de 49 artigos com mais de 300 mil pacientes que compararam diferentes estratégias de redução de LDL. Os autores concluíram que tanto as estatinas quanto as terapias não-estatinas que reduzem o LDL foram associadas a semelhantes reduções de risco dos principais eventos vasculares e que quanto mais baixo os níveis de LDL mais baixas as taxas de eventos coronarianos maiores. No entanto, essa análise possui limitações. 1) A metanálise não foi realizada com dados individuais dos pacientes. Esta é a maneira mais correta e menos enviesada de executar uma análise, e não com dados dos ensaios clínicos; 2) Os autores realizaram uma análise de risco relativo e não de risco absoluto; 3) Os dados para estatinas são mais extensos que os dados para outras intervenções (mais de 20.000 eventos de ensaios com estatinas versus alguns milhares de eventos para ezetimibe, niacina, fibratos e inibidores da CETP versus algumas centenas de eventos para dieta, seqüestradores de ácidos biliares e derivação ileal versus apenas 2 ensaios com 111 eventos para os inibidores de PCSK9); 4) Os estudos incluídos na análise foram realizados ao longo de um período de 51 anos, e a terapia de fundo mudou, o que pode explicar algumas das diferenças nas taxas absolutas de eventos entre os ensaios; 5) Os componentes do desfecho primário composto não eram idênticos para todos os estudos. Além disso, a análise dos desfechos compostos dos ensaios impediu o exame da associação entre a redução do LDL e a redução de risco de eventos cardiovasculares específicos; 6) Os riscos relativos não estavam disponíveis em todos os ensaios e riscos relativos foram usados mesmo quando não estavam presentes.

A referência S4.3-11 [158] é o estudo CARDS, randomizado, controlado, multi-cêntrico, que avaliou a eficácia da atorvastatina sobre os eventos cardiovasculares em pacientes com diabetes tipo 2. Os autores concluíram que a atorvastatina reduziu o risco do desfecho primário (síndrome coronariana aguda, revascularização coronariana ou AVC) ao longo de 3,9 anos de seguimento (9,0% placebo versus 5,8% atorvastatina, p=0,001). No entanto, o estudo é truncado, ou seja, terminou precocemente. E como já dissemos previamente, com alta chance de ter superestimado o efeito do tratamento. Além disso, chama a atenção que a RRA do desfecho primário foi de apenas 3,2% em

3,9 anos, com NNT de 122 ao ano e não houve redução de morte por qualquer causa (mais um estudo sem redução de mortalidade com estatina).

A referência S4.3-12 [133] é o estudo HPS, já detalhado previamente, com pífio benefício clínico da estatina.

A referência S4.3-13 [159] é outra metanálise que avaliou os efeitos das estatinas na prevenção primária de pacientes diabéticos. Foram selecionados apenas 4 artigos (ASCOT-LLA, ASPEN, CARDS e HPS). Os autores concluíram que a estatina na prevenção primária em pacientes diabéticos tem um efeito benéfico significativo na redução de eventos cardiovascular ou cerebrovascular. Porém, sem redução de mortalidade. Já discutimos os problemas metodológicos dos estudos CARDS, ASPEN e HPS. O estudo ASCOT-LLA foi desenhado para avaliar os efeitos da redução do colesterol na prevenção primária de doença arterial coronariana (DAC) em pacientes hipertensos. Apenas 25% da amostra era diabética. Trata-se de outro estudo truncado. A redução de risco absoluto para o desfecho primário (morte por doença coronariana ou IAM não fatal) foi de apenas 3,4 eventos por 1000 pacientes-ano. Um efeito muito, mas muito pequeno. Além disso, a estatina não teve qualquer efeito sobre a mortalidade por todas as causas e por causas cardiovasculares.

A referência S4.3-14 [160] é o estudo ASPEN, anteriormente analisado.

A referência S4.3-15 [161] é um estudo de coorte baseado num banco de dados inglês. Trata-se de um estudo retrospectivo, não randomizado. Os autores avaliaram o risco de IAM em pacientes com diabetes tipo 2. Não houve um grupo intervenção. Não há dados sobre o perfil lipídico dos pacientes (o estudo informa apenas que < 5% dos pacientes tinham níveis lipídicos anormais). Uma evidência científica extremamente limitada.

A referência S4.3-16 [162] é um outro estudo coorte, desta vez prospectivo, que avaliou o risco de eventos coronarianos em pacientes com ou sem diabetes ou doença arterial coronariana. Não há intervenção e controle. Outra evidência questionável para compor o corpo de recomendações desta diretriz, já que os autores não testaram os efeitos das estatinas nesta população.

A referência S4.3-17 [163] é o estudo ASCOT-LLA, que analisamos previamente.

A referência S4.3-18 [164] é outro estudo de coorte prospectivo, que avaliou o risco relativo e absoluto de doença cardiovascular em pacientes com diabetes tipo 1 no Reino Unido. Novamente, cabe a pergunta: e a dislipidemia e as estatinas? O estudo não avaliou os efeitos do colesterol e muito menos de uma intervenção sobre os níveis lipídicos. O objetivo foi avaliar o risco de doença cardiovascular em pacientes com diabetes tipo 1. Portanto, este estudo não tem qualquer justificativa para recomendar o uso de estatina de moderada intensidade em pacientes diabéticos tipo 1.

A referência 4.3-19 [165] também é um estudo de coorte que de forma semelhante à coorte anteriormente discutida, apenas avaliou o risco cardiovascular de pacientes com diabetes tipo 2. O estudo, portanto, também não avaliou os efeitos do colesterol e muito menos de uma intervenção sobre os níveis lipídicos.

A referência S4.3-20 [166] é um estudo retrospectivo, baseado num banco de dados holandês. Portanto, não randomizado e não controlado. Os autores avaliaram os efeitos das estatinas em pacientes com hipercolesterolemia familiar sem DAC documentada. Os grupos (usuários e não usuários de estatinas) eram, obviamente, heterogêneos. Os autores concluíram que os usuários de estatinas tiveram menor ocorrência de desfecho primário (IAM, revascularização coronariana ou morte por qualquer causa) [8,8% versus 5,3% por 1000 pessoas-anos, p<0,001). Uma RRA ínfima de apenas 3,5% por 1000 pessoas-anos. Além disso, concluíram os autores que as estatinas reduziram morte por qualquer causa (RR 0,56 IC 95% 0,33 a 0,96). Uma RRR de 44%, mas com amplo intervalo de confiança. O manuscrito, estranhamente, não informa a taxa de morte em cada grupo para que possamos calcular a RRA e o NNT. Portanto, um estudo com sérios problemas metodológicos que comprometem qualquer conclusão sobre os achados.

A referência S4.3-21 [167] é um estudo de coorte prospectivo que apenas avaliou a prevalência de uma mutação em pacientes com hipercolesterolemia familiar grave e determinou se o risco de DAC variava de acordo com o status da mutação, além do nível de colesterol LDL observado. Portanto, não é um estudo de intervenção. Este estudo em nada nos diz que administrar estatina reduz o risco cardiovascular dos pacientes. Portanto, não deveria ser usado como referência para recomendar o uso de estatinas. Além disso, os pacientes do estudo apresentam uma doença genética característica (HF) que se comporta diferentemente dos pacientes com hipercolesterolemia não familiar. São doenças distintas, com características fisiopatológicas distintas e que não deveriam servir de modelo para a população em geral.

A referência S4.3-22 [168] é outra coorte prospectiva que avaliou a taxa de eventos coronarianos em pacientes com e sem HF após uma síndrome coronariana aguda (SCA). Os autores não avaliaram os efeitos das estatinas nessa população, mas apenas quem, entre os 2 grupos, têm mais eventos no seguimento (detalhe: seguimento de apenas 1 ano). Os autores concluíram que pacientes com HF e SCA têm um risco ajustado > 2 vezes de recorrência de eventos coronarianos no primeiro ano após a alta do que pacientes sem HF, apesar do amplo uso de estatinas de alta intensidade. O estudo têm várias limitações: 1) Os autores usaram 3 definições para HF; 2) Os autores usaram apenas critérios clínicos (e não moleculares) para definir o diagnóstico de HF (o que pode ter superestimado o tamanho da amostra de HFs; ainda assim, a prevalência de HF foi baixa: 1,6% a 5,5%, dependendo do critérios usado); 3) É um estudo observacional e, portanto, não controlado; 4) Apesar dos autores terem concluído pela maior ocorrência de eventos no grupo HF, clinicamente esta diferença foi insignificante (eventos coronarianos/ 100 pessoas-anos: sem HF versus com HF de acordo com as definições AHA, *Simon Broome* e *Dutch Lipid Clinic*: 5,0% versus 5,6%, 5,0% versus 5,0%, 5,4% versus 5,7%).

A referência S4.3-23 [169] é um estudo que avaliou os dados individuais de 6 coortes epidemiológicas de participantes com HF. Os autores avaliaram o risco de eventos coronarianos e cardiovasculares de acordo com o perfil lipídico (<130 e >190 mg/dl) e concluíram que pacientes com LDL >190 mg/dl apresentam maior risco de eventos cardiovasculares no seguimento de longo prazo. Novamente aqui não foi avaliado o efeito das estatinas sobre a redução de eventos cardiovasculares. Além disso, a população é composta apenas por americanos e pacientes com HF, o que limita a validade externa do estudo. O estudo foi baseado em 6 coortes epidemiológicas. Como sabemos, estudos como estes têm grande chance de perdas durante o seguimento, o que pode levar a introdução de vieses. Outro problema comum a estes estudos é o de separar os efeitos da exposição principal daqueles produzidos pelos demais fatores ou variáveis extrínsecas. As variáveis extrínsecas ou de confusão podem mascarar uma possível associação entre o fator de exposição e a enfermidade, super ou subestimando os resultados. Se o leitor tiver calma e o devido cuidado e pesquisar o suplemento do estudo, encontrará que a taxa de mortalidade por doença coronariana nos pacientes com LDL >190 mg/ dl, nas diferentes faixas etárias, foi extremamente baixa: 20-29 anos (2 mortes / 2534 pessoas-ano); 30-39 anos (4 mortes / 4676 pessoas-ano); 40-49 anos (41 mortes / 11270 pessoas-ano); 50-59 anos (135 mortes / 26605 pessoas-ano); 60-69 anos (134 mortes / 17848 pessoas-ano); 70-79 anos (45 mortes / 4316 pessoas-ano). Muita pouca morte, ainda mais se levarmos em conta as inúmeras variáveis de confusão (tabagismo, diabetes, hipertensão arterial, obesidade, história familiar de DAC precoce).

A referência S4.3-24 [170] é o estudo WOSCOPS, que já comentamos previamente.

A referência S4.3-25 [171] é outro estudo de coorte com pacientes com HF, em que os autores avaliaram a eficácia do tratamento com estatina sobre o risco de DAC nessa população (grupo estatina = 413; grupo não estatina = 1537). Não é um estudo randomizado, controlado. As amostras são heterogêneas. Portanto, um estudo associado a um grande número de fatores confundidores e vieses.

A referência S4.3-26 [172] é uma evidência que não recomenda o uso indiscriminado de estatinas. Os autores individualizaram a elegibilidade para o uso de estatinas com base no risco da ACC / AHA usando uma avaliação não invasiva de aterosclerose subclínica, através do escore de cálcio coronariano. Em 5805 participantes sem doença cardiovascular conhecida, aqueles com risco de ≥ 7,5% em 10 anos foram subclassificados de elegíveis para estatina para inelegíveis se a imagem não revelasse cálcio nas artérias coronárias (CAC) ou placa carotídea. Indivíduos de risco intermediário foram classificados de elegibilidade opcional para clara elegibilidade para estatina se o CAC fosse ≥ 100 (ou placa carotídea equivalente). Os autores concluíram que a retirada de estatinas em indivíduos sem CAC ou placa carotídea poderia poupar uma proporção significativa de idosos de tomar uma pílula que beneficiaria apenas alguns. Este estudo não avaliou a eficácia da estatina sobre os desfechos clínicos, uma vez que a coorte toda fez uso de estatinas. Portanto, não faz sentido usá-lo como referência para recomendar o início ou intensificação das estatinas em adultos com risco intermediário e fatores de risco adicionais. É um estudo que apenas avalia, em teoria, uma estratificação de risco, questionável.

A referência S4.3-27 [173] avaliou se a lipoproteína (a) modifica a avaliação de risco para doença cardiovascular. Portanto, novamente aqui não foi avaliado o efeito das estatinas nem sobre a Lp(a) nem sobre os desfechos clínicos, não devendo esta evidência ser usada para recomendar o início ou intensificação das estatinas em adultos com risco intermediário e fatores de risco adicionais.

A referência S4.3-28 [174] é um estudo muito semelhante àquele da referência S4.3-26. O estudo avaliou as implicações da ausência de cálcio na artéria coronária (CAC) em reclassificar pacientes de um estrato de risco em que as estatinas são recomendadas para um estrato em que elas não são. Os autores mostraram que existe significativa heterogeneidade no risco de doença cardiovascular entre os elegíveis para estatinas, de acordo com as novas diretrizes e que a ausência de CAC reclassifica aproximadamente metade dos candidatos como não elegíveis para terapia com estatina. Novamente, esta evidência não deveria ser usada para recomendar o início ou intensificação das estatinas em adultos com risco intermediário e fatores de risco adicionais. Um adendo: como se a ausência de CAC implicasse em ausência de aterosclerose.

A referência S4.3-29 [175] é uma subanálise do estudo JUPITER e, como sabemos, subanálises são apenas geradoras de hipóteses. Lembre-se do que discutimos previamente a respeito das gravíssimas limitações do estudo JUPITER.

A referência S4.3-30 [176] é um estudo que avaliou a capacidade preditiva do escore de cálcio da artéria coronária (CAC) versus idade para doença cardiovascular e como a previsão de risco muda, adicionando o escore CAC e removendo apenas a idade dos modelos de previsão. Portanto, trata-se de um estudo que apenas avaliou uma ferramenta de predição de risco cardiovascular. Não faz sentido usar este estudo para recomendar o início ou intensificação das estatinas em adultos com risco intermediário e fatores de risco adicionais.

A referência S4.3-31 [177] é semelhante ao estudo anterior. Os autores avaliaram a capacidade preditiva do escore de cálcio da artéria coronária (CAC) em pacientes com diabetes, síndrome metabólica ou ambas as condições. Não houve intervenção e, portanto, não faz sentido usar este estudo para recomendar o início ou intensificação das estatinas em adultos com risco intermediário e fatores de risco adicionais.

A referência S4.3-32 [178] é uma revisão e não uma evidência científica. Não deveria ser usada numa diretriz para recomendar uma intervenção.

A referência S4.3-33 [179] é uma metanálise que avaliou a capacidade preditiva da apolipoproteína B (apoB) e do HDL no risco cardiovascular. Ou seja, é um estudo que apenas avalia uma estratificação de risco e, portanto, não faz sentido usar esta evidência para recomendar o início ou intensificação das estatinas em adultos com risco intermediário e fatores de risco adicionais.

A referência S4.3-34 [180] apenas avaliou a associação entre o escore de cálcio nas artérias coronárias (CAC) com eventos cardiovasculares. Repito: uma associação. Não permite estabelecer uma relação de causa e efeito. Além disso, não houve intervenção e, portanto, não faz sentido recomendar o uso de estatina baseado neste estudo.

13.4 Perspectivas críticas

Seja na diretriz que contempla as recomendações para revascularização do miocárdio m pacientes com DAC crônica seja na diretriz que recomenda o uso de medicamentos hipolipemiantes e metas lipídicas, há uma carência de evidências sólidas que justifiquem suas recomendações.

Vamos responder à questão levantada por mim no início desta sessão: seriam as diretrizes médicas as alegorias da Caverna de Platão?

Pois bem, para Platão, a caverna simbolizava o mundo onde todos os seres humanos vivem, enquanto as correntes significavam a ignorância que nos prende. As pessoas ficam presas a ideias pré-estabelecidas e não buscam um sentido racional para determinadas coisas, evitando o pensamento, a reflexão, preferindo contentar-se apenas com as informações que lhe são oferecidas por outras pessoas. Em certa medida, infelizmente, a MBE e as diretrizes, epítomes da MBE, funcionam assim.

O mito da Caverna se aplica àqueles que preferem permanecer alheios ao pensamento crítico (seja por preguiça ou falta de interesse) e aceitar as ideias e conceitos que são impostos por um grupo dominante, por exemplo.

Como vimos, apenas uma pequena porcentagem das recomendações da ACC / AHA é apoiada por evidências de múltiplos ensaios clínicos randomizados ou por um único ensaio clínico randomizado grande (8,5% das recomendações são classificadas como nível de evidência A e 41,5%, como nível de evidência C). Já em relação à Sociedade Europeia de Cardiologia, apenas 14,2% das recomendações foram classificadas como nível de evidência A e 54,8%, como nível de evidência C [2]. E o que dizer, após tudo o que averiguamos em apenas 2 diretrizes (revascularização coronariana e dislipidemia), sobre esses 8,5% (ACC / AHA) ou 14,2% (ESC)? São evidências sólidas, robustas? São capazes de garantir que o que fazemos por nossos pacientes está correto? Os médicos e pesquisadores esqueceram-se da importância do método aplicado à pesquisa clínica. Evidência não é sinônimo de verdade, se o método é falho. Ou talvez os conflitos de interesses, que estão envolvidos nas edições de diretrizes, possam nos dizer alguma coisa.

Esta é a MBE. Esta é a ciência como conhecemos atualmente. Não tenha dúvida, caro leitor, que o futuro da pesquisa científica, num cenário como este, é nebuloso.

REFERÊNCIAS

1. Tricoci P, Allen JM, Kramer JM, et al. Scientific Evidence Underlying the ACC/AHA Clinical Practice Guidelines. JAMA 2009;301(8):831-41.

2. Fanaroff AC, Califf RM, Windecker S, et al. Levels of Evidence Supporting American College of Cardiology/American Heart Association and European Society of Cardiology Guidelines, 2008-2018. JAMA 2019;321(11):1069-80.

3. Schumacher RC, Nguyen OK, Desphande K, Makam AN. Evidence-Based Medicine and the American Thoracic Society Clinical Practice Guidelines. JAMA Intern Med 2019;179(4):584-6.

4. Meyer C, Bowers A, Wayant C, et al. Scientific evidence underlying the American College of Gastroenterology's clinical practice guidelines. PLoS One 2018;13(10):e0204720.

5. Hamazaki T, Okuyama H, Ogushi Y, Hama R. Cholesterol Issues in Japan - Why Are the Goals of Cholesterol Levels Set So Low? Ann Nutr Metab 2013;62:32-6.

6. Yamagishi K, Iso H, Yatsuya H, et al; JACC Study Group: Dietary intake of saturated fatty acids and mortality from cardiovascular disease in Japanese: the Japan Collaborative Cohort Study for Evalu- ation of Cancer Risk (JACC) Study. Am J Clin Nutr 2010;92:759-65.

7. Nakamura H, Arakawa K, Itakura H, et al; MEGA Study Group: Primary prevention of cardiovascular disease with pravastatin in Japan (MEGA Study): a prospective randomised controlled trial. Lancet 2006;368:1155-63.

8. Matsuzaki M, Kita T, Mabuchi H, et al; J-LIT Study Group: Japan Lipid Intervention Trial. Large-scale cohort study of the relationship between serum cholesterol concentration and coronary events with low-dose simvastatin therapy in Japanese patients with hypercholesterolemia. Circ J 2002;66:1087-95.

9. Yoshiike N, Tanaka H. What we have learnt from large-scale epidemiological studies performed in Japan. Area-matched control study for Japan Lipid Intervention Trial (J- LIT). Lipid 2001;12:281-9.

10. Grilli R, Magrini N, Penna A, et al. Practice Guidelines developed by specialty societies. The need of a critical reappraisal. Lancet 2000;355:103-6.

11. Iannone P, Montano N, Minardi M, et al. Wrong guidelines: why and how often they occur. BMJ Evidence-Based Medicine 2017;22:1-3.

12. Boyd C, Darer J, Boult C, et al. Clinical practice guidelines and quality of care for older patients with multiple comorbid diseases. JAMA 2005;216:716-24.

13. Upshur R. Looking for rules in a world of exceptions: reflections on evidence-based practice. Persp Biol Med 2005;48:477-89.

14. Smith GD. Epidemiology, epigenetics and the "gloomy prospect": embracing randomness in population health research and practice. Int J Epidemiol 2011;40:537-62.

15. Sousa JE, Sousa A - Aspectos históricos. Rev Bras Cardiol Invas 1995;4:18-19.

16. Roguin A. Stent: The Man and Word Behind the Coronary Metal Prosthesis. Circulation 2011;4:206-9.

17. Sones F, Shirey E, Proudfit W, Westcott R. Cine-coronary arteriography. Circulation 1959;20:773-4.

18. Dotter CT, Judkins MP - Transluminal treatment of arteriosclerotic obstruction - description of a new technic and a preliminary report of its application. Circulation 1964;30:654-70.

19. Dotter CT. Transluminally-placed coilspring endarterial tube grafts. Invest Radiol 1969;4:329-32.

20. Grüntzig AR, Senning A, Siegenthaler WE. Nonoperative dilatation of coronary-artery stenosis - percutaneous transluminal coronary angioplasty. N Engl J Med 1979;301:61-8.

21. Cooper DKC. Open Heart: The Radical Surgeons Who Revolutionized Medicine, Kaplan, New York, NY, USA, 2010.

22. Shrager B. The Vineberg procedure: the immediate forerunner of coronary artery bypass grafting. Ann Thorac Surg 1994;57(5):1354-64.

23. Longmire WP, Cannon J, Kattus AA. Direct-vision coronary endarterectomy for angina pectoris. N Eng J Med 1958;259(21):993-9.

24. Goetz RH, Rohman M, Haller JD, et al. Internal mammary-coronary artery anastomosis. A nonsuture method employing tantalum rings. J Thorac Cardiovasc Surg 1961;41:378-86.

25. Olearchyk AS. Vasilii I. Kolesov. A pioneer of coronary revascularization by internal mammary-coronary artery grafting. J Thorac Cardiovasc Surg 1988;96(1):13-8.

26. Captur G. Memento for René Favaloro. Tex Heart Inst J 2004;31(1):47-60.

27. Duhaylongsod FG, Mayfield WR, Wolf RK. Thoracoscopic harvest of the internal thoracic artery: a multicenter experience in 218 cases. Ann Thorac Surg 1988;66(3):1012-7.

28. Prasad SM, Ducko CT, Stephenson ER, et al. Prospective clinical trial of robotically assisted endoscopic coronary grafting with 1-year follow-up. Ann Surg 2001;33(6):725-32.

29. Gaziano T, Reddy KS, Paccaud F, et al. Cardiovascular disease. In: Jamison DT, Breman JG, Measham AR, et al. Editors. Disease Control Priorities in Developing Countries. 2nd edition, Washington (DC): World Bank; 2006. Chapter 33.

30. Juul-Möller S, Edvardsson N, Jahnmatz B, et al. Double-blind trial of aspirin in primary prevention of myocardial infarction in patients with stable chronic angina pectoris. Lancet 1992;340:1421-5.

31. Pedersen TR, J Kjekshus, K Berg, et al. Randomised trial of cholesterol lowering in 4444 patients with coronary heart disease: the Scandinavian Simvastatin Survival Study (4S). Lancet 1994;344(8934):1383-9.

32. Tonkin A et al. Prevention of cardiovascular events and death with pravastatin in patients with coronary heart disease and a broad range of initial cholesterol levels. N Engl J Med 1998;339(19):1349-57.

33. Kristensen ML, Christensen PM, Hallas J. The effect of statins on average survival in randomised trials, an analysis of end point postponement. BMJ Open 2015;5:e007118.

34. Fox KM et al. Efficacy of perindopril in reduction of cardiovascular events among patients with stable coronary artery disease: randomised, double-blind, placebo-controlled, multicentre trial (the EUROPA study). Lancet 2003;362:782-8.

35. The PEACE Trial Investigators. Angiotensin-Converting-Enzyme Inhibition in Stable Coronary Artery Disease. N Engl J Med 2004;351:2058-68.

36. CASS Writers. Coronary artery surgery study (CASS): a randomized trial of coronary artery bypass surgery. Survival data. Circulation 1983;68(5):939-50.

37. Rickards AF et al. First-year results of CABRI (Coronary Angioplasty versus Bypass Revascularisation Investigation). Lancet 1995;346:1179-84.

38. Bypass Angioplasty Revascularization Investigation (BARI) Investigators. Comparison of coronary bypass surgery with angioplasty in patients with multivessel disease. N Engl J Med 1996;335(4):217-25.

39. Serruys PW, Unger F, Sousa JE, et al. Comparison of Coronary-Artery Bypass Surgery and Stenting for the Treatment of Multivessel Disease. N Engl J Med 2001;344:1117-24.

40. Hueb W, Lopes NH, Gersh BJ, et al. Five-Year Follow-Up of the Medicine, Angioplasty, or Surgery Study (MASS II): A Randomized Controlled Clinical Trial of 3 Therapeutic Strategies for Multivessel Coronary Artery Disease. Circulation 2007;115;1082-9.

41. Boden WE, O'Rourke RA, Teo KK, et al. Optimal medical therapy with or without PCI for stable coronary disease. N Engl J Med 2007;356(15):1503-16.

42. Frye RL, August P, Brooks MM, et al. A randomized trial of therapies for type 2 diabetes and coronary artery disease. N Engl J Med 2009;360(24):2503-15.

43. Farkouh ME, Domanski M, Sleeper LA, et al. Strategies for multivessel revascularization in patients with diabetes. N Eng J Med 2012;367(25):2375-84.

44. Mohr FW, Morice MC, Kappetein AP, et al. Coronary artery bypass graft surgery versus percutaneous coronary intervention in patients with three-vessel disease and left main coronary disease: 5-year follow-up of the randomised, clinical SYNTAX trial. Lancet 2013;381(9867):629-38.

45. Xaplanteris P, Fournier S, Pijls NHJ, et al. Five-Year Outcomes with PCI Guided by Fractional Flow Reserve. N Engl J Med 2018;379:250-9.

46. Maron DJ, Hochman JS, Reynolds HR, et al. Initial Invasive or Conservative Strategy for Stable Coronary Disease. N Engl J Med 2020;382:1395-1407.

47. Hueb W, Bellotti G, de Oliveira SA, et al. The Medicine, Angioplasty or Surgery Study (MASS): A Prospective, Randomized Trial of Medical Therapy, Balloon Angioplasty or Bypass Surgery for Single Proximal Left Anterior Descending Artery Stenoses. J Am Coll Cardiol 1995;26:1600-5.

48. Neumann FJ, Sousa-Uva M, Ahlsson A, et al; ESC Scientific Document Group. 2018 ESC/EACTS Guidelines on myocardial revascularization. Eur Heart J 2019;40(2):87-165.

49. Johnson NP, Toth GG, Lai D, et al. Prognostic value of fractional flow reserve: Linking physiologic severity to clinical outcomes. J Am Coll Cardiol 2014;64:1641-54.

50. Hueb W, Lopes N, Gersh BJ, et al. Ten-year follow-up survival of the Medicine, Angioplasty, or Surgery Study (MASS II): A randomized controlled clinical trial of 3 therapeutic strategies for multivessel coronary artery disease. Circulation 2010;122:949-57.

51. Yusuf S, Zucker D, Peduzzi P, et al. Effect of coronary artery bypass graft surgery on survival: Overview of 10-year results from randomised trials by the Coronary Artery Bypass Graft Surgery Trialists Collaboration. Lancet 1994;344:563-70.

52. Dzavik V, Ghali WA, Norris C, et al, Alberta for Provincial Project in Outcome Assessment Coronary Heart Disease Investigators. Long-term survival in 11,661 patients with multivessel coronary artery disease in the era of stenting: A report from the Alberta Provincial Project for Outcome Assessment in Coronary Heart Disease (APPROACH) Investigators. Am Heart J 2001;142:119-26.

53. Lee PH, Ahn JM, Chang M, et al. Left main coronary artery disease: Secular trends in patient characteristics, treatments, and outcomes. J Am Coll Cardiol 2016;68:1233-46.

54. Smith PK, Califf RM, Tuttle RH, et al. Selection of surgical or percutaneous coronary intervention provides differential longevity benefit. Ann Thorac Surg 2006;82:1420-8.

55. Hannan EL, Wu C, Walford G, et al. Drug-eluting stents vs. coronary-artery bypass grafting in multivessel coronary disease. N Engl J Med 2008;358:331-41.

56. Hannan EL, Samadashvili Z, Cozzens K, et al. Comparative outcomes for patients who do and do not undergo percutaneous coronary intervention for stable coronary artery disease in New York. Circulation 2012;125:1870-9.

57. Caracciolo EA, Davis KB, Sopko G, et al. Comparison of surgical and medical group survival in patients with left main equivalent coronary artery disease. Long-term CASS experience. Circulation 1995;91:2335-44.

58. Chaitman BR, Hardison RM, Adler D, et al; Bypass Angioplasty Revascularization Investigation 2 Diabetes Study G. The Bypass Angioplasty Revascularization Investigation 2 Diabetes randomized trial of different treatment strategies in type 2 diabetes mellitus with stable ischemic heart disease: Impact of treatment strategy on cardiac mortality and myocardial infarction. Circulation 2009;120:2529-40.

59. Passamani E, Davis KB, Gillespie MJ, Killip T. A randomized trial of coronary artery bypass surgery. Survival of patients with a low ejection fraction. N Engl J Med 1985;312:1665-71.

60. Velazquez EJ, Lee KL, Deja MA, et al; STICH Investigators. Coronary-artery bypass surgery in patients with left ventricular dysfunction. N Engl J Med 2011;364:1607-16.

61. Jones RH, Kesler K, Phillips HR III, et al. Long-term survival benefits of coronary artery bypass grafting and percutaneous transluminal angioplasty in patients with coronary artery disease. J Thorac Cardiovasc Surg 1996;111:1013-25.

62. Baker DW, Jones R, Hodges J, et al. Management of heart failure. III. The role of revascularization in the treatment of patients with moderate or severe left ventricular systolic dysfunction. JAMA 1994;272:1528-34.

63. Velazquez EJ, Lee KL, Jones RH, et al; STICHES Investigators. Coronary-artery bypass surgery in-patients with ischemic cardiomyopathy. N Engl J Med 2016;374:1511-20.

64. Panza JA, Velazquez EJ, She L, et al. Extent of coronary and myocardial disease and benefit from surgical revascularization in ischemic LV dysfunction [Corrected]. J Am Coll Cardiol 2014;64:553-61.

65. Petrie MC, Jhund PS, She L, et al; STICH Trial Investigators. Ten-year outcomes after coronary artery bypass grafting according to age in patients with heart failure and left ventricular systolic dysfunction: An analysis of the extended follow-up of the STICH trial (Surgical Treatment for Ischemic Heart Failure). Circulation 2016;134:1314-24.

66. Hachamovitch R, Rozanski A, Shaw LJ, et al. Impact of ischaemia and scar on the therapeutic benefit derived from myocardial revascularization vs. medical therapy among patients undergoing stress-rest myocardial perfusion scintigraphy. Eur Heart J 2011;32:1012-24.

67. Davies RF, Goldberg AD, Forman S, et al. Asymptomatic Cardiac Ischemia Pilot (ACIP) study two-year follow-up: Outcomes of patients randomized to initial strategies of medical therapy versus revascularization. Circulation 1997;95:2037-43.

68. Shaw LJ, Berman DS, Maron DJ, et al; COURAGE Investigators. Optimal medical therapy with or without percutaneous coronary intervention to reduce ischemic burden: Results from the Clinical Outcomes Utilizing Revascularization and Aggressive Drug Evaluation (COURAGE) trial nuclear substudy. Circulation 2008;117(10):1283-91.

69. Hachamovitch R, Hayes SW, Friedman JD, et al. Comparison of the short-term survival benefit associated with revascularization compared with medical therapy in patients with no prior coronary artery disease undergoing stress myocardial perfusion single photon emission computed tomography. Circulation 2003;107:2900-7.

70. Gada H, Kirtane AJ, Kereiakes DJ, et al. Meta-analysis of trials on mortality after percutaneous coronary intervention compared with medical therapy in patients with stable coronary heart disease and objective evidence of myocardial ischemia. Am J Cardiol 2015;115:1194-9.

71. De Bruyne B, Pijls NH, Kalesan B, et al. Fractional flow reserve-guided PCI versus medical therapy in stable coronary disease. N Engl J Med 2012;367(11):991-1001.

72. Erne P, Schoenenberger AW, Burckhardt D, e al. Effects of Percutaneous Coronary Interventions in Silent Ischemia After Myocardial Infarction. JAMA 2007;297:1985-91.

73. Stergiopoulos K, Boden WE, Hartigan P, et al. Percutaneous coronary intervention outcomes in patients with stable obstructive coronary artery disease and myocardial ischemia: A collaborative meta-analysis of contemporary randomized clinical trials. JAMA Intern Med 2014;174:232-40.

74. Nishigaki K, Yamazaki T, Kitabatake A, et al; Japanese Stable Angina Pectoris Study Investigators. Percutaneous coronary intervention plus medical therapy reduces the incidence of acute coronary syndrome more effectively than initial medical therapy only among patients with low-risk coronary artery disease a randomized, comparative, multicenter study. JACC Cardiovasc Interv 2008;1:469-79.

75. Fihn SD, Gardin JM, Abrams J, et al. 2012 ACCF / AHA / ACP / AATS / PCNA / SCAI / STS guideline for the diagnosis and management of patients with stable ischemic heart disease: executive summary: a report of the American College of Cardiology Foundation/American Heart Association task force on practice guidelines, and the American College of Physicians, American Association for Thoracic Surgery, Preventive Cardiovascular Nurses Association, Society for Cardiovascular Angiography and Interventions, and Society of Thoracic Surgeons. Circulation 2012;126(25):3097-137.

76. Chaitman BR, Bourassa MG, Davis K, et al. Angiographic prevalence of high-risk coronary artery disease in patient subsets (CASS). Circulation 1981;64:360-7.

77. Myers WO, Schaff HV, Gersh BJ, et al. Improved survival of surgically treated patients with triple vessel coronary artery disease and severe angina pectoris: A report from the Coronary Artery Surgery Study (CASS) registry. J Thorac Cardiovasc Surg 1989;97:487-95.

78. Alderman EL, Fisher LD, Litwin P, et al. Results of coronary artery surgery in patients with poor left ventricular function (CASS). Circulation 1983;68:785-95.

79. Weintraub WS, Spertus JA, Kolm P, et al. Effect of PCI on quality of life in patients with stable coronary disease. N Engl J Med 2008;359:677-87.

80. Yusuf S, Zucker D, Peduzzi P, et al. Effect of coronary artery bypass graft surgery on survival: overview of 10-year results from randomised trials by the Coronary Artery Bypass Graft Surgery Trialists Collaboration. Lancet 1994;344:563-70.

81. Morice MC, Serruys PW, Kappetein AP, et al. Outcomes in patients with de novo left main disease treated with either percutaneous coronary intervention using paclitaxel-eluting stents or coronary artery bypass graft treatment in the Synergy Between Percutaneous Coronary Intervention with TAXUS and Cardiac Surgery (SYNTAX) trial. Circulation 2010;121:2645-53.

82. Chakravarty T, Buch MH, Naik H, et al. Predictive accuracy of SYNTAX score for predicting long-term outcomes of unprotected left main coronary artery revascularization. Am J Cardiol 2011;107:360-6.

83. Kim YH, Park DW, Kim WJ, et al. Validation of SYNTAX (Synergy between PCI with Taxus and Cardiac Surgery) score for prediction of outcomes after unprotected left main coronary revascularization. J Am Coll Cardiol Intv 2010;3:612-23.

84. Buszman PE, Kiesz SR, Bochenek A, et al. Acute and late outcomes of unprotected left main stenting in comparison with surgical revascularization. J Am Coll Cardiol 2008;51:538-45.

85. Takaro T, Hultgren HN, Lipton MJ, et al. The VA cooperative randomized study of surgery for coronary arterial occlusive disease II. Subgroup with significant left main lesions. Circulation 1976;54:III107-III117.

86. Takaro T, Peduzzi P, Detre KM, et al. Survival in subgroups of patients with left main coronary artery disease. Veterans Administration Cooperative Study of Surgery for Coronary Arterial Occlusive Disease. Circulation 1982;66:14-22.

87. Taylor HA, Deumite NJ, Chaitman BR, et al. Asymptomatic left main coronary artery disease in the Coronary Artery Surgery Study (CASS) registry. Circulation 1989;79:1171-9.

88. Capodanno D, Caggegi A, Miano M, et al. Global Risk Classification and Clinical SYNTAX (Synergy between Percutaneous Coronary Intervention with TAXUS and Cardiac Surgery) Score in Patients Undergoing Percutaneous or Surgical Left Main Revascularization. J Am Coll Cardiol Intv 2011;4:287-97.

89. Hannan EL, Wu C, Walford G, et al. Drug-eluting stents vs. coronary-artery bypass grafting in multivessel coronary disease. N Engl J Med 2008;358:331-41.

90. Ellis SG, Tamai H, Nobuyoshi M, et al. Contemporary percutaneous treatment of unprotected left main coronary stenoses: initial results from a multicenter registry analysis 199-1996. Circulation 1997;96:3867-72.

91. Biondi-Zoccai GG, Lotrionte M, Moretti C, et al. A collaborative systematic review and meta-analysis on 1278 patients undergoing percutaneous drug-eluting stenting for unprotected left main coronary artery disease. Am Heart J 2008;155:274-83.

92. Boudriot E, Thiele H, Walther T, et al. Randomized comparison of percutaneous coronary intervention with sirolimus-eluting stents versus coronary artery bypass grafting in unprotected left main stem stenosis. J Am Coll Cardiol 2011;57:538-45.

93. Brener SJ, Galla JM, Bryant R, et al. Comparison of percutaneous versus surgical revascularization of severe unprotected left main coronary stenosis in matched patients. Am J Cardiol 2008;101:169-72.

94. Chieffo A, Magni V, Latib A, et al. 5-year outcomes following percutaneous coronary intervention with drug-eluting stent implantation versus coronary artery bypass graft for unprotected left main coronary artery lesions the milan experience. J Am Coll Cardiol Intv 2010;3:595-601.

95. Chieffo A, Morici N, Maisano F, et al. Percutaneous treatment with drug-eluting stent implantation versus bypass surgery for unprotected left main stenosis: a single-center experience. Circulation 2006;113:2542-7.

96. Lee MS, Kapoor N, Jamal F, et al. Comparison of coronary artery bypass surgery with percutaneous coronary intervention with drugeluting stents for unprotected left main coronary artery disease. J Am Coll Cardiol 2006;47:864-70.

97. Makikallio TH, Niemela M, Kervinen K, et al. Coronary angioplasty in drug eluting stent era for the treatment of unprotected left main stenosis compared to coronary artery bypass grafting. Ann Med 2008;40:437-43.

98. Naik H, White AJ, Chakravarty T, et al. A meta-analysis of 3,773 patients treated with percutaneous coronary intervention or surgery for unprotected left main coronary artery stenosis. J Am Coll Cardiol Intv 2009;2:739-47.

99. Palmerini T, Marzocchi A, Marrozzini C, et al. Comparison between coronary angioplasty and coronary artery bypass surgery for the treatment of unprotected left main coronary artery stenosis (the Bologna Registry). Am J Cardiol 2006;98:54-9.

100. Park DW, Seung KB, Kim YH, et al. Long-term safety and efficacy of stenting versus coronary artery bypass grafting for unprotected left main coronary artery disease: 5-year results from the MAIN-COMPARE (Revascularization for Unprotected Left Main Coronary Artery Stenosis: Comparison of Percutaneous Coronary Angioplasty Versus Surgical Revascularization) registry. J Am Coll Cardiol 2010;56:117-124.

101. Rodes-Cabau J, Deblois J, Bertrand OF, et al. Nonrandomized comparison of coronary artery bypass surgery and percutaneous coronary intervention for the treatment of unprotected left main coronary artery disease in octogenarians. Circulation 2008;118:2374-81.

102. Sanmartin M, Baz JA, Claro R, et al. Comparison of drug-eluting stents versus surgery for unprotected left main coronary artery disease. Am J Cardiol 2007;100:970-3.

103. Seung KB, Park DW, Kim YH, et al. Stents versus coronary-artery bypass grafting for left main coronary artery disease. N Engl J Med 2008;358:1781-92.

104. White A, Kedia G, Mirocha J, et al. Comparison of coronary artery bypass surgery and percutaneous drug-eluting stent implantation for treatment of left main coronary artery stenosis. JACC Cardiovasc Interv 2008;1:236-45.

105. Kappetein AP, Feldman TE, Mack MJ, et al. Comparison of coronary bypass surgery with drug-eluting stenting for the treatment of left main and/or three-vessel disease: 3-year follow-up of the SYNTAX trial. Eur Heart J 2011;32:2125-34.

106. Jones RH, Kesler K, Phillips HR III., et al. Long-term survival benefits of coronary artery bypass grafting and percutaneous transluminal angioplasty in patients with coronary artery disease. J Thorac Cardiovasc Surg 1996;111:1013-25.

107. Varnauskas E. Twelve-year follow-up of survival in the randomized European Coronary Surgery Study. N Engl J Med 1988;319:332-7.

108. Smith PK, Califf RM, Tuttle RH, et al. Selection of surgical or percutaneous coronary intervention provides differential longevity benefit. Ann Thorac Surg 2006;82:1420-8.

109. Di Carli MF, Maddahi J, Rokhsar S, et al. Long-term survival of patients with coronary artery disease and left ventricular dysfunction: implications for the role of myocardial viability assessment in management decisions. J Thorac Cardiovasc Surg 1998;116:997-1004.

110. Cashin WL, Sanmarco ME, Nessim SA, et al. Accelerated progression of atherosclerosis in coronary vessels with minimal lesions that are bypassed. N Engl J Med 1984;824-8.

111. Pijls NH, de BB, Peels K, et al. Measurement of fractional flow reserve to assess the functional severity of coronary-artery stenoses. N Engl J Med 1996;334:1703-8.

112. Tonino PA, de BB, Pijls NH, et al. Fractional flow reserve versus angiography for guiding percutaneous coronary intervention. N Engl J Med 2009;360:213-24.

113. Sawada S, Bapat A, Vaz D, et al. Incremental value of myocardial viability for prediction of long-term prognosis in surgically revascularized patients with left ventricular dysfunction. J Am Coll Cardiol 2003;42:2099-105.

114. O'Connor CM, Velazquez EJ, Gardner LH, et al. Comparison of coronary artery bypass grafting versus medical therapy on long-term outcome in patients with ischemic cardiomyopathy (a 25-year experience from the Duke Cardiovascular Disease Databank). Am J Cardiol 2002;90:101-7.

115. Phillips HR, O'Connor CM, Rogers J. Revascularization for heart failure. Am Heart J 2007;153:65-73.

116. Tarakji KG, Brunken R, McCarthy PM, et al. Myocardial viability testing and the effect of early intervention in patients with advanced left ventricular systolic dysfunction. Circulation 2006;113:230-7.

117. Tsuyuki RT, Shrive FM, Galbraith PD, et al. Revascularization in patients with heart failure. CMAJ 2006;175:361-5.

118. Borger van der Burg AE, Bax JJ, Boersma E, et al. Impact of percutaneous coronary intervention or coronary artery bypass grafting on outcome after nonfatal cardiac arrest outside the hospital. Am J Cardiol 2003;91:785-9.

119. Kaiser GA, Ghahramani A, Bolooki H, et al. Role of coronary artery surgery in patients surviving unexpected cardiac arrest. Surgery 1975;78:749-54.

120. Benzer W, Hofer S, Oldridge NB. Health-related quality of life in patients with coronary artery disease after different treatments for angina in routine clinical practice. Herz 2003;28:421-8.

121. Bonaros N, Schachner T, Ohlinger A, et al. Assessment of health-related quality of life after coronary revascularization. Heart Surg Forum 2005;8:E380-5.

122. Bucher HC, Hengstler P, Schindler C, et al. Percutaneous transluminal coronary angioplasty versus medical treatment for non-acute coronary heart disease: meta-analysis of randomised controlled trials. BMJ 2000;321:73-7.

123. Favarato ME, Hueb W, Boden WE, et al. Quality of life in patients with symptomatic multivessel coronary artery disease: a comparative post hoc analyses of medical, angioplasty or surgical strategies - MASS II trial. Int J Cardiol 2007;116:364-70.

124. Pocock SJ, Henderson RA, Seed P, et al. Quality of life, employment status, and anginal symptoms after coronary angioplasty or bypass surgery. 3-year follow-up in the Randomized Intervention Treatment of Angina (RITA) Trial. Circulation 1996;94:135-42.

125. Pocock SJ, Henderson RA, Clayton T, et al. Quality of life after coronary angioplasty or continued medical treatment for angina: three-year follow-up in the RITA-2 trial. Randomized Intervention Treatment of Angina. J Am Coll Cardiol 2000;35:907-14.

126. Trial of invasive versus medical therapy in elderly patients with chronic symptomatic coronary-artery disease (TIME): a randomised trial. Lancet 2001;358:951-7.

127. Wijeysundera HC, Nallamothu BK, Krumholz HM, et al. Meta-analysis: effects of percutaneous coronary intervention versus medical therapy on angina relief. Ann Intern Med 2010;152:370-9.

128. Mach F, Baigent C, Catapano AL, et al. 2019 ESC/EAS Guidelines for the management of dyslipidaemias: lipid modification to reduce cardiovascular risk. Eur Heart J 2019;00:1-78.

129. Kavousi M, Desai CS, Ayers C, et al. Prevalence and prognostic implications of coronary artery calcification in low-risk women: a meta-analysis. JAMA 2016;316:2126-34.

130. Lorenz MW, Polak JF, Kavousi M, et al; PROG-IMT Study Group. Carotid intima-media thickness progression to predict cardiovascular events in the general population (the PROG-IMT collaborative project): a meta-analysis of individual participant data. Lancet 2012;379:2053-62.

131. Cannon CP, Blazing MA, Giugliano RP, et al; IMPROVE-IT Investigators. Ezetimibe added to statin therapy after acute coronary syndromes. N Engl J Med 2015;372:2387-97.

132. Cholesterol Treatment Trialists Collaboration, Baigent C, Blackwell L, Emberson J, et al. Efficacy and safety of more intensive lowering of LDL cholesterol: a meta-analysis of data from 170,000 participants in 26 randomised trials. Lancet 2010;376:1670-81.

133. Heart Protection Study Collaborative Group. MRC/BHF Heart Protection Study of cholesterol lowering with simvastatin in 20,536 high-risk individuals: a randomised placebo-controlled trial. Lancet 2002;360(9326):7-22.

134. Pedersen TR, et al. Randomised trial of cholesterol lowering in 4444 patients with coronary heart disease: the Scandinavian Simvastatin Survival Study (4S). Lancet 1994;344(8934):1383-9.

135. LIPID study group writers. Prevention of cardiovascular events and death with pravastatin in patients with coronary heart disease and a broad range of initial cholesterol levels. The Long-Term Intervention with Pravastatin in Ischaemic Disease (LIPID) Study Group. N Eng J Med 1998;339(19):1349-57.

136. Lau J, Ioannidis JP, Schmid CH. Summing up evidence: one answer is not always enough. Lancet 1998;351:123-7.

137. Hearst N, Grady D, Barron HV, et al. Pesquisa com Dados Existentes: Análise de Dados Secundários, Estudos Suplementares e Revisões Sistemáticas, em: Hulley SB, Cummings SR, Browner WS ET, al. Delineando a Pesquisa Clínica: Uma Abordagem epidemiológica, 2ª Ed, Porto Alegre: Artmed, 2003.

138. Higgins JP, Thompson SG, Deeks JJ, et al. Measuring inconsistency in meta-analyses. BMJ 2003;327(7414):557-60.

139. Cholesterol Treatment Trialists Collaboration, Fulcher J, O'Connell R, Voysey M, Emberson J, et al. Efficacy and safety of LDL-lowering therapy among men and women: meta-analysis of individual data from 174,000 participants in 27 randomised trials. Lancet 2015;385:1397-1405.

140. Cholesterol Treatment Trialists Collaboration, Mihaylova B, Emberson J, Blackwell L, et al. The effects of lowering LDL cholesterol with statin therapy in people at low risk of vascular disease: meta-analysis of individual data from 27 randomised trials. Lancet 2012;380:581-90.

141. Sabatine MS, Giugliano RP, Keech AC, et al; FOURIER Steering Committee and Investigators. Evolocumab and clinical outcomes in patients with cardiovascular disease. N Engl J Med 2017;376:1713-22.

142. Schwartz GG, Steg PG, Szarek M, et al; ODYSSEY OUTCOMES Committees and Investigators. Alirocumab and cardiovascular outcomes after acute coronary syndrome. N Engl J Med 2018;379:2097-2107.

143. Lincoff AM, Nicholls SJ, Riesmeyer JS, et al. Evacetrapib and Cardiovascular Outcomes in High-Risk Vascular Disease. N Engl J Med 2017;376:1933-42.

144. Grundy SM, Stone NJ, Bailey AL, et al. 2018 AHA / ACC / AACVPR / AAPA / ABC / ACPM / ADA / AGS / APhA / ASPC / NLA / PCNA Guideline on the Management of Blood Cholesterol: Executive Summary: A Report of the American College of Cardiology/American Heart Association Task Force on Clinical Practice Guidelines. J Am Coll Cardiol 2019;73(24):3168-3209.

145. Cholesterol Treatment Trialists Collaboration, Baigent C, Blackwell L, Emberson J, et al. Efficacy and safety of more intensive lowering of LDL cholesterol: a meta-analysis of data from 170,000 participants in 26 randomised trials. Lancet 2010;376:1670-81.

146. Baigent C, Landray MJ, Reith C, et al. The effects of lowering LDL cholesterol with simvastatin plus ezetimibe in patients with chronic kidney disease (Study of Heart and Renal Protection): a randomised placebo-controlled trial. Lancet 2011;377:2181-92.

147. Wanner C, Krane V, März W, et al. Atorvastatin in patients with type 2 diabetes mellitus undergoing hemodialysis. N Engl J Med 2005;353(3):238-48.

148. Fellstrom BC, Jardine AG, Schmieder RE, et al. Rosuvastatin and Cardiovascular Events in Patients Undergoing Hemodialysis. N Eng J Med 2009;360(14):1395-1407.

149. Holdaas H, Fellström B, Jardine AG, et al. Effect of fluvastatin on cardiac outcomes in renal transplant recipients: a multicentre, randomised, placebo-controlled trial. Lancet 2003;361(9374):2024-31.

150. Cholesterol Treatment Trialists' (CTT) Collaboration, Herrington W, Emberson J, et al. Impact of renal function on the effects of LDL cholesterol lowering with statin-based regimens: a meta-analysis of individual participant data from 28 randomised trials. Lancet Diabetes Endocrinol 2016;4:829-39.

151. Chou R, Dana T, Blazina I, et al. Statin Use for the Prevention of Cardiovascular Disease in Adults: A Systematic Review for the U.S. Preventive Services Task Force. Disponível em: https://www.ncbi.nlm.nih.gov/books/NBK396415/

152. Downs JR, Clearfield M, Weis S, et al. Primary prevention of acute coronary events with lovastatin in men and women with average cholesterol levels: results of AFCAPS/TexCAPS. Air Force/Texas Coronary Atherosclerosis Prevention Study. JAMA 1998;279:1615-22.

153. Bassler D, Briel M, Montori VM, et al. Stopping randomized trials early for benefit and estimation of treatment effects: systematic review and meta-regression analysis. JAMA 2010;303(12):1180-7.

154. Ridker PM, Danielson E, Fonseca FAH, et al. Rosuvastatin to prevent vascular events in men and women with elevated C-reactive protein. N Engl J Med 2008;359:2195-207.

155. Taylor F, Huffman MD, Macedo AF, et al. Statins for the primary prevention of cardiovascular disease. Cochrane Database Syst Rev 2013;CD004816.

156. Yusuf S, Bosch J, Dagenais G, et al. Cholesterol lowering in intermediate-risk persons without cardiovascular disease. N Engl J Med 2016;374:2021-31.

157. Silverman MG, Ference BA, Im K, et al. Association between lowering LDL-C and cardiovascular risk reduction among different therapeutic interventions: a systematic review and meta-analysis. JAMA 2016;316:1289-97.

158. Colhoun HM, Betteridge DJ, Durrington PN, et al. Primary prevention of cardiovascular disease with atorvastatin in type 2 diabetes in the Collaborative Atorvastatin Diabetes Study (CARDS): multicentre randomised placebo-controlled trial. Lancet 2004;364:685-96.

159. de Vries FM, Denig P, Pouwels KB, et al. Primary prevention of major cardiovascular and cerebrovascular events with statins in diabetic patients: a meta-analysis. Drugs 2012;72:2365-73.

160. Knopp RH, d'Emden M, Smilde JG, et al. Efficacy and safety of atorvastatin in the prevention of cardiovascular end points in subjects with type 2 diabetes: the Atorvastatin Study for Prevention of Coronary Heart Disease Endpoints in non-insulindependent diabetes mellitus (ASPEN). Diabetes Care 2006;29:1478-85.

161. Mulnier HE, Seaman HE, Raleigh VS, et al. Risk of myocardial infarction in men and women with type 2 diabetes in the UK: a cohort study using the General Practice Research Database. Diabetologia 2008;51:1639-45.

162. Rana JS, Liu JY, Moffet HH, et al. Diabetes and prior coronary heart disease are not necessarily risk equivalent for future coronary heart disease events. J Gen Intern Med 2016;31:387-93.

163. Sever PS, Poulter NR, Dahlöf B, et al. Reduction in cardiovascular events with atorvastatin in 2,532 patients with type 2 diabetes: Anglo- Scandinavian Cardiac Outcomes Trial-lipid-lowering arm (ASCOT-LLA). Diabetes Care 2005;28:1151-7.

164. Soedamah-Muthu SS, Fuller JH, Mulnier HE, et al. High risk of cardiovascular disease in patients with type 1 diabetes in the U.K.: a cohort study using the general practice research database. Diabetes Care 2006;29:798-804.

165. Wong ND, Glovaci D, Wong K, et al. Global cardiovascular disease risk assessment in United States adults with diabetes. Diab Vasc Dis Res 2012;9:146-52.

166. Besseling J, Hovingh GK, Huijgen R, et al. Statins in familial hypercholesterolemia: consequences for coronary artery disease and all-cause mortality. J Am Coll Cardiol 2016;68:252-60.

167. Khera AV, Won H-H, Peloso GM, et al. Diagnostic yield and clinical utility of sequencing familial hypercholesterolemia genes in patients with severe hypercholesterolemia. J Am Coll Cardiol 2016;67:2578-89.

168. Nanchen D, Gencer B, Muller O, et al. Prognosis of patients with familial hypercholesterolemia after acute coronary syndromes. Circulation 2016;134:698-709.

169. Perak AM, Ning H, de Ferranti SD, et al. Long-term risk of atherosclerotic cardiovascular disease in US adults with the familial hypercholesterolemia phenotype. Circulation 2016;134:9-19.

170. Shepherd J, Cobbe SM, Ford I, et al. Prevention of coronary heart disease with pravastatin in men with hypercholesterolemia. West of Scotland Coronary Prevention Study Group. N Engl J Med 1995;333:1301-7.

171. Versmissen J, Yazdanpanah M, et al. Efficacy of statins in familial hypercholesterolaemia: a long term cohort study. BMJ 2008;337:a2423.

172. Mortensen MB, Fuster V, Muntendam P, et al. A simple disease-guided approach to personalize ACC/ AHA-recommended statin allocation in elderly people: the BioImage Study. J Am Coll Cardiol 2016;68:881-91.

173. Willeit P, Kiechl S, Kronenberg F, et al. Discrimination and net reclassification of cardiovascular risk with lipoprotein(a): prospective 15-year outcomes in the Bruneck Study. J Am Coll Cardiol 2014;64:851-60.

174. Nasir K, Bittencourt MS, Blaha MJ, et al. Implications of coronary artery calcium testing among statin candidates according to American College of Cardiology/American Heart Association cholesterol management guidelines: MESA (Multi-Ethnic Study of Atherosclerosis). J Am Coll Cardiol 2015;66:1657-68.

175. Ridker PM, Mora S, Rose L, et al. Percent reduction in LDL cholesterol following high-intensity statin therapy: potential implications for guidelines and for the prescription of emerging lipid-lowering agents. Eur Heart J 2016;37:1373-9.

176. Yano Y, O'Donnell CJ, Kuller L, et al. Association of coronary artery calcium score vs age with cardiovascular risk in older adults: an analysis of pooled population-based studies. JAMA Cardiol 2017;2:986-94.

177. Malik S, Zhao Y, Budoff M, et al. Coronary artery calcium score for long-term risk classification in individuals with type 2 diabetes and metabolic syndrome from the Multi-Ethnic Study of Atherosclerosis. JAMA Cardiol 2017;2:1332-40.

178. Sniderman AD, Tsimikas S, Fazio S. The severe hypercholesterolemia phenotype: clinical diagnosis, management, and emerging therapies. J Am Coll Cardiol 2014;63:1935-47.

179. Sniderman AD, Williams K, Contois JH, et al. A meta-analysis of low-density lipoprotein cholesterol, non-high-density lipoprotein cholesterol, and apolipoprotein B as markers of cardiovascular risk. Circ Cardiovasc Qual Outcomes 2011;4:337-45.

180. Budoff MJ, Young R, Burke G, et al. Ten-year association of coronary artery calcium with atherosclerotic cardiovascular disease (ASCVD) events: the multi-ethnic study of atherosclerosis (MESA). Eur Heart J 2018;39:2401-8.

CAPÍTULO 14

O FUTURO DA PESQUISA CLÍNICA

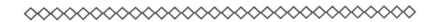

Those who may seek now, or in the future, to denigrate the achievements of medical science in the 20th century will find numerous examples within the general field of atherosclerosis research of oversimplification, extrapolation, and near total abandonment of the principles of the scientific method.

PJ Scott, 2002 [1]

CAPÍTULO 14

O FUTURO
DA PESQUISA CLÍNICA

Nos últimos anos, preocupações acerca da confiabilidade da pesquisa publicada têm aumentado. Tem-se observado que os resultados de muitos estudos não podem ser reproduzidos quando os métodos são repetidos. Juntamente com o crescente descontentamento, a comunidade científica respondeu levando adiante uma série de reformas científicas. De iniciativas como disponibilizar publicamente dados de pesquisa, para garantir que toda a pesquisa publicada possa ser lida pelo público, o objetivo dessas reformas é simples: tornar a ciência mais confiável e acessível para o benefício de outros cientistas e do público que financiam as pesquisas científicas.

Todavia, um leitor crítico e um pesquisador atento, podem facilmente perceber dois detalhes nas grandes revistas médicas internacionais: 1) A baixa taxa de publicação de estudos clínicos negativos. A esse problema damos o nome de viés de publicação, uma tendência para certos tipos de resultados serem mais fáceis de publicar do que outros. Uma revisão de estudos com antidepressivos patrocinados pela indústria mostrou que 37 dos 38 estudos tinham resultados positivos, mas apenas 14 dos 36 com resultados negativos foram publicados [2]; 2) Diferenças meramente estatísticas transformadas em benefícios clínicos e recomendações.

Infelizmente, a falsa crença de que cruzar o limiar da significância estatística é suficiente para mostrar que um resultado é "real" levou cientistas e editores de periódicos a privilegiar resultados positivos, distorcendo assim a literatura. As estimativas estatisticamente significativas são enviesadas para cima em magnitude, enquanto as estimativas estatisticamente não significativas são enviesadas para baixo. Consequentemente, qualquer discussão que se concentre nas estimativas escolhidas por sua significância será enviesada. Além disso, o foco rígido na significância estatística incentiva os pesquisadores a escolher dados e métodos que gerem significância estatística para algum resultado desejado (ou simplesmente publicável), ou que gerem não significância estatística para um resultado indesejado, como potenciais efeitos colaterais de drogas - invalidando assim as conclusões [3].

Uma razão para evitar tal "dicotomania" é que todas as estatísticas, incluindo valores p e intervalos de confiança, variam naturalmente de estudo para estudo, e muitas vezes o fazem em um grau surpreendente. Na verdade, a variação aleatória sozinha pode facilmente levar a grandes disparidades nos valores de p, muito além de cair apenas para qualquer um dos lados do limite de 0,05. Por exemplo, mesmo se os pesquisadores pudessem conduzir dois estudos de replicação perfeita de algum efeito genuíno, cada um com 80% de poder (chance) de alcançar $p < 0,05$, não seria muito surpreendente para um obter p <0,01 e o outro p> 0,30. Quer um valor p seja pequeno ou grande, é necessário cautela [3].

Semelhante a qualquer outra disciplina, o sucesso científico é regozijado, enquanto o fracasso é colocado em segundo plano e raramente admitido. Os periódicos relatam o sucesso na pesquisa acadêmica como descobertas que moldam a comunidade científica. As recompensas na ciência estão intimamente ligadas à publicação. Parece haver um padrão: os cientistas são julgados pelo número de artigos publicados. A comunidade acadêmica continua a ignorar resultados negativos. É realmente justificado tratar os resultados negativos desta forma, como se eles não contribuíssem em nada para o grande e extenso corpo de pesquisa?

Estudo publicado pela Cochrane analisou 75 papers publicados entre 2010 e 2015 e comparou os desfechos positivos e negativos entre aqueles patrocinados ou não pela indústria farmacêutica. Os autores mostraram que os estudos patrocinados pela indústria tiveram mais frequentemente resultados de eficácia favoráveis (RR: = 1,27; IC 95% 1,17 a 1,37) [25 artigos] [evidência de qualidade moderada], semelhantes resultados negativos (RR = 1,37; IC 95% 0,64 a 2,93) [4 artigos] [evidência de qualidade muito baixa] e mais frequentemente conclusões favoráveis (RR = 1,34; IC 95% 1,19 a 1,51) [29 artigos] [evidência de baixa qualidade] em comparação com estudos não patrocinados pela indústria. Além disso, em estudos patrocinados pela indústria, houve menos concordância entre os resultados e as conclusões do que em estudos não patrocinados pela indústria (RR = 0,83; IC 95% 0,70 a 0,98) [6 artigos]. Os autores concluíram que suas análises sugerem a existência de um viés do setor que não pode ser explicado pelas avaliações padrão de 'risco de viés' [4].

Recente estudo publicado por Wang e colaboradores mostrou que estudos patrocinados pela indústria farmacêutica têm maior utilização de métodos estatísticos inadequados com o objetivo de obter os resultados desejados [5].

Muitos outros estudos semelhantes, ao longo de 30 anos, encontraram essa assimetria entre os resultados de ensaios financiados pela indústria e por outras fontes [6-10].

A indústria e outros interesses influenciam a forma como os ensaios são conduzidos e relatados. Em particular, muitas vezes são realizados ensaios clínicos que fazem perguntas que não são clinicamente importantes e, com isso, desperdiçam recursos. Estudos têm demonstrarado que a produção total de ensaios clínicos randomizados não acompanha a carga global da doença [11]. Outros estudos têm mostrado que os ensaios clínicos randomizados geralmente investigam questões comerciais, mas não clinicamente importantes. Every-Palmer e Howick [12] ilustraram esse ponto citando a falta de estudos investigando o exercício para tratar a depressão, apesar de algumas evidências existentes de que é de eficácia semelhante aos tratamentos medicamentosos. Eles sugerem que os benefícios do exercício têm "pouco valor comercial porque o exercício não pode ser patenteado".

Como bem observou Every-Palme e Howick, a indústria farmacêutica, por meio de poderosos ensaios clínicos, consegue, através de pequenas diferenças clínicas, porém, estatisticamente significativas, com o uso de critérios de inclusão específicos para selecionar aqueles com maior probabilidade de responder ao tratamento, através da manipulação de doses de drogas nos grupos intervenção e controle (como ocorreu no estudo PARADIGM-HF), ou através do uso de desfechos substitutos e publicação seletiva de estudos positivos, publicar seus resultados como estudos "imparciais" em importantes periódicos revisados por pares [12]. O uso desse tipo de tática em estudos com drogas psiquiátricas patrocinados por seus respectivos fabricantes permitiu mostrar que a droga A superou a droga B, que superou a droga C, que por sua vez, superou a droga A [13].

Com o objetivo de obter resultados estatisticamente significativos, tem-se tornado comum, nos ensaios clínicos randomizados, a troca oculta dos desfechos clínicos. Nos anos 80, a comunidade médica decidiu que os ensaios clínicos deveriam ser registrados com antecedência, pré-especificando o desenho do estudo, as medidas de resultados e o plano de análise. Em qualquer estudo com múltiplos desfechos, é relativamente fácil encontrar algum resultado positivo alterando ou mesmo substituindo o desfecho principal. E isso, leva um leitor menos atento a um grave erro de interpretação e elaboradores de diretrizes a recomendar uma determinada intervenção em cima de uma mandracaria metodológica.

Por isso, não é de se surpreender que 1 em cada 3 ensaios clínicos mudam seu desfecho primário após a conclusão do estudo [14].

Em recente artigo publicado na revista JAMA Network, Chen e colaboradores [15] avaliaram o status dos ensaios clínicos randomizados cujo desfecho primário mudou entre o registro e a publicação e quantificaram a associação desta alteração com o tamanho do efeito da intervenção relatada. Entre 29.749 artigos pesquisados, 1488 artigos foram selecionados aleatoriamente para revisão. Dos 389 estudos com desfechos primários descritos prospectivamente no registro (416 desfechos relatados), 33,4% (130 de 389) deles tiveram pelo menos 1 alteração no desfecho primário. Comparados com aqueles sem mudança de desfecho primário, os ensaios com alteração mostraram um tamanho de efeito da intervenção 16% maior (ROR combinado, 0,84; IC 95% 0,73-0,96). O resultado persistiu após o ajuste para potenciais fatores de confusão (ROR,

0,81; IC 95% 0,71-0,93). Os autores concluíram que inconsistências entre os desfechos primários registrados e publicados dos ensaios clínicos são comuns, e os ensaios com alterações nos desfechos primários provavelmente têm um efeito da intervenção maior do que aqueles sem alteração.

Outro grave problema que podemos encontrar nos artigos científicos é a ocorrência de *spin*, quando o autor reconhece um resultado primário negativo, mas logo em seguida gera uma tendência positiva a partir da apresentação de um resultado secundário. Em artigo publicado na revista JAMA Network [16], Khan e colaboradores mostraram que *spin* foi identificado em 53 dos 93 *abstracts* (57%; IC 95%, 47-67%) e em 62 textos principais de artigos publicados (67%; IC 95%, 57-75%). Dez estudos (11%; IC 95%, 6-19%) tiveram *spin* no título, 35 estudos (38%; IC 95%, 28-48%) tiveram *spin* na seção de resultados e 50 estudos (54 %; IC 95%, 44-64%) tiveram *spin* nas conclusões. Entre os *abstracts*, observou-se spin em 38 seções de resultados (41%; IC 95%, 31-51%) e 45 seções de conclusões (48%; IC 95%, 38-58%). O estudo mostra que, em relatos de ensaios clínicos randomizados cardiovasculares com desfechos primários estatisticamente não significativos, os investigadores frequentemente manipulam a linguagem dos estudos para diminuir os efeitos dos desfechos primários neutros.

O projeto COMPARE de Ben Goldacre [http://compare-trials.org/] recentemente descobriu que em 67 ensaios publicados pelas revistas médicas de maior prestígio, 58 alteraram secretamente seus desfechos em relação àquilo que havia sido previamente registrado no protocolo.

A partir de 2000, começou a ser exigido que as empresas registrassem o que iriam medir antes do início do estudo. Resultado: antes de 2000, 57% dos estudos mostravam um resultado positivo; após 2000, apenas 8% apresentaram resultados positivos (Figura 1).

Um estudo publicado por Ben Goldacre e colaboradores na revista BMJ em 2018 mostrou que na União Europeia a situação não é muito diferente [18]. Apenas 49,5% dos estudos relataram com precisão suas descobertas no EUCTR (registro de ensaios clínicos da União Europeia). Os patrocinadores comerciais, como a indústria farmacêutica, foram particularmente bons em notificar seus resultados no registro (68,1% em média). No entanto, os patrocinadores comerciais também tendem a ter uma alta porcentagem de dados inconsistentes e erros nos relatórios. Foram principalmente estudos liderados por universidades que não cumpriram os regulamentos, com 11% dos estudos tendo seus resultados notificados no registro. Dezenas de universidades relataram 0% de seus resultados.

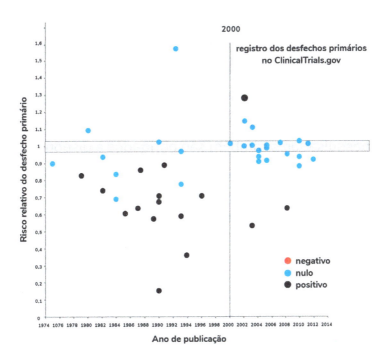

Figura 1 *Probabilidade de resultado negativo nos ensaios clínicos ao longo do tempo. Adaptado de Kaplan [17].*

Goldacre criou um site (eu.trialstracker.net) que lista os patrocinadores não conformes com o registro europeu, sejam eles indústria, universidade ou governo. O site *EU Trials Tracker* é atualizado periodicamente para fornecer essas informações aos consumidores, fontes de financiamento e outros pesquisadores.

Em 2014, a *Cochrane Collaboration* publicou seus resultados de segurança e eficácia do medicamento antigripal Tamiflu. A fabricante de medicamentos, Roche, comercializou a droga como um meio eficaz de combater a gripe. A Cochrane descobriu mais de 70 testes clínicos e mais de 100.000 páginas de dados não publicados - muitos deles foram resultados de ensaios negativos ou inconclusivos. Descobriu-se que a droga tinha pouco ou nenhum benefício na prevenção da gripe ou no encurtamento da duração dos sintomas da gripe. Também tinha uma chance de efeitos colaterais com risco de vida, incluindo suicídio ligado à droga [19].

Baseado nessas imperfeições, um novo tipo de metodologia para a publicação de estudos científicos tem sido elaborado. Ele se chama Registered Reports. Ao contrário da publicação científica tradicional, ele se baseia em 2 etapas:

1. Os pesquisadores primeiramente submetem seu protocolo de pesquisa à revista antes de coletar seus dados. Este, por sua vez, é submetido ao

peer review com foco no racional do estudo e na robustez da metodologia empregada;

2. Após qualquer revisão adicional necessária, o protocolo pode ser aceito antecipadamente pela revista, garantindo a publicação dos resultados desde que os pesquisadores adiram ao protocolo. Como condição de publicação final, os pesquisadores também são obrigados a disponibilizar publicamente quaisquer dados anônimos de seus estudos.

Assim, além de evitar o viés de publicação e a escolha seletiva, o *Registered Report* muda os incentivos básicos da ciência, liberando os pesquisadores da pressão para relatar resultados positivos, porque os próprios resultados se tornam uma moeda morta. Para um *Registered Report*, os resultados de um estudo não fazem diferença, uma vez que o estudo será publicado.

A partir do momento em que ganhamos consciência, somos ensinados a não falhar. O fracasso é considerado uma decepção, algo para se ter vergonha e, na ciência e em outras disciplinas, os fracassos são embaraços. Isso é problemático de várias maneiras. Ignorar o fracasso na ciência por não publicar descobertas tira lições cruciais que podemos aprender com ele. Pegue as ciências biomédicas, por exemplo, onde resultados negativos são comuns e constantemente discutidos na mídia. Sob a égide dessa disciplina estão os testes de medicamentos, dos quais 90% dos medicamentos nunca chegam à aprovação do FDA.

O fracasso na ciência nem sempre é o fracasso como o conhecemos. O fracasso, neste caso, pode significar que a ciência está funcionando como deveria para verificar se determinada abordagem é ineficaz. O preço de ignorar o fracasso incorre em métodos repetitivos usados na pesquisa, todos visando o sucesso. A obsessão com o sucesso custa caro, especialmente quando os resultados negativos já mostram que não há evidências para apoiar uma afirmação em particular. Outro preço a pagar por ignorar o fracasso é a abundância de estudos mal conduzidos que não podem ser replicados. Esses se tornam obstáculos que impedem o sucesso.

Richard Horton, editor-chefe do periódico *The Lancet*, disse em 2015: "O caso contra a ciência é direto: grande parte da literatura científica, talvez metade, pode ser simplesmente falsa" [20]. Outra importante personalidade, Richard Smith, ex-editor--chefe de outro importante peródico científico, o *British Medical Journal*, disse em 2013: "A maioria dos estudos científicos está errada, e eles estão errados porque os cientistas estão interessados em financiamento e carreiras, e não na verdade" [21].

Para se ter uma dimensão mais exata daquilo dito por Horton e Smith, um estudo publicado em 2015 e que envolveu 57 ensaios clínicos controlados realizados entre 1998 e 2013 mostrou que 22 deles (quase 40%) forneceram informações falsas; 35 (61%) continham registros inadequados ou inexatos; um em cada quatro falhou na notificação de reações adversas; três em cada quatro continham violações do protocolo; e mais de 50% não garantiam proteção adequada ao paciente (problemas relacionados à segurança ou consentimento informado) [22].

Em 2005, o professor da Stanford University, John Ioannidis, citado em diversas passagens nessa obra, argumentou que a maioria das descobertas de pesquisas publicadas no campo da medicina eram falsas [23]. Os fatores que contribuíam para isso, incluíam: 1) as limitações inerentes dos testes estatísticos; 2) o uso de pequenos tamanhos de amostra; 3) confiança em um pequeno número de estudos; 4) disposição para publicar estudos relatando pequenos efeitos; 5) a prevalência de "fishing expedition" para gerar novas hipóteses ou explorar correlações improváveis; 6) flexibilidade no desenho da pesquisa; 7) preconceitos intelectuais e conflitos de interesse; e 8) competição entre pesquisadores para produzir resultados positivos. Ioannidis demonstrou que, quando você leva em consideração todos esses fatores, a maioria das descobertas da pesquisa na medicina - e em muitos outros campos científicos - provavelmente estava errada.

Todavia, o fato de a maioria dos estudos científicos estarem errados é normal para a ciência. Existem mais teorias no cemitério da ciência do que teorias que resistem ao teste do tempo. A grande vantagem da ciência é sua capacidade de ser flexível o suficiente para mudar quando necessário. Na ciência, se você não pode ajustar suas teorias aos novos dados, o corpo da ciência simplesmente o deixará para trás. Einstein se recusou a acreditar em alguns aspectos da mecânica quântica, e o campo continuou sem ele.

O presente momento tem mostrado que o fracasso da ciência torna mais fácil detectar tentativas de desacreditá-la em nome de um ganho político. A corrupção na pesquisa clínica não é diferente daquela que vemos no nosso dia-a-dia. Além da distorção e manipulação de desfechos clínicos, da estatística criativa, da metodologia maquiada, do viés de publicação, não podemos nos esquecer dos interesses da poderosa *Big Pharma*.

Ao longo de 2012/2013, *The New England Journal of Medicine*, um dos periódicos médicos mais prestigiados do mundo, publicou 73 estudos sobre novos medicamentos. Desses estudos, uma empresa farmacêutica específica financiou 60. Além disso, 50 desses estudos tinham funcionários de companhias farmacêuticas entre os autores e 37 pesquisadores líderes aceitaram dinheiro da empresa farmacêutica, de acordo com uma revisão conduzida pelo jornal americano *Washington Post* [24]. Este dado, por si só, não é indicativo de uma prática corrupta, mas é altamente suspeito.

Um relatório da Universidade *John Hopkins* mostrou que o número de ensaios clínicos financiados pela indústria farmacêutica aumentou a cada ano desde 2006, enquanto os financiados pelo *National Institutes of Health* (NIH) diminuíram. Em 2014, a *Big Pharma* financiou 6550 ensaios clínicos, enquanto o NIH apenas 1048, de acordo com estudo de Stephan Ehrhardt e colegas [25].

Não é incomum que os ensaios clínicos sejam executados, projetados e analisados por pesquisadores da folha de pagamento de uma empresa farmacêutica. Em um estudo de 2012 publicado na revista *PLoS Medicine*, Jill Fisher e Corey Kalbaugh entrevistaram médicos e pesquisadores em 25 organizações de pesquisa do setor privado nos EUA. Eles descobriram que o dinheiro era a principal razão pela qual esses médicos se tornaram pesquisadores contratados - alguns disseram que ganhavam cerca de US$ 300 mil por ano como investigadores principais (PI). Os PIs são importantes porque devem ser médicos altamente qualificados que supervisionam os estudos e analisam os resultados finais. Mas os pesquisadores entrevistados por Fisher e Kalbaugh disseram que se viam mais como empresários e não como pesquisadores. Como resultado, sua ética estava mais alinhada aos objetivos do setor. Muitos PIs contrataram outros funcionários para fazer o trabalho por eles e poucos realmente participaram da redação do estudo final [26].

Um estudo de Liu e colaboradores analisou os pagamentos pela indústria farmacêutica aos editores de revistas médicas dos EUA [27]. Como se sabe, os editores desempenham um papel crucial na determinação do diálogo científico ao decidir quais manuscritos serão publicados. Eles determinam quem são os revisores. Usando o banco de dados de pagamentos aberto, eles analisaram quanto dinheiro os editores das revistas mais influentes do mundo estavam recebendo de fontes do setor. Isso inclui pagamentos de "pesquisa", que são amplamente não regulamentados. De todos os editores de periódicos que puderam ser avaliados, 50,6% receberam dinheiro. O pagamento médio em 2014 foi de US$ 27.564. Isso não inclui US$ 37.300, em média, dados para pagamentos de "pesquisa". A tabela abaixo mostra os valores em US$ pagos a cada editor de algumas das principais revistas médicas do mundo (Tabela 1).

Revista	Pagamento geral (US$)	Pagamento de pesquisa (US$)
JAMA	6331	84156
JACC	475072	119407
Circulation	11685	75396
JAMA Internal Med	59	122712
Diabetes Care	96688	212426
J Infectious Disease	44140	17526
J Clinical Oncology	5957	160304

Tabela 1 *Lista de periódicos e dados de pagamentos abertos, 2014. Adaptado de Liu [27].*

Em 2004, a Dra Marcia Angell, da *Harvard Medical School*, ex-editora da revista *The New England Journal of Medicine*, publicou o livro *The Truth About the Drug Companies: How They Deceive Us and What to Do About It* [28]. Em determinada passagem do livro, diz a autora:

> *"Simplesmente não é mais possível acreditar em grande parte da pesquisa clínica que é publicada, ou confiar no julgamento de médicos ou diretrizes médicas autorizadas. Não tenho nenhum prazer nessa conclusão, que cheguei lenta e relutantemente ao longo de minhas duas décadas como editora do The New England Journal of Medicine."*

Dra Angell cita o caso do Dr Joseph L. Biederman, professor de psiquiatria na *Harvard Medical School* e chefe de psicofarmacologia pediátrica no *Harvard's Massachusetts General Hospital*. Ela explica:

> *"Graças em grande parte a ele, crianças de dois anos agora estão sendo diagnosticadas com transtorno bipolar e tratadas com um coquetel de drogas poderosas, muitas das quais não foram aprovadas pela Food and Drug Administration (FDA) para esse fim, e nenhuma das quais foram aprovadas para crianças com menos de dez anos de idade."*

Os estudos de Biederman sobre as drogas que ele defendia para tratar o transtorno bipolar na infância eram, como testemunharam pesquisadores ao jornal *The New York Times*, "tão pequenos e pobremente desenhados que eram em grande parte, inconclusivos".

Em junho de 2009, uma investigação do Senado norte-americano revelou que as empresas farmacêuticas, incluindo as que fabricavam os medicamentos que Biederman defendia para o transtorno bipolar da infância, pagaram a ele US$ 1,6 milhão em honorários de "consultoria" e "palestras" entre 2000 e 2007.

Em relação à "compra" de médicos pela Big Pharma, escreve a Dra Angell, em seu livro:

"Ninguém sabe o montante total fornecido pelas empresas farmacêuticas aos médicos, mas eu estimo, dos relatórios anuais das 9 principais empresas farmacêuticas dos EUA, que chega a dezenas de bilhões de dólares por ano apenas na América do Norte. Por esses meios, a indústria farmacêutica ganhou enorme controle sobre como os médicos avaliam e usam seus próprios produtos. Seus extensos laços com os médicos, particularmente com o corpo docente de faculdades de medicina de prestígio, afetam os resultados da pesquisa, a maneira como a medicina é praticada e até mesmo a definição do que constitui uma doença."

Bem entendemos, a partir daí, para onde caminha a pesquisa clínica, se os interesses corporativos, mercantilistas e mesmo o egoísmo dos pesquisadores não forem controlados. Não é possível existir uma Medicina Baseada em Evidências isenta com esse cenário.

Segue a autora:

"Seu médico lê esses jornais, as decisões de tratamento são alteradas, os cuidados são afetados, os remédios são prescritos - tudo baseado em artigos de revistas médicas elaborados por escritores fantasmas com financiamento da Big Pharma para médicos que fraudulentamente afirmam ser os autores do estudo. Então você sai do consultório do seu médico com uma receita para uma droga que pode ou não matá-lo, com base em protocolos de tratamento escritos por médicos como Biederman, que estão recebendo da Big Pharma".

Segundo a autora, a indústria farmacêutica americana precisa ser salva, principalmente de si mesma. E para isso, ela propõe um programa de reformas vitais, que inclui a restauração da imparcialidade na pesquisa clínica e o corte dos laços entre as empresas farmacêuticas e a educação médica.

Uma análise aprofundada de vários casos de viés deliberado e corrupção institucional em ensaios clínicos conduzidos ou patrocinados pela indústria foi realizada por Peter Gøtsche em seu notável livro [29]. Ele documenta numerosos casos de retenção e falsificação de dados, relatórios seletivos, suprimindo informações sobre efeitos colaterais adversos, alterações post-hoc de desfechos, manipulação de critérios de inclusão de pacientes e duração do estudo para obter resultados mais favoráveis, desvios intencionais de comparadores e uma variedade de outras atividades antiéticas voltadas para o lucro. Isso ocasionou diversos problemas de saúde pública. Como exemplo, a ocultação e fabricação de dados de estudos sobre os efeitos colaterais cardiovasculares do inibidor da COx-2 Vioxx (rofecoxib), fabricado pela Merck, causou cerca de 120.000 mortes em todo o mundo de 1999 a 2004 [27]. Com base em seu extenso estudo, Gøtsche concluiu que nas mãos da Big Pharma, os ensaios clínicos se tornaram nada mais do que ferramentas disfarçadas de marketing.

Uma grande porcentagem de estudos e ensaios clínicos publicados ou não tem sido reproduzida ou tem sua reprodução fracassada. Em 2012, um cientista e sua equipe da Amgen tentaram reproduzir 53 estudos publicados sobre câncer e conseguiram reproduzir apenas seis [30]. Em outro projeto publicado na revista *Nature*, apenas 39 de 100 estudos em psicologia puderam ser replicados [31].

Os médicos do Hospital Infantil de Boston assumiram a tarefa de revisar 546 ensaios clínicos relacionados ao banco de dados *Clinical Trials* do governo. Eles descobriram que os estudos financiados pela indústria que apresentaram resultados positivos tiveram 70% mais chances de serem publicados do que as pesquisas financiadas por agências federais de saúde [32].

A situação na pesquisa pediátrica é particularmente ainda mais difícil. As intervenções testadas em adultos, mas usadas em bebês ou crianças, podem ser ineficazes, inapropriadas ou prejudiciais. Uma revisão de 2008, que envolveu as 6 principais revistas, como o *New England Journal of Medicine*, *The Journal da American Medical Association*, *Pediatrics*, *Archives of Pediatrics and Adolescent Medicine*, *Annals of Internal Medicine* e *Archives of Internal Medicine*, comparou estudos em crianças com adultos e descobriu que os estudos em crianças eram significativamente menos propensos a serem ensaios clínicos randomizados, revisões sistemáticas ou estudos envolvendo terapias. Se tais estudos são vistos como fontes de evidência mais alta, isso tem implicações importantes para a prática médica e a qualidade do atendimento às crianças [33]. Isso certamente indica um problema grave que envolve muitos estudos em pediatria.

Em 2010, uma revisão multi-institucional de estudos com 12 antidepressivos, com mais de 12.500 pacientes, foi publicada na revista *New England Journal of Medicine*. O grupo de pesquisadores identificou uma tendência profundamente tendenciosa e enganosa na publicação dos respectivos ensaios desses medicamentos. Trinta e seis dos 37 estudos favoráveis foram publicados. Por outro lado, apenas 3 de 36 estudos negativos foram publicados [34]. As consequências são óbvias. Ao retratar a imagem de que mais de 90% dos estudos confirmam o valor dos medicamentos antidepressivos, enquanto quase o mesmo número de ensaios adversos é realizado, toda a relação risco-benefício desses medicamentos foi magicamente alterada na mão grande.

Se não bastassem todos esses problemas, podemos mencionar um ainda mais perigoso: a influência monetária das editoras publicadoras de pesquisa científica.

As primeiras revistas científicas no século 18 não tinham fins lucrativos. Mas com o aumento dos investimentos públicos nos laboratórios, a partir da década de 1950, as universidades passaram a ter muito mais pesquisadores. São todos funcionários com carteira assinada, que precisam mostrar serviço - e que recebem avaliações de desempenho. Essa avaliação de desempenho se dá 2 maneiras: 1) Produtividade científica, ou seja, quantidade de artigos científicos publicados; e 2) Citação, ou seja, o número de vezes em que esses artigos são citados em outros artigos.

Isso deu origem a um modelo de negócio altamente lucrativo: você, dono da editora de periódicos científicos, recebe conteúdo de graça e vende a um público disposto a pagar muito. Em resumo: as editoras pegam a pesquisa científica de graça do governo (que é quem as financia) e as vende de volta para o governo (que financia as universidades).

Esse sistema gera uma grande distorção: o pesquisador não está tão preocupado com a qualidade do material científico, mas sim em publicar. Quanto mais publicações, mais chance de ascensão na carreira. Além disso, para gerar mais citações, os pesquisadores criaram artifícios, como o "clubes de citações". Um pesquisador cita o trabalho do outro e eles se ajudam. Adicionalmente, há também autocitações.

Se o pesquisador tiver dificuldade para publicar sua pesquisa, ele pode pagar por sua publicação. Isso fez com que muitas revistas de péssima qualidade surgissem: as assim chamadas Revistas Predatórias.

Os periódicos predatórios nada mais são do que um fenômeno lucrativo e fraudulento caracterizado pela promessa de publicação rápida de artigos, pela oferta de preços tentadores, pelo compromisso de garantir avaliações rigorosas por pares que de fato nunca ocorrem ou são extremamente fraca, pela autoatribuição de falsos fatores de impacto, e até mesmo pela inclusão de acadêmicos inexistentes em seus conselhos editoriais.

Uma ideia da magnitude do fenômeno pode ser obtida a partir da tendência de número de novos periódicos desse tipo desde seu primeiro lançamento em 2011: de 18 periódicos naquele ano para 23 um ano depois, e desde então o aumento tem sido exponencial, atingindo 1319 periódicos em outubro de 2017 [35] (Figura 2).

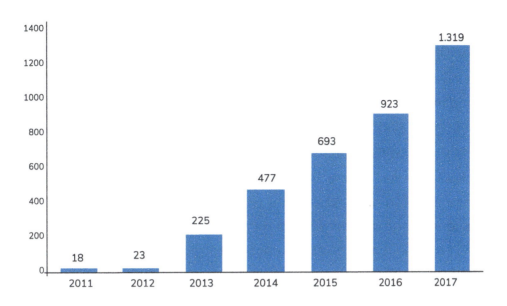

Figura 2 Evolução do número de periódicos predatórios entre 2011 e 2017.

Em 2005, os cientistas da computação David Mazières e Eddie Kohler criaram um artigo de dez páginas altamente profano para responder a convites indesejados de revistas médicas. O artigo literalmente continha apenas a frase Get Me Off Your Fucking Mailing List (em português, "me tire da sua p**** de lista de e-mails"), repetida várias vezes, juntamente com um fluxograma e gráfico de dispersão. Este PDF deu a volta, e um cientista da computação australiano chamado Peter Vamplew o enviou à revista International Journal of Advanced Computer Technology em resposta ao spam da revista [36].

Algumas semanas depois, recebeu a resposta da revista: o artigo foi automaticamente aceito - com um revisor anônimo classificando-o como "excelente" - e uma taxa de US$ 150 foi solicitada.

Outras situações semelhantes a esta já foram relatadas por diferentes pessoas. Um repórter do Ottawa Citizen chamado Tom Spears escreveu um artigo totalmente incoerente sobre solos, tratamento de câncer e Marte chamado Acidity and aridity: Soil inorganic carbon storage exhibits complex relationship with low-pH soils and myeloablation followed by autologous PBSC infusion [37], e o enviou a 18 revistas on-line com fins lucrativos. Oito delas aceitaram rapidamente, pedindo entre US$ 1000 e US$ 5000 em troca da publicação.

Os cientistas sérios têm visto esse setor como um problema por alguns motivos: reduz a confiança na ciência, permite que pesquisadores não qualificados construam seus currículos com trabalhos falsos ou não confiáveis e dificulta a pesquisa de cientistas legítimos, pois estes são forçados a recorrer a dezenas de papers inúteis para encontrar papers adequados e bem conduzidos para suas pesquisas.

Produzir ciência de qualidade, honesta, infelizmente é uma tarefa para poucos. A falta de transparência nos ensaios clínicos pode aumentar o risco de influência indevida, manipulação de dados e distorção de evidências. Abre as portas para a fraude e a corrupção e mina os avanços médicos e os objetivos da saúde pública.

Na conclusão de seu ensaio, Bertrand Russell escreve: "A ciência não substitui a virtude; o coração é tão necessário para uma boa vida quanto a cabeça." Se Russell testemunhasse o estado de podridão da medicina moderna, sem dúvida concluiria que a ciência médica havia removido seu coração cirurgicamente anos atrás. Isso levou as "paixões coletivas" de nossa aristocracia médica a serem "principalmente más", dando origem a "ódio e rivalidade direcionados a outros grupos [por exemplo, dissidentes científicos e médicos]". Ele também reconheceria que nossa situação agora ameaça "a destruição de nossa civilização".

Para se ter uma ideia do tamanho do problema, uma análise de manuscritos (ensaios clínicos randomizados) submetidos à revista Anaesthesia descobriu que 44% provavelmente continham dados falsos de pacientes [38].

Em 2017, a Cochrane, em conjunto com a *Transparimed*, *Transparency International* e a *Collaboration for Research Integrity and Transparency*, propôs um guia para os tomadores de decisão com o intuito de fortalecer a transparência na pesquisa clínica [39]. A transparência dos ensaios clínicos se assenta em cinco pilares distintos:

1. Registro do ensaio clínico: O registro de um estudo prospectivo em um registro de estudo on-line regulamentado (banco de dados) é universalmente reconhecido como uma obrigação ética, independentemente dos requisitos legais nacionais. Reduz o potencial de viés e a distorção das evidências no relato dos resultados dos estudos. Evita que os financiadores de pesquisas dupliquem pesquisas anteriores e identifiquem lacunas legítimas de conhecimento, além de ajudar os cientistas a desenvolver descobertas feitas por outros.

2. Lançamento dos resultados: Após a conclusão de um estudo clínico, os pesquisadores são obrigados a publicar seus resultados resumidos no registro (ou registros) em que foram originalmente registrados. Isso fornece um rápido acesso dos principais resultados de um estudo ao público. A publicação de resultados permite que os cientistas compartilhem de forma rápida e sistemática novas descobertas, sem ter que esperar até a publicação

acadêmica, que pode levar vários anos, e reduz o potencial de viés e distorção de evidência no relatório de resultados.

3. Relatórios completos do estudo: O componente principal dos relatórios completos dos estudos é o *Clinical Study Reports* (CSRs), documentos longos que permitem que os especialistas determinem o quão significativo e confiável são os resultados de um estudo e sinalizam benefícios ou efeitos colaterais adicionais que a equipe de pesquisa original pode ter esquecido. Isso beneficia o progresso médico e, ao mesmo tempo, reduz o potencial de distorção da evidência e fraude na comunicação de resultados.

4. Publicação acadêmica: Os periódicos acadêmicos são a principal plataforma de comunicação para muitos cientistas. Os resultados dos ensaios devem ser publicados em periódicos ou disponibilizados gratuitamente para garantir que as descobertas feitas pelos ensaios clínicos sejam amplamente compartilhadas e influenciem a prática médica.

5. Compartilhamento de dados individuais dos participantes: Compartilhar os dados coletados de cada participante no decorrer de um estudo clínico pode acelerar o progresso médico, melhorar o entendimento da segurança e a eficácia dos medicamentos, dispositivos e tratamentos e reduzir o escopo de distorção e fraude de evidências.

Certamente, sem essas medidas, o futuro da pesquisa clínica e da medicina como um todo será sombrio.

A corrupção, como bem a conhecemos, prende milhões de pessoas na pobreza, perpetua desigualdades sociais e econômicas, drena recursos disponíveis, prejudica o acesso das pessoas à saúde e educação, aumenta os custos do atendimento ao paciente e, ao estabelecer um ciclo vicioso, contribui para a derrocada de uma sociedade como um todo. Seja na ciência seja na medicina, não é diferente. A falta de transparência dos estudos clínicos, as artimanhas estatísticas ou a própria transformação dos fenômenos biológicos em matemática simplista, como se um p<0,05 fosse a solução dos problemas, transformou a pesquisa científica num puro negócio, bilionário, que em nada beneficia a saúde das pessoas e o avanço da ciência.

Como bem disse David Hume: "A corrupção das melhores coisas dá origem às piores".

REFERÊNCIAS

1. Scott PJ. Clinically integrated studies in pathology: their contribution to atherosclerosis research. Ped Path Mol Med 2002;21:239-57.

2. Turner EH, Matthews AM, Linardatos E, et al. Selective publication of antidepressant trials and its influence on apparent efficacy. N Engl J Med 2008;358:252-60.

3. Lundh A, Lexchin J, Mintzes B et al. Industry sponsorship and research outcome. Cochrane Database Syst Rev 2017 Feb;2:MR000033.

4. Wang MQ, Yan AF, Katz RV.Researcher Requests for Inappropriate Analysis and Reporting: A U.S. Survey of Consulting Biostatisticians. Ann Intern Med 2018;169(8):554-8.

5. Every-Palmer S, Howick J. How evidence-based medicine is failing due to biased trials and selective publication. J Eval Clin Pract 2014;20(6):908-14.

6. Heres S, Davis J, Maino K, et al. Why olanzapine beats risperidone, risperidone beats quetiapine, and quetiapine beats olanzapine: an exploratory analysis of head-to-head comparison studies of second-generation antipsychotics. Am J Psychiatry 2006;163:185-94.

7. Ramagopalan SV, Skingsley AP, Handunnetthi L, et al. Prevalence of primary outcome changes in clinical trials registered on ClinicalTrials.gov: a cross-sectional study. F1000Research 2014;3:77.

8. Chen T, Li C, Qin R, et al. Comparison of Clinical Trial Changes in Primary Outcome and Reported Intervention Effect Size Between Trial Registration and Publication. JAMA Network Open 2019;2(7):e197242.

9. Khan MS, Lateef N, Siddiqi TJ, et al. Level and Prevalence of Spin in Published Cardiovascular Randomized Clinical Trial Reports With Statistically Nonsignificant Primary Outcomes. JAMA Netw Open 2019;2(5):e192622.

10. Kaplan RM, Irvin VL. Likelihood of Null Efects of Large NHLBI Clinical Trial hasIncresead over Time. PlosOne 2015;10(8):e0132382.

11. Goldacre B, DeVito NJ, Heneghan C, et al. Compliance with requirement to report results on the EU Clinical Trials Register: cohort study and web resource. BMJ 2018;362:k3218.

12. Jefferson T, Jones MA, Doshi P, et al. Neuraminidase inhibitors for preventing and treating influenza in adults and children. Cochrane Database Syst Rev 2014;(4):CD008965.

13. Horton R. Offline: What is medicine's 5 sigma? Lancet 2015;385(9976):1380.

14. Disponível em: https://www.washingtonpost.com/business/economy/as-drug-industrys-influence-over-research-grows-so-does-the-potential-for-bias/2012/11/24/bb64d596-1264-11e2-be82-c3411b7680a9_story.html

15. Ehrhardt S, Appel LJ, Meinert CL. Trends in National Institutes of Health Funding for Clinical Trials Registered in ClinicalTrials.gov. JAMA 2015;314(23):2566-7.

16. Fisher JA, Kalbaugh CA. United States Private-Sector Physicians and Pharmaceutical Contract Research: A Qualitative Study. PLoS Med 2012;9(7):e1001271.

17. Liu J, Bell CM, Matelski JJ, et al. Payments by US pharmaceutical and medical device manufacturers to US medical journal editors: retrospective observational study. BMJ 2017;359:j4619.

18. Marcia Angell. The Truth About the Drug Companies: How they deceive us and what to do about it. Random House. 2004.

19. Gøetsche P. Deadly medicines and organised crime: how big Pharma has corrupted healthcare. London: Radcliffe Publishing; 2013.

20. Begley CG, Ellis LM. Drug development: Raise standards for preclinical cancer research. Nature 2012;483(7391):531-3.

21. Baker M. First results from psychology's largest reproducibility test. Nature 2015. Disponível em: http://www.nature.com/doifinder/10.1038/nature.2015.17433

22. Bourgeois FT, Murthy S, Mandl KD. Outcome reporting among drug trials registered in ClinicalTrials.gov. Ann Intern Med 2010;153(3):158-66.

23. Martinez-Castaldi C, Silverstein M, Bauchner H. Child versus adult research: the gap inhigh-quality study design. Pediatrics 2008;122:52-57.

24. Turner EH, Matthews AM, Linardatos E, Tell RA, Rosenthal R. Selective publication of antidepressant trials and its influence on apparent efficacy. N Engl J Med 2008;358(3):252-60.

25. http://www.scs.stanford.edu/~dm/home/papers/remove.pdf

26.https://pdfs.semanticscholar.org/6226/af41a5ce5ab033f1661636dfc49a3907c741.pdf

27.https://clinical_trials_transparency_a_guide_for_policy_makers_december_2017_till_bruckner.pdf

15. Ehrhardt S, Appel LJ, Meinert CL. Trends in National Institutes of Health Funding for Clinical Trials Registered in ClinicalTrials.gov. JAMA 2015;314(23):2566-7

16. Kahn JG, Kaiser A... United States: Private-sector Physicians and Pharmaceutical Contract Research? A Qualitative Study. PLoS Med 2019;e1001271

17. Liu JJ, Bell CM, Matelski JJ et al. Payments by US pharmaceutical and medical device manufacturers to US medical journal editors: retrospective observational study. BMJ 2017;355:j4619.

18. Medawar/Angell... The Truth About the Drug Companies: How they deceive us and what to do about it. Random House 2004.

19. Gøtzsche P. Deadly medicines and organised crime: how big Pharma has corrupted healthcare. London: Radcliffe Publishing 2013

20. Begley CG, Ellis LM. Drug development: Raise standards for preclinical cancer research. Nature 2012;483(7391):531-3

21. Baker M. First results from psychology's largest reproducibility test. Nature 2015. Disponível em: http://www.nature.com/doi/full/10.1038/nature.2015.14232.

22. Bourgeois FT, Murphy S, Mandl KD. Outcome reporting among drug trials registered in ClinicalTrials.gov. Ann Intern Med 2010;153(3):158-66.

23. Martinez-Castaldi C, Silverstein M, Bauchner H. Child versus adult research: the gap in high-quality study design. Pediatrics 2008;122(1):52-7

24. Turner EH, Matthews AM, Linardatos E, Tell RA, Rosenthal R. Selective publication of antidepressant trials and its influence on apparent efficacy. N Engl J Med 2008;358(3):252-60

25. http://www.scs.stanford.edu/.../bonus_paper/simonovsky.pdf

26. https://docs.semanticscholar.org/...

27. https://clinical.trials.math/journey_a_guide_for_policy_makers/december_2017_all_buckner.pdf

CAPÍTULO 15

CIÊNCIA EM TRANSE: A DESMORALIZAÇÃO DO MÉTODO CIENTÍFICO APLICADO NAS PESQUISAS RELACIONADAS AO NOVO CORONAVÍRUS

◇◇◇◇◇◇◇◇◇◇◇◇◇◇◇◇◇◇◇◇◇◇◇◇◇◇◇◇◇◇◇

The saddest aspect of life right now is that science gathers know ledge faster than society gathers wisdom.

Isaac Asimov

CAPÍTULO 15

CIÊNCIA EM TRANSE: A DESMORALIZAÇÃO DO MÉTODO CIENTÍFICO APLICADO NAS PESQUISAS RELACIONADAS AO NOVO CORONAVÍRUS

O método científico é um processo meticuloso que abrange a observação dos fenômenos naturais, a elaboração de perguntas, a formulação de hipóteses testáveis, a condução de experimentos e a coleta de dados. O método científico, portanto, apresenta uma rígida estrutura. Apesar disso, ainda assim ele depende de muitas habilidades humanas, como criatividade, inteligência, imaginação e intuição. Como o método científico é basicamente um esquema de "tentativa e erro", seu progresso é lento.

Todavia, nada é tão falso como a frase "siga a ciência". Isso porque a ciência não leva a lugar nenhum. Se você disser "a ciência está certa", posso lhe garantir, com certeza, de que você está errado. A história da ciência oferece muitos exemplos de questões que os cientistas pensavam ter resolvido, mas que posteriormente mostraram-se fracassadas. Alguns exemplos familiares são a Terra como o centro do universo, a natureza absoluta do tempo e do espaço, a estabilidade dos continentes e a causa de doenças infecciosas.

Analisemos a teoria geocêntrica do Universo. Em 1633, Galileu Galilei foi levado ao tribunal da Inquisição por sua demonstração de que a Terra não é fixa, mas gira em torno do sol. Isso foi um problema porque as autoridades eclesiásticas apoiavam fortemente a teoria geocêntrica. Como Galileu não tinha interesse em ser um mártir, ele se retratou para salvar sua vida (Figura 1). Mas na tradição do Iluminismo, diz-se que ele murmurou baixinho, "mas se move!"

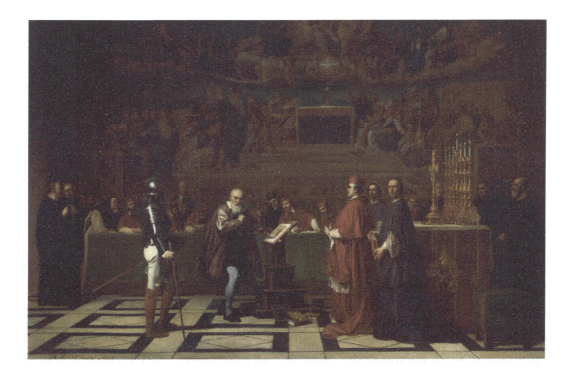

Figura 1 *Galileu perante a Inquisição. Pintura de Joseph Nicolas Robert-Fleury, 1847.*

Essa anedota tem um lugar de destaque na história sobre o que significa ser moderno. De um lado, a ciência com sua devoção à verdade. Do outro lado, a autoridade, seja eclesiástica ou política. Nesta história, a "ciência" representa uma liberdade da mente que está inerentemente em conflito com a ideia de autoridade.

A pandemia da COVID-19 trouxe à tona uma dissonância entre nossa imagem idealizada da ciência e o trabalho que a "ciência" é chamada a fazer em nossa sociedade. Esta dissonância pode ser atribuída a esse descompasso entre a ciência como uma atividade da mente solitária e libertária e a realidade institucional a que está inserida.

Na prática, "ciência politizada" é o único tipo que de fato existe (ou melhor, o único tipo de que você provavelmente ouvirá falar). Mas é precisamente a imagem apolítica da ciência, como árbitro desinteressado da realidade, que a torna um instrumento político tão poderoso. Essa contradição agora está evidente. As tendências "anticientíficas" do populismo são, em medida significativa, uma resposta à lacuna que se abriu entre a prática da ciência e o ideal que subscreve sua autoridade. Como forma de geração de conhecimento, é orgulho da ciência ser falseável (ao contrário da religião).

É notório verificarmos também que a pandemia de COVID-19 transformou a publicação da pesquisa científica em 2020, conforme dados coletados e analisados pela revista *Nature* [1].

Cerca de 4% da pesquisa mundial publicada em 2020 foi dedicada ao Coronavírus, de acordo com um banco de dados. Mas 2020 também viu um aumento acentuado de artigos sobre todos os assuntos submetidos a periódicos científicos - talvez porque muitos pesquisadores tiveram que ficar em casa e se concentrar em escrever artigos em vez de conduzir ciências.

Os envios para os periódicos da editora *Elsevier* aumentaram em cerca de 270.000 - ou 58% - entre fevereiro e maio de 2020 em comparação com o mesmo período em 2019 [2].

Em um sentido tradicional, se uma descoberta científica é publicada em um local respeitável por especialistas reconhecidos, segue protocolos e procedimentos estabelecidos, apoia suas afirmações com evidências e pode ser replicada, geralmente confiamos nela. Estas são as características do método científico consolidado por René Descartes. No entanto, verificar esses critérios requer uma leitura cuidadosa de cada artigo por outros especialistas (*peer review*). Ou, pelo menos, era assim que o processo funcionava. A pandemia alimentou um aumento acentuado no compartilhamento por meio de *preprints* (artigos postados online antes da revisão por pares) e afetou significativamente os tempos de revisão - acelerando-os em alguns tópicos, mas diminuindo em outros.

Mais de 30.000 dos artigos publicados sobre a COVID-19 em 2020 foram *preprints* - entre 17% e 30% do total dos artigos científicos sobre a doença (dependendo do banco de dados pesquisado). E, de acordo com o *Dimensions database* [3], um décimo de todas as pré-impressões deste ano foram sobre COVID-19.

Mais da metade das pré-impressões apareceu em um dos três sites - medRxiv, SSRN e Research Square.

Diante de um cenário desses, não seria estranho que escândalos de publicação de pesquisas ocorressem. Alguns artigos de alto perfil sobre COVID-19 foram retirados, incluindo estudos que dependiam de registros eletrônicos de saúde da Surgisphere em Chicago, Illinois - que foram postos em dúvida depois que a empresa disse que não permitiria que ninguém visse os dados para auditoria. No total, 15 *preprints* e 24 artigos de periódicos sobre a COVID-19 foram retirados ou retratados até dezembro de 2020, de acordo com o site *Retraction Watch* [4].

A alegação errônea de que COVID-19 continha "inserções" do vírus da imunodeficiência humana (HIV) foi uma das primeiras preprints retratadas, neste caso retirado pelos autores [5]. Um outro artigo [6] que avaliou a combinação de hidroxicloroquina e azitromicina para COVID-19 que foi postado no medRxiv em março de 2020 foi criticado por especialistas por ter dados errados, testes de significância estatística incorretos, e uma contabilidade questionável dos pacientes em seu estudo [7].

Em outro caso, Elisabeth Bik, autora do blog *Science Integrity Digest*, encontrou imagens idênticas que foram retratadas como dados diferentes em um artigo publicado no medRxiv em março de 2020 [8]. A duplicação provavelmente foi um erro, mas leva a uma representação incorreta dos resultados entre os casos graves e leves de COVID-19 para um dos biomarcadores estudados.

A página inicial do medRxiv agora traz a seguinte isenção de responsabilidade, que deve ser atentamente observada: "Cuidado: *Preprints* são relatórios preliminares de trabalhos que não foram certificados por revisão por pares. Eles não devem ser usados para orientar a prática clínica ou comportamento relacionado à saúde e não devem ser relatados na mídia de notícias como informações estabelecidas."

Ainda mais perigosos são os jornais predatórios (*predatory journals*) onde literalmente qualquer coisa pode ser publicada como fato científico. No site https://predatoryjournals.

com/journals/ você pode encontrar uma lista extensa de jornais predatórios. Estes jornais desenvolveram rotas pagas para publicação, onde os autores simplesmente pagam uma taxa para ter seu artigo colocado em um periódico online sem qualquer controle de qualidade [9]. Eles existem para ganhar dinheiro com acadêmicos que são ingênuos ou oportunistas e visam principalmente aqueles no mundo em desenvolvimento, onde os padrões éticos na academia são mais flexíveis. Em um contexto de desinformação, esses periódicos são perigosos porque o leigo muitas vezes não sabe como julgar a qualidade do periódico ou o mérito do trabalho científico. Para alguns, o simples fato de um artigo ser publicado confere-lhe um ar de credibilidade.

Por exemplo, a revista Acta Scientific Microbiology publicou recentemente um artigo surpreendente sobre uma nova terapia para COVID-19. O editor da revista aparece em uma versão atualizada da Beall's List, uma coleção de periódicos potencialmente predatórios que bibliotecas acadêmicas, incluindo aquelas da Universidade de Yale e Caltech, usam como recurso para acadêmicos interessados em publicar [10-12]. O artigo apresenta um spray oral que supostamente é um tratamento bem-sucedido para infecções por Coronavirus, bem como HIV, hepatite e herpes [13]. Para justificar essa afirmação um tanto surpreendente, o artigo apresenta sua metodologia em uma série de imagens que foram remendadas a partir de fontes não creditadas na Internet. A origem deste material pode ser facilmente rastreada no Google.

Mas há que se destacar que mais periogoso do que publicações com conteúdo inadequado em revistas predatórias ou naquelas em que não há o processo de peer review, estão as publicações em grandes periódicos, com altos fatores de impacto, tradicionais que jamais levantariam a suspeita nem do mais atento pesquisador ou profissional da saúde. Vejamos um exemplo.

Em dezembro de 2020 foi publicado o estudo sobre a vacina da Pfizer no periódico The New England Journal of Medicine [14]. Já falamos um pouco sobre alguns problemas éticos que envolvem essa revista. Mesmo assim, ainda hoje, é reconhecida como um dos maiores periódicos científicos do mundo.

Pois bem, vamos fazer uma análise métodogica crítica dessa publicação [14].

Em resumo, o estudo mostrou dados de eficácia e segurança com 2 meses de seguimento. Um total de 43548 pessoas foram divididas em 2 grupos: grupo tratamento (recebeu inoculação ou vacina); grupo controle (recebeu salina). Segundo os autores, o estudo mostrou 95% de eficácia em 7 dias após segunda dose da vacina. (RRR 95% e RRA de apenas 0,84%)

Vamos aos fatos:

1) Redução de risco relativo (RRR) versus redução de risco absoluto (RRA).

Já discutimos sobre esse assunto previamente. O estudo da Pfizer mostrou uma RRR de 95%, porém, uma RRA de apenas 0.84%. Ou seja, a Pfizer informou que sua vacina apresenta eficácia de 95%. Parece que protege você 95% do tempo. Mas não é isso que esse número realmente significa. Essa é a redução do risco relativo, que NÃO diz a você qual é o seu risco geral reduzido pela vacinação. Para esse número, precisamos olhar para a redução do risco absoluto que, neste caso, foi extremamente baixa.

2) Estudos de fase III.

O estudo iniciou-se em julho de 2020. Trata-se da fase III do estudo. Como o estudo deveria ter sido desenhado? Os participantes seriam divididos em 2 grupos (intervenção e placebo) de forma cegada e mantido o seguimento, dessa forma, até maio de 2023, quando terminaria a fase III do estudo. A partir daí, o estudo poderia ser não cegado e o grupo placebo poderia receber a intervenção, se indicado e com consentimento. Mas como aconteceu na prática? O estudo iniciou-se em julho de 2020 (fase III do estudo). Os participantes foram divididos em 2 grupos (intervenção e placebo) de forma cegada. Mas já em dezembro de 2020, os dados com apenas 2 meses de seguimento foram liberados. O estudo tornou-se, então, não cegado prematuramente. Os participantes do grupo placebo tinham, então, a oportunidade de receber a inoculação e, no início de 2021, a maioria deles já havia passado para o grupo intervenção. Portanto, aqui não se trata mais de um ensaio controlado randomizado, pois o grupo controle deixou de existir. Em maio de 2023, quando finalizar-se-á a fase III do estudo, os dados de segurança de longo prazo que deveriam ser avaliados neste ponto não serão mais possíveis de determinar, uma vez que o grupo placebo cruzou para o grupo intervenção mais de dois anos antes.

3) Dados relatados após 6 meses de seguimento.

O relatório mais recente da Pfizer indica uma eficácia de 91,3% (o que significa uma redução nos casos positivos em comparação com o grupo placebo). Mas também mostrou, em comparação com o grupo placebo, um aumento de doenças e mortes. Não há benefício em uma redução de casos se isso ocorrer ao custo de aumento de doenças e morte.

	Intervenção	Placebo	Variação do risco
Eficácia (número de pessoas diagnosticadas com COVID-19)	77	850	-91%
Eventos adversos relatados	5241	1311	+300%
Qualquer evento adverso grave (interfere significativamente com a funcionalidade da pessoa)	262	150	+75%
Qualquer evento adverso sério (envolve visitas à emergência ou hospitalização)	127	116	+10%

4) A Pfizer não seguiu os protocolos estabelecidos.

Normalmente, o desenvolvimento de vacinas se parece com a linha do tempo abaixo mostrada

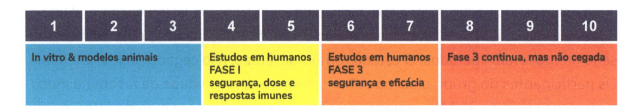

Mas com as vacinas para COVID-19, tudo isso foi feito em apenas 1 ano, como mostrado abaixo.

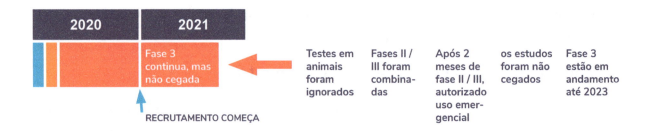

5) Dados demográficos enganosos.

Ao projetar um estudo para a eficácia e segurança de um tratamento potencial, o foco deve ser na população-alvo que mais poderia se beneficiar desse tratamento.

Em vez disso, a Pfizer escolheu participantes de grupos demográficos mais jovens que seriam: a) menos propensos a precisar de uma vacina; b) menos propensos a sofrer um evento adverso durante um ensaio clínico; c) mais propensos a responder bem a uma vacina, já que os idosos têm imunidade comparativamente mais fraca. No estudo da Pfizer, indivíduos com 75 anos de idade ou mais representaram apenas 4% da população do estudo.

Além disso, a maioria da população do estudo foi composta por individuos saudáveis. Dados do CDC (*Center for Disease Control and Prevention*) mostraram que cerca de 95% das pessoas que morreram com COVID-19 tinham pelo menos 1 comorbidade, sendo a média de 4 comorbidades [15]. No estudo da Pfizer, apenas 21% das pessoas apresentaram comorbidades. As vacinas foram testadas em pessoas saudáveis e imediatamente administradas aos membros mais frágeis da sociedade - os idosos com múltiplas condições de saúde. Isso é anticientífico e antiético.

6) Grupos inadequados.

O estudo da Pfizer, como dissemos, incluiu 2 grupos. São eles: grupo intervenção (não exposto e inoculado) e grupo placebo (não exposto e não inoculado). Todavia, os pesquisadores do estudo deveriam ter incluído mais 2 grupos: grupo exposto e inoculado para ver se a inoculação era segura para eles) e grupo exposto e não inoculado (para ver como as inoculações se comportariam contra a imunidade natural).

7) Baixa qualidade dos dados de segurança.

Como destacado por Kostoff e colaboradores, embora os ensaios da Pfizer testassem para anticorpos e rastreassem eventos adversos em termos de sintomas, eles não avaliaram os eventos adversos no nível subclínico (pré-sintoma) [16].

Isso é extremamente inseguro, porque os sintomas / doenças normalmente são os desfechos de processos que podem levar meses, anos ou décadas para aparecer. Quando você começa a apresentar sintomas, as coisas podem ter dado muito errado (pense no diabetes ou na hipertensão arterial, onde a doença pode estar bastante avançada antes que qualquer sintoma apareça). A Pfizer deveria ter rastreado biomarcadores que seriam indicadores de alerta precoce para doenças causadas pelas inoculações. Ciência de segurança de alta qualidade significaria que eles deveriam ter testado antes e depois da inoculação para: dímero-D para evidência de distúrbios de coagulação (vários médicos notaram níveis aumentados de dímero-D em pacientes inoculados apresentando sintomas semelhantes aos de AVC); proteína C reativa para evidência de inflamação aumentada; troponinas para evidência de dano cardíaco; níveis de oxigênio no sangue para evidência de hipóxia aumentada; etc.

8) Os desfechos clínicos utilizados foram inadequados.

O medo com a COVID-19, era que iria: a) matar pessoas; b) deixá-las doentes. Portanto, qualquer ensaio clínico de vacina com COVID-19 deve ser desenhado para responder à pergunta "As pessoas que tomam as vacinas têm menos doenças e morte do que aquelas que não tomam?"

Doença + Morte devem ser os desfechos clínicos. E não apenas doença + morte com COVID-19, mas toda e qualquer doença e morte, para ter certeza de que as vacinas não estão causando danos. Isso é bem conhecido. Foi aprendido décadas atrás com testes de drogas contra o câncer. No início, utilizavam-se um desfecho clínico baseado na pergunta "O medicamento diminuiu o câncer?" Em caso afirmativo, considerava-se a medicação eficaz. Mas descobriu-se que os medicamentos não estavam apenas matando o câncer, eles estavam matando os pacientes. Dessa forma, os pesquisadores foram forçados a mudar o desenho de seus ensaios e mudar o desfecho primário para "mortalidade por todas as causas" e, assim, mostrar que as pessoas que recebem a droga realmente vivem mais do que aquelas que não a recebem [17].

9) O estudo não avaliou redução da difusão da doença com a exigência do passaporte vacinal.

Embora passaportes de vacina tenham sido usados para agora para prevenir ou reduzir ostensivamente a transmissão de COVID-19, esse resultado nunca foi estudado no ensaio e não foi apropriado atribuir essa capacidade a essas inoculações. Não há nenhuma evidência de que eles reduzem a propagação de doenças e a transmissão nunca foi um dos desfechos do estudo.

10) Fracasso na testagem dos participantes do estudo.

O estudo da Pfizer NÃO testou todos os participantes para COVID-19. Em vez disso, eles instruíram seus investigadores a testar apenas aqueles com sintomas da COVID-19 e deixaram a critério dos investigadores quais pacientes deveriam ser testados. Isso significa que:

- A infecção assintomática passou totalmente despercebida;
- Um alto nível de subjetividade foi introduzido no estudo - um investigador tinha a capacidade de influenciar os resultados;
- A falta de testes sistemáticos objetivos tornou os resultados não confiáveis.

11) Perda de dados.

A base para a autorização emergencial da vacina foram os casos de COVID-19 confirmados (8 em vacinados versus 162 em não vacinados), o que significa uma redução do risco relativo de 95%. Porém, ao lidar com um número tão pequeno de casos, qualquer alteração pode impactar os resultados de forma significativa. A perda de seguimento significa que os pesquisadores perderam o contato com esses pacientes e não podem confirmar se ficaram doentes ou não. Caso suspeito, mas não confirmado, significa que essas pessoas eram sintomáticas para COVID-19, mas nunca foram testadas (A discrição para o teste foi deixada para o investigador). O fato de que os números de perda de seguimento e caso suspeito, mas não confirmado são maiores - e aqui são ainda significativamente maiores - do que os números de desfechos do estudo significa que esses dados não são confiáveis. O estudo não deveria ter sido aceito para publicação mediante esses achados.

12) Fracasso na testagem: por que isso é importante?

Analise comigo. O estudo mostrou que o número de casos confirmados (sintomas + PCR positivo) foi de 8 versus 162 nos grupos intervenção e placebo, respectivamente, com RRR de 95%.

Pois bem. Analisemos agora o número de casos suspeitos, mas não confirmados (sintomas + sem testagem). Esse número foi de 1594 e 1816 para os grupos intervenção e placebo, respectivamente.

Agora, se você acrescentar os casos suspeitos aos casos confirmados, o número de pacientes acometidos nos grupos intervenção e placebo passa a ser de 1602 e 1978, respectivamente, com RRR de apenas 19%, ou seja, menor do que os 50% que é o número considerado elegível para uma vacina nos Estados Unidos.

Percebam, portanto, a gravidade que uma metodologia mal aplicada, com o intuito de vender uma ideia, tem para a ciência e para a sociedade como um todo!

Como disse Chátov, personagem de Os demônios, de Dostoiévski [18]: *A semiciência é um déspota como jamais houve até hoje. É um déspota que tem os seus* sacerdotes e escravos, *um déspota diante do qual tudo se prosternou com amor e uma superstição até hoje impensável, diante do qual até a própria ciência treme e é vergonhosamente tolerante.*

Pois bem, sigamos!

Embora cientistas treinados possam facilmente descartar o trabalho falso encontrado em jornais predatórios, não é tão fácil para não especialistas separar descobertas reais de descobertas fabricadas. A pandemia introduziu uma quantidade enorme de incerteza na sociedade e, compreensivelmente, a mídia e o público estão ansiosos por um avanço médico e uma visão melhor do que está acontecendo. Com um público receptivo, informações falsas podem facilmente disseminar. Todavia, há que se destacar que jornalistas, raramente competentes para avaliar criticamente declarações científicas, cooperam na propagação dos pronunciamentos de autoproteção dos "cartéis de pesquisa" (monopolizadores da ciência atual) como ciência.

Se isso não bastasse, adicionalmente especialistas em ciência, talvez bem-intencionados, estão produzindo uma série de pesquisas sem sentido, na melhor das hipóteses, criando uma distração e, na pior, desperdiçando recursos valiosos e tempo.

Finalmente, corremos o risco de interpretar mal a associação como causalidade. Os conjuntos de dados Open *SAFELY* [19] e *ISARIC* [20] fornecem informações valiosas sobre os perfis dos fatores de risco associados a resultados adversos em COVID-19, mas devemos ter cuidado para não interpretar isso como causalidade. O primeiro-ministro do Reino Unido à época, Boris Johnson, comprometeu-se com uma "guerra contra a gordura" como parte de sua estratégia de enfrentamento da COVID-19 [21], à luz das evidências que sugeriram que a obesidade era um fator de risco chave para desfechos adversos. Qualquer investimento direcionado à obesidade é bem-vindo, mas é importante questionar a base para isso, pois não sabemos se o risco de desfechos adversos relacionados à COVID-19 diminui de acordo com uma melhora no perfil dos fatores de risco, o que torna esta decisão mais política do que científica.

O nível de interesse do público pela ciência é alto e muitas pessoas de diferentes especialidades ficaram ansiosas para opinar sobre a COVID-19 na mídia ou em plataformas sociais. Cientistas em alguns campos, como epidemiologia, até mesmo recorreram ao Twitter para policiar quem é e quem não é um especialista legítimo em certos subcampos.

A pandemia exigiu que agíssimos com decisão, mas, na pressa de fazer algo, deveríamos ter renunciado ao básico. Os médicos e acadêmicos deveriam ter examinado a qualidade da tomada de decisão em torno da pandemia. Era necessário ter garantido que estivéssimos realmente sendo "guiados pela ciência" e que isso não fosse apenas retórica usada por políticos para defender suas posições [22]. Na ciência, as verdades frequentemente são passageiras, uma vez que estão sujeitas aos princípios da falibilidade. Nietzsche pode nos ajuda a entender melhor o conceito da verdade. Para o autor a verdade seria um mecanismo de preservação, uma forma para o homem viver. Para Nietzsche a verdade é resultado de uma metáfora repetida por longos períodos que passou a ser entendida como verdade canonizada. Um dogma. Mentiras ditas repetidas vezes podem aludir a verdade. O homem não se interessa pela verdade em si mesma. Ele deseja a possibilidade de conservação, o que há de agradável. Da mesma forma uma mentira que não traga consequências desagradáveis poderá ser bem recebida pelos homens. O que o homem não suporta é o prejuízo, seja com a verdade ou a mentira.

Se os dados para minha teoria específica produzem resultados que correspondem aos do mundo real, considero isso uma boa analogia e, portanto, uma boa teoria. Se não corresponder, devo rejeitá-la ou refinar ou redesenhar a teoria para torná-la mais análoga. Se obtiver muitos resultados semelhantes ao longo do tempo e do espaço, posso generalizar para uma conclusão. Mas nenhum sucesso pode provar que estou certo. Cada instância de confirmação apenas aumenta nossa confiança em uma determinada ideia. Como Albert Einstein disse: "Nenhum número de experimentos pode provar que estou certo; um único experimento pode provar que estou errado."

Não é difícil, portanto, concluirmos que a pandemia da COVID-19 mostrou-nos que estamos longe de estabelecermos uma verdade. A humanidade deseja respostas, pouco se importando com seu conteúdo. Os políticos também querem respostas. Os políticos querem adicionar credibilidade as suas decisões por meio da apresentação de pareceres científicos elaborados por grupos de apoio. A dificuldade com isso na crise da COVID-19 foi que os cientistas não tinham respostas concretas e podiam se sentir pressionados pelos políticos a ir além do que era realmente conhecido. Confiar na ciência como influência determinante nas políticas é não entender o que é ciência. E o processo de organizar o conhecimento para a política por meio de um comitê consultivo é político, além de científico [23]. A maior contribuição de uma teoria científica para o crescimento do conhecimento está nos questionamentos que ela nos impõe. A ciência é refutável e, portanto, *you cannot "follow the science", because science is not a leader. Science is always provisional, it can be refuted, unlike Faith. Follow the science without questions is "scientism", turning certain scientists into popes and science into religion.*

Portanto, os resultados de determinados artigos publicados nos preocupam muito, dada a desobediência às regras de rigor científico, postulando informações precipitadas sobre as terapias recomendadas para pacientes com COVID-19, as quais são posteriormente revisadas e retiradas com justificativas de imprecisões metodológicas. Na ciência, as autoridades instituídas são o método usado para um propósito particular; raciocínio e ética. A única forma de preservar esse processo é aplicando o método científico e, o mais importante, acreditando na revisão crítica de nossos pares, pois tudo é discutível na ciência.

Como disse o historiador Yuval Harari, em Sapiens, uma breve história da humanidade: "A ciência não é algo que acontece em algum plano moral ou espiritual superior, acima do restante das atividades humanas. Como todas as outras partes da nossa cultura, é definida por interesses econômicos, políticos e religiosos." Foi o que vimos na pandemia da COVID-19.

REFERÊNCIAS

1. Else H. How a torrentof COVID science changed research publishing - in seven charts. Nature 2020;588(7839):553.

2. Squazzoni, Flaminioand Bravo, Giangiacomo and Grimaldo, et al. No Tickets for Women in the COVID-19 Race? A Study on Manuscript Submissions and Reviews in 2347 Elsevier Journals during the Pandemic (October 16, 2020). http://dx.doi.org/10.2139/ssrn.3712813.

3. https://www.dimensions.ai/covid19

4. https://retractionwatch.com/retracted-coronavirus-covid-19-papers

5. Pradhan P, Pandey AK, Mishra A, et al. Uncanny similarity of unique inserts in the 2019-nCoV Spike protein to HIV-1 gp120 and Gag. bioRxiv.2020. doi: 10.1101/2020.01.30.927871.

6. Philippe G, Lagier JC, Parola P, et al. Hydroxychloroquine and Azithromycin as a Treatment of COVID-19: Preliminary Results of an Open-Label Non-Randomized Clinical Trial. 2020. medRxiv. https://www.medrxiv.org/content/10.1101/2020.03.16.20037135v1

7. Sciama Y. Is France's President Fueling the Hype over na Unproven Coronavirus Treatment? Science 2020 April 9. https://www.sciencemag.org/news/2020/04/france-s-president-fueling-hype-over-unproven-coronavirus-treatment

8. Xiang J, Wen J, Yuan X, et al. Potential Biochemical Markers to Identify Severe Cases among COVID-19 Patients. 2020. medRxiv. March 23. https://www.medrxiv.org/content/10.1101/2020.03.19.20034447v1

9. Grudniewicz A, Moher D, Cobey KD, et al. Predatory Journals: No Definition, No Defence. Nature 2019;576(7786):210-2.

10. Yale. 2020. Choosing a Journal for Publication of na Article: List of Suspicious Journals and Publishers. Yale University Library. https://guides.library.yale.edu/c.php?g=296124&p=1973764

11. Caltech. 2020. Open Access/Predatory Publishers/Questionable Conferences: Questionable Conferences. Caltech Library. https://libguides.caltech.edu/c.php?g=512665&p=3503029

12. Beall'sList. 2019. Potential Predatory Scholarly Open-Access Publishers. https://beallslist.net/#update.

13. Saharan P. RECEPTOL® Oral Spray Shield for Corona Virus Proposed Treatment and Prevention as Demonstrated in AIDS. Acta Scientific Microbiology 2020;3(4):188-94.

14. Polack FP, Thomas SJ, Kitchin N, et al. Safety and Efficacy of the BNT162b2 mRNA Covid-19 Vaccine. N Engl J Med 2020;383:2603-2615.

15. https://www.cdc.gov/nchs/nvss/vsrr/covid_weekly/index.htm?fbclid=IwAR3-wrg3tTKK5-9tOHPGAHWFVO3DfslkJ0KsDEPQpWmPbKtp6EsoVV2Qs1Q#Comorbidities

16. Kostoff RN, Calina D, Kanduc D, et al. Why are we vaccinating children against COVID-19? Toxicol Rep 2021;8:1665-1684.

17. Classen B. US COVID-19 Vaccines Proven to Cause More Harm than Good Based on Pivotal Clinical Trial Data Analyzed Using the Proper Scientific Endpoint, "All Cause Severe Morbidity". Trends Int Med 2021;1(1):1-6.

18. Dostoiévski, Fiódor. Os Demônios. Tradução, posfácio e notas de Paulo Bezerra. 6o Edição. São Paulo. Editora 34, 2018, p.251.

19. The OpenSAFELY Collaborative, Williamson E, Walker AJ, et al. OpenSAFELY: factors associated with COVID-19-related hospital death in the linked electronic health records of 17 million adult NHS patients. medRxiv; 2020. doi: 10.1101/2020.05.06.20092999.

20. Docherty AB, Harrison EM, Green CA, et al., ISARIC4C investigators. Features of 20133 UK patients in hospital with covid-19 using the ISARIC WHO Clinical Characterisation Protocol: prospective observational cohort study. BMJ 2020;369:m1985.

21. Stewart H, Walker P. Labour welcomes PM's "conversion" on obesity after coronavirus scare. Guardian 2020 May 15. https://www.theguardian.com/politics/2020/may/15/labour-welcomes-pms-conversion-on-obesity-after-coronavirus-scare.

22. Mathew R. We must not be guided by bad science on covid-19. BMJ 2020;369:m2241.

23. Stevens A. Governments can not just 'follow the science' on COVID-19. Nat Hum Behav 2020;4(6):560.

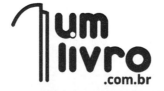